U0347197

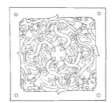

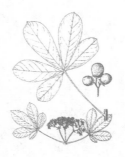

小偏方大功效

——易做实用的 2000 个偏方

宋敬东 编著

自我养生治病的家用小偏方大全

小偏方大功效，大病小病一扫光

适合普通百姓自学自疗，一书在手百病不愁

天津出版传媒集团

天津科学技术出版社

图书在版编目（CIP）数据

小偏方 大功效——易做实用的 2000 个偏方 / 宋敬东编著 . — 天津：天津科学技术出版社，2013.5（2021.4 重印）

ISBN 978-7-5308-7905-4

Ⅰ . ①小… Ⅱ . ①宋… Ⅲ . ①土方 — 汇编 Ⅳ. ① R289.2

中国版本图书馆 CIP 数据核字（2013）第 091936 号

小偏方 大功效——易做实用的 2000 个偏方

XIAOPIANFANG DAGONGXIAO YIZUO SHIYONG DE 2000 GE PIANFANG

责任编辑：孟祥刚

责任印制：兰　毅

出　　版：天津出版传媒集团
　　　　　天津科学技术出版社

地　　址：天津市西康路 35 号

邮　　编：300051

电　　话：（022）23332490

网　　址：www.tjkjcbs.com.cn

发　　行：新华书店经销

印　　刷：北京一鑫印务有限责任公司

开本 720×1020　1/16　印张 18　字数 260 000

2021 年 4 月第 1 版第 2 次印刷

定价：55.00 元

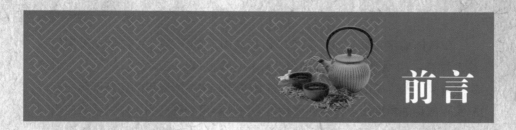

前言

偏方，指我国民间世世代代流传下来的经验之方，也称作"土方"。中华医学文明源远流长，从神农遍尝百草开始，先民们便不断在医学领域探索、实践，丰富着祖国的医学宝库，出现了华佗、孙思邈、李时珍这样的旷世名医。而在他们的著述及医学实践中，偏方治病占据着重要地位。比如神医华佗用蒜、醋治虫证，孙思邈用"神草"起死回生的典故，至今仍在民间广泛流传。而被誉为"药学圣典"的《本草纲目》，在医理和药性的研究之外，也收录了大量的民间偏方。总之，民间偏方中蕴含着无尽的民族智慧，它是祖国医学不可分割的一部分。

在现代医学成为主流、中西医逐步融合的今天，这些土生土长的偏方却并未销声匿迹，反而广泛流传，显示出强大的生命力。偏方具备简便易行、省钱省事的特点，很多偏方用药独特，组方巧妙，对某些病症确实能起到意想不到的疗效。

本书采撷古今民间偏方之精华，共得两千余个。

这些偏方大致分为三大类：一为食疗药方，二为中草药方，三为外敷外用方。食疗药方的选材大多是药食俱佳的蔬果、肉禽水产等，患者多吃无妨，即便不能很快奏效，也有较好的辅助之功，属于标本兼治之法；中草药方多采自中医经常使用的简易疗方，药性平和，见效迅速；外敷外用方则体现中医"内病外治"之精髓，同样见效迅速，安全可靠。

就偏方的来源而言，本书偏方部分选自古代医典，部分选自现代医家的临床验方，其余则是散落于民间的单方、验方，无一不是久经考验、效果不凡。

就偏方的用料而言，大多是生活中常见之品。其中涉及的一些中草药，在普通药店即可购得，使用起来十分方便。

　　在具体编排方面，本书采取"以病统方"的原则，共收录现代常见病症上百种。为便于使用，按内科、外科、皮肤科、五官科、妇科、儿科等次序排列。鉴于中西医疾病命名方法之差异，本书所采用的病名不尽一致，从实际应用的角度出发，以西医病名为主，参用中医病名，以供读者应用时参考。每一方剂之下，皆分"配方""用法""功效""来源"等四项内容。部分偏方的特殊用法、使用注意事项等，均在"注意"中说明。

　　需要强调说明的是，本书所辑录的偏方仅供广大读者朋友们参考，不能以其取代医院的专业治疗。尤其对于患有骨折、乙脑、呕血、惊厥、霍乱、肠梗阻等危重疾病的朋友，请一定要及时就医，在医生的指导下使用相关偏方，以取得更好的治疗效果，早日康复！

　　编者相信，这将是一本能帮助您和您的家庭排忧解难的理想读物！

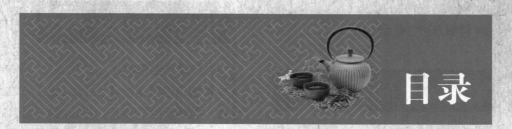

目录

1

内科病偏方

大全

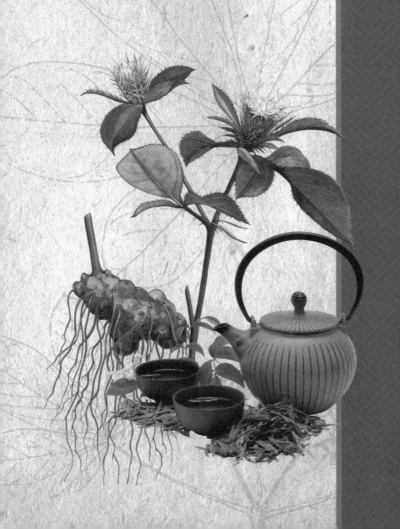

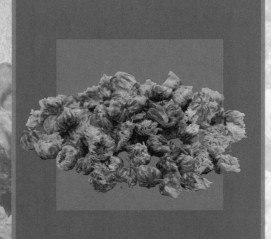

37 种偏方治疗 高血压病

高血压病又称原发性高血压，是以动脉血压升高，尤其是舒张压持续升高为特点的全身性疾病。若成人收缩压 ≥ 21.3 千帕（160 毫米汞柱），舒张压 ≥ 12.7 千帕（95 毫米汞柱），排除继发性高血压，并伴有头痛、头晕、耳鸣、健忘、失眠、心悸等症状即可确诊。本病晚期可导致心、肾、脑等器官病变。现代医学认为，本病与中枢神经系统及内分泌、体液调节功能紊乱有关。另外，年龄、职业、环境及肥胖，高脂质、高钠饮食，嗜酒、吸烟等因素，也可促使高血压病发生。

祖国医学认为，本病属"头痛"、"眩晕"范畴，其病因病机为情志失调、饮食不节或内伤虚损，使肝阳上亢、肝风上扰所致。

中草药方

偏方 ❶ 桑叶菊花汁

〖配方〗霜桑叶 30 克，黄菊花 10 克。

〖用法〗桑叶、菊花洗净入砂锅，加水适量，文火煎煮，去渣取汁。口服，每日 2 次。

〖功效〗可治高血压、头昏、头痛。

〖来源〗民间验方。

偏方 ❷ 三宝茶

〖配方〗普洱茶、菊花、罗汉果各 60 克。

〖用法〗三药共制成粗末，用纱布袋（最好是滤泡纸袋）分装，每袋 20 克。每日 1 次，用上药 1 袋，以沸水冲泡 10 分钟，候温频频饮服。

〖功效〗养肝益肾，主治高血压。

〖来源〗《家用中成茶》。

偏方 ❸ 栀子茶

〖配方〗芽茶 30 克，栀子 30 克。

〖用法〗上 2 味加水适量（800 ~ 1000 毫升），煎浓汁 1 碗（约 400 ~ 500 毫升）。每日 1 剂，分上、下午 2 次温服。

〖功效〗主治高血压。

〖来源〗《本草纲目》。

偏方 ❹ 枸杞汁

〖配方〗枸杞的茎、叶 500 克。

〖用法〗将枸杞茎、叶加适量的水煮，煮好后喝其汁液。

〖功效〗枸杞能镇定肝风，又能补精益气，是高血压患者的食疗佳品，尤其是对老年患者更为适用。

〖来源〗民间验方。

偏方 ❺ 玉米须茶

【配方】玉米须 30 克，茶叶 5 克。

【用法】沸水冲泡，代茶饮用。

【功效】主治肾炎合并高血压。

【来源】民间验方。

偏方 ❻ 连壳毛豆茶

【配方】连壳毛豆适量。

【用法】连壳毛豆煮水，当茶饮用，每日 1 次，常服。

【功效】软化血管，治疗高血压。

【来源】民间验方。

偏方 ❼ 莲心茶

【配方】莲心干品 3 克，绿茶 1 克。

【用法】莲心、茶叶一起放入茶杯内，加入沸水大半杯，立即加盖，5 分钟后即可饮用。饭后饮服。头泡莲心茶，饮之将尽，略留余汁，再泡再饮，至味淡为止。

【功效】主治高血压。

【来源】民间验方。

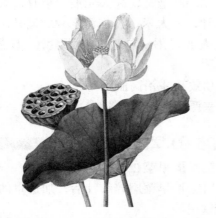

偏方 ❽ 葛粉菊花茶

【配方】菊花茶 25 克，葛粉 50 克，蜂蜜适量。

【用法】菊花茶焙干研末加入沸葛粉糊中，再调入蜂蜜，每日 1 次，常服。

【功效】主治高血压。

【来源】民间验方。

偏方 ❾ 玉兰花饮

【配方】大花玉兰花。

【用法】大花玉兰花每日 3 ~ 6 克，以开水冲泡，也可加些白糖，用来代茶饮。若用鲜叶，需 12 ~ 18 克，以水煎服。

【功效】主治高血压患者因血管痉挛引发的头痛，本方对此颇为有效。

【来源】民间验方。

偏方 ❿ 鬼针草汤

【配方】鬼针草适量。

【用法】夏秋季采收全草（连根），洗净泥沙杂质，晾干备用或鲜用。干品每次 20 ~ 30 克，沙罐加水浸泡 15 ~ 20 分钟，文火煎熬，沸后立即离开炉火，冷却，每日午饭前服一大口(50 ~ 70 毫升)。鲜品每次 50 ~ 60 克，煎服法同前。每日服 1 次，服至症状消失，血压正常即可停药。

【功效】主治高血压，症见耳鸣、口干口苦、恶心呕吐等。

【来源】《四川中医》，1987（11）。

【说明】鬼针草又名盲肠草、脱力草等，性平味苦，无毒，有清热解毒、散瘀活血、消痈之功。

偏方 ⓫ 玉米穗决明饮

【配方】玉米穗 60 克，决明子 10 克，甘菊花 6 克。

【用法】上 3 味一起加水煮，将残渣除去，汁液分 2 次喝完。

【功效】利尿消肿，对肾性高血压功效尤佳。

【来源】民间验方。

偏方 ⑫ 糖醋大蒜

【配方】糖醋大蒜1~2球。

【用法】每日早晨空腹食用，连带喝些糖醋汁，连吃10~15日。

【功效】该法能使血压比较持久地下降，对于哮喘和慢性气管炎的顽固咳喘也很有效。

【来源】民间验方。

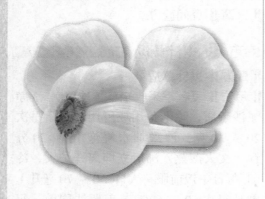

偏方 ⑬ 夏枯草糖浆

【配方】夏枯草、白糖各120克，草决明100克。

【用法】先将夏枯草、草决明放入砂锅内，加清水2000毫升，文火煎至1500毫升时，用纱布过滤，药渣加水再煎，最后将两汁混合在一起，加入白糖，搅拌溶化后即成。1剂3日分次服完，30日为1疗程。

【功效】此方可辅助治疗原发性高血压。

【来源】《四川中医》，1989（7）。

偏方 ⑭ 地龙合剂

【配方】白颈活地龙15条，白糖100克。

【用法】将地龙剖开，洗净泥土，加入白糖，30分钟后待地龙溶化成液体时，顿服。每日早晚各服1次，5日为1疗程。

【功效】主治高血压引起的头晕不适、头部胀痛、口苦咽干等。

【来源】《湖南中医杂志》，1987（3）。

食疗药方

偏方 ⑮ 大蒜粥

【配方】大蒜30克，大米100克。

【用法】大蒜用沸水煮片刻捞出，待大米粥将熟时加入大蒜煮片刻后调味，趁热服。

【功效】主治高血压。

【来源】民间验方。

【说明】本方春季使用效果最佳。

偏方 ⑯ 石决明粥

【配方】石决明30克，大米100克。

【用法】将石决明打碎，入砂锅中，加清水500毫升，武火先煎1小时，去渣取汁，入大米，再加清水400毫升，文火煮成稀粥。早晚温热服食，7日为1疗程。

【功效】主治高血压。

【来源】《中国药粥谱》。

偏方 ⑰ 旱菜汁

【配方】旱菜250克。

【用法】旱菜磨碎绞汁后，加适量的白糖饮用。

【功效】旱菜能镇定肝风，对高血压疗效颇佳。

【来源】民间验方。

偏方 ⑱ 葫芦汁

【配方】鲜葫芦适量。

【用法】鲜葫芦捣烂绞汁，以蜂蜜调服，每次服用半杯至一杯，每日服2次，或煮水服用也可以。

【功效】主治高血压引起的烦热口渴，对尿路结石也很有效。

【来源】民间验方。

偏方 ⑲ 茼蒿汁

【配方】鲜茼蒿500克。

【用法】鲜茼蒿洗净切碎，绞汁，每次服60毫升，温开水冲服，每日2次，连服3～5日。

【功效】主治高血压引起的头痛等症。

【来源】民间验方。

偏方 ⑳ 赤小豆丝瓜汁

【配方】丝瓜络20克，赤小豆20克。

【用法】上药放入砂锅中，加水适量，煎30～40分钟，滤汁分早晚2次空腹服。

【功效】主治高血压。

【来源】民间验方。

偏方 ㉑ 海蜇马蹄菜汁

【配方】海蜇皮30克，马蹄菜500克。

【用法】海蜇皮切片，与马蹄菜一起入锅，加适量水煮，饮其汁液。

【功效】主治高血压引起的头痛头晕。

【来源】民间验方。

偏方 ㉒ 芹菜蜜汁

【配方】鲜芹菜500克，蜂蜜50毫升。

【用法】鲜芹菜洗净捣烂绞汁，拌蜜微温服，每日分3次服完。

【功效】主治原发性高血压。

【来源】民间验方。

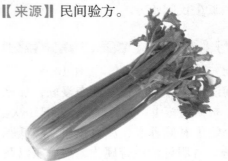

偏方 ㉓ 萝卜荸荠汁

【配方】白萝卜750克，荸荠500克，蜂蜜50克。

【用法】前2味切碎捣烂，置消毒纱布中拧汁，去渣，加入蜂蜜，1日内分2～3次服完。

【功效】主治原发性高血压。

【来源】民间验方。

偏方 ㉔ 苹果皮蜜茶

【配方】绿茶1克，苹果皮50克，蜂蜜25克。

【用法】苹果皮洗净，加清水至450毫升，煮沸5分钟，加入蜂蜜绿茶即可。分3次温服，每日服1剂。

【功效】主治高血压。

【来源】民间验方。

偏方 ㉕ 蓬蒿蛋白饮

【配方】鲜蓬蒿250克，鸡蛋清3个，香油、盐、味精各适量。

【用法】鲜蓬蒿洗净，放清水中煎煮，将熟时加入鸡蛋清再煮片刻，加香油、盐、味精调味即可。

【功效】本方清热安神，常服可治高血压头眩少寐。

【注意】泄泻者忌服。

【来源】民间验方。

偏方 26 双耳汤

【配方】黑木耳 10 克，银耳 10 克。

【用法】黑木耳、银耳洗净浸软，加冰糖，放碗内蒸 1 小时后顿服，每日 1 次。

【功效】补脑养心，凉血止血，降低胆固醇。常服可治血管硬化、高血压以及高血压引起的眼底出血等。

【注意】木耳润肠，故大便溏薄者忌用。

【来源】民间验方。

偏方 27 冰糖银耳

【配方】干银耳 5 克。

【用法】银耳用清水浸泡一夜，上锅蒸 1 ~ 2 小时，加入适量的冰糖，睡前服下。

【功效】主治高血压引起的眼底出血。

【来源】民间验方。

偏方 28 山楂茶

【配方】山楂 10 克。

【用法】山楂置于大茶杯中，用沸水冲泡，代茶饮用，每日 1 次，长服有效。

【功效】山楂可消积食、降血脂、软化血管，对高血压引起的血管硬化有治疗作用。

【来源】民间验方。

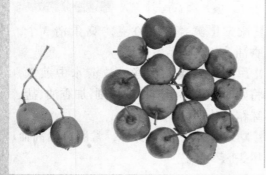

偏方 29 菊花醪

【配方】甘菊花 10 克（剪碎）、糯米酒适量。

【用法】放在小铝锅内拌匀，煮沸，顿服。每日 2 次。

【功效】主治高血压引起的眩晕、面红目赤、急躁易怒、口苦咽干等症。

【来源】民间验方。

偏方 30 胆藏绿豆

【配方】猪胆 1 具，绿豆适量。

【用法】将绿豆粒装入猪胆内，装满为止，放置 3 个月后再用。每日 1 次，顿服 7 粒。服绿豆粒后，血压很快下降，继续服用白糖加醋，至痊愈为止。

【功效】主治高血压。

【来源】民间验方。

偏方 31 芹菜拌海带

【配方】鲜芹菜 100 克，海带 50 克，香油、醋、盐、味精各适量。

【用法】鲜芹菜洗净切段，海带洗净切丝，然后分别在沸水中焯一下捞起，一起倒上适量香油、醋、盐、味精拌和食用。

【功效】平肝清热，降血压。常服能防治早期高血压。

【注意】脾胃虚寒者慎食。

【来源】民间验方。

偏方 32 松花蛋蘸淡菜

【配方】淡菜 15 克，松花蛋 1 个。

【用法】淡菜焙干研成细末，吃松花蛋蘸淡菜末，每晚一次吃完，连吃 5 ~ 7 日可见效。

【功效】主治高血压引起的耳鸣眩晕。

【来源】民间验方。

外敷外用方

偏方 ⑱ 敷脚心方

【配方】糯米5克，胡椒1.5克，桃仁、杏仁、山栀各3克，鸡蛋清适量。

【用法】上述诸药共为细末，鸡蛋清调成糊状，临睡前敷于两脚心涌泉穴，次日洗掉，晚上再敷。

【功效】主治高血压轻症。

【来源】民间验方。

偏方 ⑭ 敷脐方

【配方】桂枝3克，川芎2克，罗布麻叶6克，龙胆草6克。

【用法】上方共研细末，然后以酒调为膏状，敷脐部，外以伤湿止痛膏固定，每日换药1次，连续用药10次为1疗程。

【功效】主治高血压。

【来源】民间验方。

偏方 ⑮ 降压外敷膏

【配方】蓖麻仁50克，吴茱萸、附子各20克，生姜150克，冰片10克。

【用法】前3味共研细末，加生姜捣如泥，再加冰片和匀，调成膏状，每晚贴两脚心（涌泉穴），7天为1疗程，连用3～4个疗程。

【功效】本方治疗高血压病，病情均能得到不同程度的缓解。

【来源】《辽宁中医杂志》1986；（6）。

【说明】敷药期间停用一切降压药，若血压有波动时按中医辨证施治。

偏方 ⑯ 茶叶枕

【配方】饮茶时剩下的"茶根"（即用过的茶叶）。

【用法】将茶根晾干，装入30厘米长、15厘米宽的布袋，睡觉时用作枕头。

【功效】本方有一定的降压作用。

【来源】民间验方。

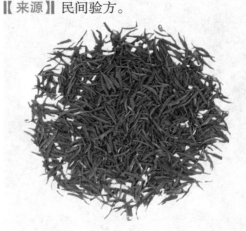

偏方 ⑰ 高血压药枕

【配方】晚蚕沙1000克，明矾2500克。

【用法】上药装布袋内，做成药枕用。保持药枕清洁，每日使用不少于7小时，3个月为1疗程。同时每晚睡前按摩两足心涌泉穴各180次。

【功效】主治高血压。

【来源】《陕西中医杂志》，1985（11）。

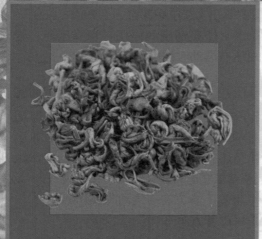

16 种偏方治疗 高脂血症

随着生活质量的提高，高脂肪、高胆固醇饮食的增多，加上运动量减少，血中过多的脂质不能被代谢或消耗，从而导致高脂血症，其症状主要表现为头痛眩晕、胸闷气短、急躁易怒、肢体麻木、精神不振、倦怠乏力、少气懒言等。

高脂血症是动脉粥样硬化产生的原因之一，而全身的重要器官都要依靠动脉供血供氧，所以一旦动脉被粥样斑块堵塞，就会产生连锁反应，导致众多相关疾病，人类的致命性疾病——心肌梗死型冠心病就在其中。

中草药方

偏方 ❶ 草决明茶

【配方】草决明 20 克，绿茶 6 克。

【用法】绿茶、草决明用开水冲沏，经常饮用。

【功效】主治大便干燥之高脂血症。

【来源】民间验方。

偏方 ❷ 五宝乌龙茶

【配方】乌龙茶 3 克，槐角 18 克，何首乌 30 克，冬瓜皮 18 克，山楂肉 15 克。

【用法】水煎后 4 味，去渣取汁，以之冲泡乌龙茶，当茶饮。

【功效】本方清热化瘀、通利血脉，可增强血管弹性，主治高脂血症。

【来源】民间验方。

偏方 ❸ 山楂荷叶茶

【配方】山楂 15 克，荷叶 12 克。

【用法】将上 2 味共切细，加水煎或以沸水冲泡，取浓汁即可。每日 1 剂，代茶饮，不拘时。

【功效】主治高脂血症。

【来源】《营养世界》。

偏方 ❹ 柿叶山楂茶

【配方】柿叶 10 克，山楂 12 克，茶叶 3 克。

【用法】上 3 味以沸水浸泡 15 分钟即可。每日 1 剂，频频饮服，不拘时。

【功效】主治高脂血症。

【来源】《食疗本草学》。

偏方 ❺ 花生草茶

【配方】花生全草（整株干品）50 克。

【用法】将花生全草切成小段，泡洗干净，加水煎汤，代茶饮。每日1剂，不拘时饮服。

【功效】本方养肝益肾，主治高脂血症。

【来源】《偏方大全》。

偏方 ⑥ 首乌汤

【配方】制首乌30克。

【用法】制首乌加水300毫升，煎20分钟左右。取汁150～200毫升，分2次温服。每日1剂。

【功效】主治阴虚火旺型高脂血症。

【来源】《浙江中医杂志》，1991（6）。

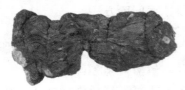

偏方 ⑦ 黄精乌杞酒

【配方】黄精50克，首乌30克，枸杞子30克，白酒1000毫升。

【用法】将3味药浸于酒中，密封，浸泡7日后可饮用，每次1～2小杯，每日3次，空腹服用。

【功效】主治高脂血症。

【来源】民间验方。

偏方 ⑧ 山楂红枣酒

【配方】山楂片300克，红枣、红糖各30克，米酒1000毫升。

【用法】山楂片、红枣、红糖入酒中浸10天，每日摇动1次，以利药味浸出。每晚睡前取30～60克饮服。

【功效】主治高脂血症。

【来源】民间验方。

【注意】实热便秘者忌用。

偏方 ⑨ 冬青子蜜膏

【配方】冬青子1500克，蜂蜜适量。

【用法】将冬青子加水煎熬2次，每次1小时，去渣，合并2次药液浓缩成膏状，烤干碾碎，加入适量蜂蜜混匀,贮瓶备用。每日分3次空腹服，1个月为1疗程。

【功效】主治高脂血症。

【来源】民间验方。

食疗药方

偏方 ⑩ 芝麻桑葚粥

【配方】黑芝麻、桑葚各60克，大米30克，白糖10克。

【用法】将黑芝麻、桑葚、大米分别洗净后同放入瓷罐中捣烂。砂锅中先放清水1000毫升，煮沸后入白糖，水再沸后，徐徐将捣烂的碎末加入沸汤中，不断搅动，煮至成粥糊样即可。可常服之。

【功效】本方滋阴清热，降血脂，主治高脂血症。

【来源】民间验方。

偏方 ⑪ 海带绿豆汤

【配方】海带、绿豆、红糖各150克。

【用法】将海带发好后洗净，切成条状，绿豆淘洗干净，共入锅内，加水炖煮，至豆烂为止。用红糖调服，每日2次。

【功效】本方清热养血，主治高脂血症。

【来源】民间验方。

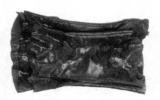

偏方 ⑫ 荷叶粥

【配方】鲜荷叶 1 张，大米 100 克。

【用法】先将荷叶洗净煎汤，再用荷叶汤同大米 100 克煮粥。供早晚餐或点心服食。

【功效】主治高脂血症。

【来源】《民间偏方秘方精选》。

偏方 ⑬ 决明菊花粥

【配方】决明子 10 ~ 15 克，白菊花 10 克，大米 100 克。

【用法】先将决明子放入锅内炒至微有香气，取出，与白菊花同煎取汁，去渣，放入大米煮粥，加少量调味品，每日服食 1 次，5 ~ 7 次为 1 疗程。

【功效】主治高脂血症。

【来源】《验方》。

偏方 ⑭ 大藕点心

【配方】绿豆 200 克，胡萝卜 120 克，藕 4 节。

【用法】将绿豆洗净水泡半日，滤干；胡萝卜洗净，切碎捣泥。两物加适量白糖调匀待用。将藕洗净，在靠近藕节的一端用刀切下，切下的部分留好。将调匀的绿豆萝卜泥塞入藕洞内，塞满塞实为止。再将切下的部分盖好，用竹签或线绳插牢或绑好，上锅水蒸熟，可当点心吃。

【功效】经常食用，可降低血脂，软化血管，主治高脂血症。

【来源】民间验方。

偏方 ⑮ 米沙肉片

【配方】荷叶 5 张（如用干荷叶需用水泡软），猪瘦肉 200 克，大米 250 克。

【用法】荷叶洗净，共切 10 块；大米压磨成粗沙大小；猪肉洗净，切成厚片，加酱油 25 克，盐适量，淀粉、食油少许拌匀。再将拌好的肉片和米沙用荷叶包成长条形，入蒸笼蒸 30 分钟即可食用。

【功效】主治高脂血症。

【来源】民间验方。

偏方 ⑯ 猕猴桃汁

【配方】鲜猕猴桃 2 ~ 3 个。

【用法】将鲜猕猴桃洗净剥皮，榨汁饮用。也可洗净剥皮后直接食用。每日 1 次，常服有效。

【功效】本方主治高脂血症，并有防癌作用。

【来源】民间验方。

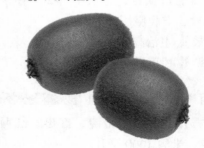

中草药方

偏方 ❶ 降糖饮

【配方】 白芍、山药、甘草各等份。

【用法】 上药研成末，每次用 3 克，开水送服，每日早、中、晚饭前各吃 1 次，一般一个星期即可见效。

【功效】 上消型糖尿病口渴而饮水不止者适用。

【来源】 民间验方。

偏方 ❷ 茅根饮

【配方】 生白茅根 60 ~ 90 克。

【用法】 白茅根水煎当茶饮，一日内服完。连服 10 余日即可见效。

【功效】 消胃泻火，养阴润燥，主治糖尿病。

【来源】 民间验方。

偏方 ❸ 菠菜内金饮

【配方】 鲜菠菜根 100 克，干鸡内金 12 克。

【用法】 菠菜根、干鸡内金入砂锅，加水，文火煎服。每日 2 ~ 3 次，经常服用。

【功效】 本方可稳定糖尿病病情。

【来源】 民间验方。

偏方 ❹ 蛋液醋蜜饮

【配方】 生鸡蛋 5 个（打散），醋 400 毫升，蜂蜜 250 毫升。

【用法】 生鸡蛋与醋 150 毫升混合，泡约 36 小时，再用醋、蜜各 250 毫升与之混合，和匀后服，早晚各服 15 毫升。

【功效】 主治糖尿病。

【来源】 民间验方。

27 种偏方治疗 糖尿病

糖尿病是一种以糖代谢紊乱为主的慢性内分泌疾病。早期可无症状，发展到症状期，可出现多尿、多饮、多食、疲乏消瘦，即"三多一少"症状和空腹血糖高于正常及尿糖阳性，久病可引起多系统损害，导致眼、肾、神经、心脏、血管等组织的慢性进行性病变。病情严重或应激时可出现酮症酸中毒、昏迷，甚至死亡。

中医称本病为"消渴"，因五志过极、偏嗜甘肥酒辛、恣情纵欲等，导致阴伤、燥热而发病，其病变涉及肺、脾、肾三脏，并分别称为上消（多饮）、中消（多食）和下消（多尿）。

偏方 ❺ 红薯藤降糖方

【配方】 干红薯藤 30 克，干冬瓜皮 12 克。

【用法】 上 2 味放入砂锅，水煎，可经常服用。

【功效】 糖尿病。

【来源】 民间验方。

偏方 ❻ 瓜皮汁

【配方】 西瓜皮、冬瓜皮各 15 克，天花粉 10 克。

【用法】 上药同入砂锅，加水适量，文火煎煮取汁去渣，口服，每日 2 ~ 3 次。

【功效】 本方清热养阴润燥，主治口渴多饮、尿液混浊之糖尿病。

【来源】 民间验方。

偏方 ❼ 猪脾粉

【配方】猪脾数具。

【用法】猪脾洗净，切碎，焙干研成细末，装瓶备用。每次饭前服 3 ~ 5 克，每日 3 次，常服见效。

【功效】糖尿病。

【来源】民间验方。

偏方 ❽ 泥鳅荷叶散

【配方】泥鳅 10 条，干荷叶适量。

【用法】泥鳅在清水中浸泡 3 ~ 5 天，使其吐净肚内泥沙，每日换 1 次水。洗净，去头尾焙干，与干荷叶共为末，每次服 6 克，凉开水送服，每日 3 次。

【功效】糖尿病。

【来源】民间验方。

偏方 ❾ 马齿苋汤

【配方】干马齿苋 100 克。

【用法】每日 1 剂，水煎 2 次，早晚分服。

【功效】本方适用于阴虚燥热型糖尿病，特别是对起病不久的患者疗效显著。

【来源】《浙江中医杂志》，1990（11）。

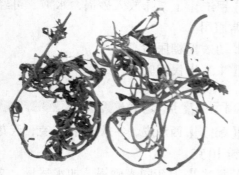

偏方 ❿ 山药黄连汁

【配方】山药 30 克，黄连 10 克。

【用法】上药水煎，共 2 次，将 1、2 煎混匀，分早晚 2 次服用，每日 1 剂，连

用 10 日。

【功效】本方清热祛湿、补益脾胃，主治糖尿病口渴、尿多、易饥。

【来源】民间验方。

偏方 ⓫ 蚕蛹方

【配方】蚕蛹 20 枚。

【用法】将蚕蛹洗净后用植物油翻炒至熟，也可将蚕蛹加水煎煮至熟。炒的可直接食用，煮的可饮用药汁。每日 1 次，可连用数日。

【功效】本方可调节糖代谢，主治糖尿病。

【来源】民间验方。

偏方 ⓬ 姜末鱼胆丸

【配方】干姜末 50 克，鲫鱼胆 3 个。

【用法】把姜末放入碗中，刺破鱼胆，将胆汁与姜末调匀，做成如梧桐子大小的药丸。每次服 5 ~ 6 丸，每日 1 次，米汤送下。

【功效】清热平肝，燥湿和中。主治糖尿病。

【来源】民间验方。

食疗药方

偏方 ⓭ 葛根粥

【配方】葛根 30 克，大米 100 克。

【用法】将葛根切片，加水磨成浆，沉淀，取其淀粉晒干，或用葛根磨成粉。大米淘净加适量水，武火煮沸后文火煮至半小时加葛根粉，煮至半烂成粥。每日 1 次。

【功效】消热生津，除烦止渴。适用于肺阴虚型糖尿病。

【来源】民间验方。

偏方 ⑭ 枸杞鸡蛋糕

【配方】枸杞子 10 克，鸡蛋 2 个，味精、盐少许。

【用法】把蛋去壳打入碗内，放入洗净的枸杞子和适量的水及味精、盐少许，用力搅匀，隔水蒸熟。

【功效】补肾滋阴，益肝明目。适用于肾阴虚为主的糖尿病。

【来源】民间验方。

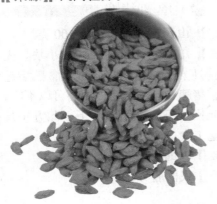

偏方 ⑮ 玉竹粥

【配方】鲜玉竹、大米各适量。

【用法】将鲜玉竹洗净切碎，加大米煮成药粥，可常食用。

【功效】本方养阴、生津、止渴，主治糖尿病。

【来源】民间验方。

偏方 ⑯ 五汁饮

【配方】鲜芦根、雪梨（去皮）、荸荠（去皮）、鲜藕各 500 克，鲜麦冬 1000 克。

【用法】榨汁混合，冷服或温服，每日数次。

【功效】主治烦渴多饮、口干舌燥之糖尿病。

【来源】《17 种顽固病的食疗名方》。

偏方 ⑰ 菠菜银耳汤

【配方】菠菜（留根）100 克，水发银耳 50 克，味精、盐少许。

【用法】将菠菜洗净，银耳泡发煮烂，放入菠菜、盐、味精煮成汤。

【功效】滋阴润燥，生津止渴。适用于脾胃阴虚为主的糖尿病。

【来源】民间验方。

偏方 ⑱ 枸杞百合粥

【配方】枸杞、百合、糯米各 30 克，红枣 5 枚。

【用法】百合用温水泡发，糯米、枸杞、红枣分别洗净，红枣去核切片；将上述材料下锅，加水，用小火煮熟，每日 3 次食之（以上为 1 日量），连服 1 个月为 1 个疗程。

【功效】养阴润燥，滋补肝肾，用于糖尿病人的饮食调养。

【来源】民间验方。

偏方 ⑲ 田螺汤

【配方】田螺 10 ～ 20 个，黄酒 50 毫升。

【用法】田螺放清水中 3 ～ 5 天，使其吐去沙泥，取出田螺肉，加黄酒拌和，用清水炖熟，食肉、饮汤，每日 1 次。

【功效】主治糖尿病。

【来源】民间验方。

偏方 ⑳ 乌龟玉米汤

【配方】鲜玉米须 60 ～ 120 克（干品减半），乌龟 1 ～ 2 只。

【用法】用开水烫乌龟，使其排干净尿，去内脏、头、爪，洗净后将龟板、龟肉与玉米须一起放入瓦罐内，加清水适量，慢火熬煮，饮汤吃龟肉。

【功效】主治口渴多饮、形体消瘦之糖尿病。

【来源】民间验方。

偏方 21 猪脾薏苡仁汤

【配方】猪脾1具，薏苡仁30克。

【用法】猪脾、薏苡仁水煎，连药带汤全服，每日1次，10次即可见效。

【功效】主治糖尿病症见口渴多饮，大便燥结者。

【来源】民间验方。

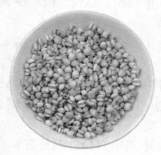

偏方 22 猪脾菠菜蛋汤

【配方】猪脾1具，鸡蛋3个，菠菜60克。

【用法】先将猪脾切片煮熟，再打鸡蛋加菠菜再煮沸，吃肉喝汤，每日1次。

【功效】本方可滋益精气、固摄下元，用于精气亏耗型糖尿病的治疗。

【来源】民间验方。

偏方 23 药芪炖母鸡

【配方】生黄芪30克，山药30克，母鸡1只，料酒、酱油少许。

【用法】母鸡洗净，放入黄芪加酒及酱油，煮到八成烂，再放山药煮烂。去黄芪，吃山药和鸡肉。

【功效】补肾滋阴，益肝明目。适用于肾阴虚为主的糖尿病。

【来源】民间验方。

偏方 24 芡实老鸭汤

【配方】老鸭1只，芡实100～200克。

【用法】老鸭去毛和内脏洗净，将芡实放入鸭腹中，置瓦罐内，加清水适量，文火煮2小时左右，加盐少许，调味服食。

【功效】主治精气亏耗、下元失固型糖尿病。

【来源】民间验方。

偏方 25 山药炖猪脾

【配方】山药120克，猪脾100克。

【用法】山药切片，猪脾切成小块。先将山药炖熟，然后将猪脾放入，熟后趁热吃，猪脾和汤须吃完，山药可以不吃，若要吃则须细嚼，始可咽下，此方每日早晨吃1次。

【功效】辅助治疗糖尿病。

【来源】民间验方。

偏方 26 枸杞蚕茧煮猪脾

【配方】枸杞子15克，蚕茧10克，猪脾1具。

【用法】加水适量，将上物煮熟后服食。每日1剂，常食。

【功效】主治小便频多、头晕腰酸之糖尿病。

【来源】民间验方。

偏方 27 绿茶蒸鲫鱼

【配方】活鲫鱼500克，绿茶10克。

【用法】将鱼去内脏洗净，再把绿茶塞入鱼腹内，置盘中上锅清蒸，不加盐。每日1次。

【功效】本方可消胃泻火、养阴润燥，主治胃火炽盛型糖尿病。

【来源】民间验方。

中草药方

偏方 ① 茵陈蒲公英煎

【配方】茵陈蒿 100 克，蒲公英 50 克，白糖 30 克。

【用法】茵陈蒿、蒲公英加水 500 毫升，煎取 400 毫升，加白糖。分 2 次服，每日 2 ~ 4 次。

【功效】清热解毒，利尿退黄。适用于急性黄疸性肝炎发热者。

【来源】民间验方。

【注意】慢性肝炎患者不宜用。

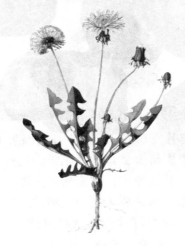

偏方 ② 板蓝根大青茶

【配方】板蓝根 30 克，大青叶 30 克，茶叶 15 克。

【用法】3 味加水煎煮取汁，每日服 2 次，连服 2 周。

【功效】主治湿热蕴结型肝炎，症见恶心呕吐、食欲不振、尿赤便结等。

【来源】民间验方。

偏方 ③ 五味红枣饮

【配方】五味子 9 克，红枣 10 枚（去核），

36 种偏方治疗 病毒性肝炎

病毒性肝炎是由肝炎病毒引起的一种传染病，具有传染性较强、传播途径复杂、流行面广泛、发病率较高等特点。

主要临床表现有乏力、食欲减退、恶心呕吐、上腹部不适、肝区胀痛、肝肿大及伴有不同程度的肝功能损害，部分病人可有黄疸和发热。

病毒性肝炎可分为甲型肝炎、乙型肝炎和非甲非乙型肝炎。甲型肝炎主要发生于儿童及青少年，乙型肝炎多发生于 20 ~ 40 岁青壮年，非甲非乙型肝炎的发病者以成人较多。本病一年四季均可发病，但以秋季发病率较高。

病毒性肝炎病人在病毒活动期要适当卧床休息，病情好转后应动静结合，病毒静止期可以从事劳动强度较低的工作。

注意隔离，防止传染。注意皮肤和口腔清洁。有口臭、呕吐者，可用金银花水或淡盐水漱口。食物一定要新鲜、易消化，适合本人的饮食习惯和口味，并含有一定量的蛋白质、多种维生素，保证充足的热量。在消化功能恢复后，不要吃得太多，以免诱发脂肪肝。

另外，应戒除烟酒，忌食辛辣刺激性的食物。

冰糖适量。

【用法】上物加入开水同炖，去渣饮汁。

【功效】本方养血柔肝、滋阴理气，适用于肝肾亏虚型肝炎。

【来源】民间验方。

偏方 ④ 茵陈干姜饮

【配方】茵陈蒿15克，干姜6克，红枣4个，红糖10克。

【用法】将诸品入锅，加水500毫升，煎至300毫升，去渣取汁及红枣。每日早晚温热食，吃枣喝汤。

【功效】主治病毒性肝炎。

【来源】《中医营养学》。

偏方 ⑤ 佛手柑饮

【配方】佛手柑9～12克，白糖适量。

【用法】水煎服，加糖或葡萄糖适量，每日分3次服。

【功效】和中理气，醒脾开胃。适用于慢性肝炎。

【来源】民间验方。

【注意】阴虚烦热者不宜用。

偏方 ⑥ 甘蔗茶

【配方】甘蔗切片300克，绿茶1克。

【用法】甘蔗片加水500毫升，煮沸15分钟，去渣，趁热加入绿茶即可。每次100毫升，温服，4小时服1次。

【功效】主治慢性肝炎，恶心厌食。

【来源】民间验方。

偏方 ⑦ 玫瑰花茶

【配方】玫瑰花6～10克。

【用法】每次用玫瑰花放在茶盅内，冲入沸水，加盖泡片刻，代茶饮。

【功效】疏肝解郁，行气和血。适用于急性肝炎。

【来源】民间验方。

偏方 ⑧ 李子蜜茶

【配方】鲜李子100～150克，绿茶2克，蜂蜜25克。

【用法】将鲜李子剖开后置锅内，加水320毫升，煮沸3次，再加茶叶与蜂蜜，沸后即起锅取汁。每日1剂，分早、中、晚3次服用。

【功效】主治气滞血瘀型肝炎。

【来源】《饮茶的科学》。

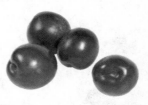

偏方 ⑨ 金钱草茶

【配方】金钱草10克(鲜品)，绿茶1克。

【用法】鲜金钱草洗净晒干，切碎烘至极干，装入瓶中，拧紧瓶盖。欲饮时将金钱草、绿茶放入杯中，用沸水冲泡加盖5分钟即可饮用。饮时可略留余汁，再泡再饮，直至味淡为止。

【功效】主治慢性肝炎出现黄疸者。

【来源】民间验方。

偏方 ⑩ 犀角银花露

【配方】金银花30克，犀角2克（或水牛角12克）。

【用法】先将金银花煎汁去渣，放凉。将犀角或水牛角锉成末，每日分2～3次，用金银花汁液冲服。

【功效】清化湿热，凉血解毒。适用于重症肝炎。

【来源】民间验方。

偏方 ⑪ 蒲公英甘草蜜茶

【配方】蒲公英 20 克，甘草 3 克，绿茶 1 克，蜂蜜 15 克。

【用法】蒲公英、甘草加水 500 毫升，煮沸 10 分钟，去渣，加入绿茶、蜂蜜即可，分 3 次温饮，每日服 1 剂。

【功效】主治肝炎，可降低转氨酶。

【来源】民间验方。

偏方 ⑫ 丝瓜酒

【配方】丝瓜根 5 根。

【用法】将本药捣烂，用水一碗煎至半碗，去渣候温。用黄酒冲服。

【功效】主治病毒性肝炎，症见发热心烦、恶心呕吐、食欲不振等。

【来源】《验方新编》。

偏方 ⑬ 栀子茵陈酒

【配方】栀子、茵陈蒿各一束，白酒适量。

【用法】将 2 味以酒 2 碗，煎至 1 碗，三更时分服之。

【功效】主治病毒性肝炎，症见口渴便燥、恶心呕吐等症。

【来源】《普济方》。

【说明】忌油腻、生冷之物，忌与豆腐同服。

偏方 ⑭ 醋蛋方

【配方】醋 600 毫升，鸡蛋 10 个。

【用法】将鸡蛋连壳烧成炭后研末，和醋调匀（每次用 1 个鸡蛋和 60 毫升醋），每日服 1 次，连用 10 日为 1 疗程。

【功效】本方可清热、利湿、化浊，主治病毒性肝炎。

【来源】《串雅外编》。

偏方 ⑮ 化瘀养肝蜜

【配方】山楂 250 克，丹参 500 克，枸杞子 250 克，蜂蜜、白糖各适量。

【用法】先将前 3 味药浸泡 2 小时，煎成药液，滤去药渣。再把蜜、糖兑入砂锅内，以微火煮开 30 分钟。待蜜汁与药液溶合成黏稠状时离火，冷却后装入容器内密封保存。每日 3 次，每次 1 匙。

【功效】滋补肝肾，活血化瘀。适用于慢性肝炎。

【来源】民间验方。

偏方 ⑯ 西瓜皮散

【配方】大蒜瓣 250 克（去皮），西瓜 1 个，砂仁 30 克。

【用法】将西瓜开一小盖，去瓜瓤，留瓜皮，再把砂仁、大蒜放入，用黄泥涂西瓜，如泥球，在日光下晒干，置木柴火炉上（忌用煤炭），徐徐烘干后去泥，研面装瓶内备用。每日早晚送服 1.5 克。

【功效】本方主治食欲不振、大便稀溏之病毒性肝炎。

【来源】民间验方。

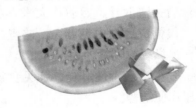

偏方 ⑰ 茵陈药豆

【配方】黄豆 1000 克，茵陈蒿 100 克，丹参 50 克，冰糖 200 克。

【用法】将茵陈蒿、丹参加水煎汁 2 次，去药渣，将 2 次药液合一。把洗净的黄豆放入药液中，煮豆至熟透，加入冰糖，与豆拌匀，焖干药汁，起锅。将煮熟的豆倒在消毒好的细筛内，盖上干净纱布，令其自然晾干，装瓶备用。每日 1～3 次，每次 20～50 克，嚼食或开水泡后嚼食。

【功效】清湿热，解肝郁，补脾肾。适用于肝炎恢复期病人。

【来源】民间验方。

偏方 18 甲鱼蜜丸

【配方】甲鱼 1 只，蜂蜜适量（重量按 2：1 计）。

【用法】将甲鱼放锅内，用文火焙干，后将蜂蜜涂于上，干后研末装瓶备用。每日 3 次，每次 10 克，温开水送服。

【功效】主治慢性肝炎。

【来源】民间验方。

食疗药方

偏方 19 茵陈粥

【配方】茵陈蒿 30～60 克，大米 50～100 克，白糖适量。

【用法】先将茵陈蒿洗干净，再入水中浓煎汁后去渣取汁，然后将大米入煎汁熬粥，俟粥成后加白糖调匀，略煮片刻即可，当早餐或晚餐食之。

【功效】主治病毒性肝炎，症见食欲不振、尿赤便结等。

【来源】民间验方。

偏方 20 梅花粥

【配方】白梅花 3～5 克，大米 50～100 克。

【用法】先煮大米为粥，待粥将成时，加入白梅花同煮片刻即可。

【功效】疏肝理气。适用于肝郁气滞型急性肝炎。

【来源】民间验方。

偏方 21 鲜芹蜜饮

【配方】鲜芹菜 100～150 克，蜂蜜适量。

【用法】芹菜洗净，捣烂取汁，加蜂蜜温服，每日 1 次，疗程不限。

【功效】主治病毒性肝炎。

【来源】民间验方。

偏方 22 车前叶粥

【配方】鲜车前叶 30 克，红花 3 克，葱白 1 茎，大米 50 克。

【用法】将车前叶、葱白洗净，车前叶切碎，与红花同煮汁去渣，然后与大米煮粥，每日分 1 次或 2 次服。

【功效】活血化瘀，清肝明目。适用于慢性肝炎。

【来源】民间验方。

偏方 23 橘皮粥

【配方】干橘皮 10 克（鲜品 30 克），大米 50～100 克，生姜汁少许。

【用法】先将橘皮煎取药汁，去渣，加入大米煮粥。或将橘皮晒干，研为细末，每次用 3～5 克调入已煮沸的稀粥中，并加姜汁，再同煮为粥。

【功效】本方理气健脾，燥湿和中，适用于慢性肝炎。

【来源】民间验方。

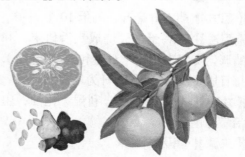

偏方 ㉔ 茯苓大米粥

【配方】红枣 20 枚，茯苓粉 30 克，大米 30 克。

【用法】先将红枣文火煮烂，连汤放入大米粥内，加茯苓粉再煮沸即成。每日服 2 次，可酌加红糖。

【功效】本方主治湿邪困脾型肝炎，症见面黄无华、疲倦乏力、眩晕腹胀等。

【来源】《饮食治大病》。

偏方 ㉕ 沙参枸杞粥

【配方】沙参 15 克，枸杞子 15 克，玫瑰花 3 克，大米 100 克，冰糖适量。

【用法】先煎沙参取汁去渣，再与大米、枸杞子同煮粥。粥熟，入玫瑰花稍煮片刻，调入白糖食用。日服 1 ~ 2 次。

【功效】补肾益精，养阴柔肝，疏肝解郁。适用于气滞血瘀型慢性肝炎。

【来源】民间验方。

偏方 ㉖ 丹参黄精粥

【配方】丹参、黄精各 50 克，大米 50 ~ 100 克，冰糖适量。

【用法】先将丹参与黄精一同入水中煎煮约 30 分钟，去渣取汁，再将大米入煎汁之中熬粥，俟粥将成时加冰糖调融，继续用文火熬片刻即可。当早餐或晚餐食之。

【功效】主治病毒性肝炎，症见眩晕耳鸣、失眠多梦、心烦急躁等。

【来源】民间验方。

偏方 ㉗ 芹萝车前汁

【配方】鲜芹菜 100 ~ 150 克，胡萝卜 100 克，鲜车前草 30 克，蜂蜜适量。

【用法】将芹菜、胡萝卜、车前草洗净捣烂取汁，加蜂蜜炖沸后温服。每日 1 次，疗程不限。

【功效】主治肝郁气滞型肝炎，症见胁肋作痛、胸腹胀焖、食欲不振等。

【来源】民间验方。

偏方 ㉘ 鲜萝卜汁

【配方】鲜胡萝卜 250 克。

【用法】将胡萝卜洗净，用绞汁机绞汁。每日 1 次，饮服。

【功效】解毒疏肝，利气散瘀。主治气滞血瘀型慢性肝炎。

【来源】民间验方。

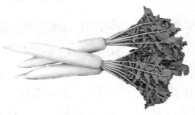

偏方 ㉙ 猪骨米醋汁

【配方】猪骨（以脊椎骨为佳）500 克，米醋 1000 毫升，红糖适量。

【用法】将猪骨砸碎，连同米醋、糖放入锅内煮沸 30 分钟。待凉后，用消毒纱布绞汁，装瓶备用。每日 3 次，每次 30 ~ 40 毫升，饭后服用。

【功效】补阴益髓，养肝解毒。适用于慢性肝炎。

【来源】民间验方。

偏方 ㉚ 牛肉姜桂汤

【配方】牛肉（切片）100 克，生姜 5 克，肉桂、小茴香各 2 克，料酒、盐各少许。

【用法】肉桂、小茴香装入纱布袋；牛肉与生姜加水煮沸后放入料酒、药袋，以小火煨至牛肉将熟时，捞去药袋，加盐，煨至肉烂。食肉饮汤，每周 2 ~ 3 次。

【功效】本汤为慢性肝炎病人的保健汤膳。

【来源】民间验方。

偏方 31 珍珠草猪肝汤

【配方】珍珠草 30 克，猪肝 60 克。

【用法】将猪肝洗净切片，与珍珠草共入锅中煮熟，稍加盐即成。服时吃猪肝饮汤，每日 1 次。

【功效】清热解毒，利水养肝。适用于慢性肝炎。

【来源】民间验方。

偏方 32 萝卜炒猪肝

【配方】猪肝 250 克，白萝卜 250 克，调料适量。

【用法】将猪肝、萝卜洗净切片。锅中加植物油适量，烧至八成热，先炒萝卜片至八成熟，加入盐稍搅拌，盛出备用。再用适量植物油，旺火爆炒猪肝 2 ~ 3 分钟，将萝卜倒入快速同炒 2 ~ 3 分钟，加入葱、盐、味精、淀粉等调料，最后淋香油少许。可分 3 ~ 4 次佐餐用。

【功效】补肝清热，宽中下气。适用于慢性肝炎。

【来源】民间验方。

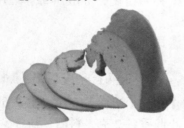

偏方 33 利肝瘦肉汤

【配方】雪梨 2 个，荸荠 100 克，瘦猪肉 100 克。

【用法】上物共切片，加水同煮，盐少量调味，吃肉喝汤，经常食用。

【功效】主治病毒性肝炎，症见身倦乏力、眩晕耳鸣等。

【来源】民间验方。

偏方 34 药桂甲鱼汤

【配方】山药片 30 克，龙眼肉 20 克，甲鱼 1 只。

【用法】山药片、龙眼肉、甲鱼 3 味共炖，吃肉喝汤。

【功效】益肾滋阴，养血健脾。对慢性肝炎、肝硬化后阴虚患者最宜。

【来源】民间验方。

偏方 35 枸杞叶粥

【配方】鲜枸杞叶 100 克，大米 50 克。

【用法】先将鲜枸杞叶洗净，入锅中加水 600 毫升，煎 20 分钟，去渣留汁，入大米煮粥。每日早晚温热食。

【功效】主治肝肾阴虚型肝炎，症见眩晕耳鸣、失眠多梦、腰腿酸痛等。

【来源】《传信方》。

外敷外用方

偏方 36 苦丁香末方

【配方】苦丁香、西瓜子各适量。

【用法】苦丁香焙黄研细末，备用，每 10 日用药 1 次，每次以苦丁香末 0.1 克，分 3 次吸入鼻内，每次间隔 40 分钟，3 次吸完后，食用西瓜子 150 克。

【功效】主治急性黄疸型肝炎。

【来源】民间验方。

中草药方

偏方 ❶ 陈皮柚汁饮

【配方】柚子1个,陈皮9克,红糖适量。

【用法】柚子去皮核绞汁,陈皮洗净,加红糖兑水同煎饮服。每日1剂。

【功效】补中缓肝,理气消食,活血化瘀。适用于肝硬化脘闷痞满、食少口臭者。

【来源】民间验方。

【注意】凡内热者红糖宜少放,或改用白糖。

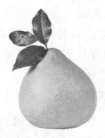

偏方 ❷ 李子蜜茶

【配方】鲜李子100克,蜂蜜25克,绿茶2克。

【用法】鲜李子剖开,加水1杯煮沸3分钟,加入绿茶、蜂蜜即可。每日1剂,分早、中、晚3次饮服。

【功效】舒肝止痛,健脾生津,消食利水。适用于肝硬化脘闷厌食、肝区隐痛、口渴乏力者。

【来源】民间验方。

【注意】饮茶弃李子,因多食李子易伤脾胃,致腹泻。

偏方 ❸ 蜈蚣草煎

【配方】蜈蚣草、青壳鸭蛋适量。

【用法】蜈蚣草、鸭蛋以清水炖煮,将炖好之药汤当茶饮用,次数不拘,蛋吃与不

14 种偏方治疗 肝硬化

肝硬化是一种常见的慢性进行性肝病,是由一种或多种病因长期反复损伤肝细胞,引起肝脏弥漫性损害,使肝脏逐渐变形、质地变硬而形成的。目前,在我国以病毒性肝炎所致的肝硬化比较常见,在国外,特别是北美和欧洲,则以酒精性肝硬化为主。我国肝硬化患者多见于20～50岁的男性,这可能与传染性肝炎及某些地区寄生虫感染有关。

肝硬化早期,胃肠道分泌和吸收机能下降,会有食欲不振、腹胀、恶心、呕吐、大便秘结或泄泻等表现。此病后期会出现腹部膨胀、腹壁静脉怒张、下肢浮肿、腹水等症状。

大量临床及实验研究提示,肝硬化患者的饮食应为高热量、高蛋白质、高碳水化合物、高维生素饮食,这类食物能防止肝细胞进一步变性,亦可使损害不太严重的组织得以再生。由于肝硬化病人的食欲下降,消化功能较差,因而食物的品种宜多样化,且要求味美新鲜。绝对禁忌饮酒,不喝一切含酒精成分的饮料,忌用一切辛辣刺激性食品和油炸食品,各种含有铅及其添加剂的罐头食品,应尽量少吃或不吃。

吃均可，约喝 4 日后，尿如茶褐色，表示已有药效，如继续服用，尿色可恢复正常。

【功效】主治肝硬化。

【来源】民间验方。

【说明】蜈蚣草在学校运动场或郊外很多，匍匐生长，夏天开花结子。有大叶与小叶两种，小叶者方有效。

偏方 ④ 冬瓜皮姜汤

【配方】冬瓜皮 15 ~ 30 克，生姜片 20 克。

【用法】将冬瓜皮、生姜片洗净，加适量水煎煮。当汤饮用。

【功效】主治肝硬化。

【来源】《17 种顽固病的食疗名方》。

偏方 ⑤ 虫笋葫芦汤

【配方】虫笋 60 克，陈葫芦 60 克。

【用法】虫笋、陈葫芦用水煎服。每日 1 剂，连服数日。

【功效】利水消肿。适用于肝硬化腹水、浮肿、尿少者。

【来源】民间验方。

【注意】竹笋内含难溶性草酸钙偏多，凡有尿路或胆道结石者要慎食。脾虚肠滑者也要慎食。

【说明】虫笋即虫蛀过的竹笋，为药用竹笋中之上乘者，性寒味甘，功能消食化痰，透疹解毒，利尿减肥。虫笋及陈葫芦在一般药房即可买到。

食疗药方

偏方 ⑥ 猪肚粥

【配方】猪肚 100 克，大米 100 克，葱花、姜丝、盐适量。

【用法】猪肚洗净，加水适量，煮七成熟，捞出，改刀切成细丝备用。再以大米、猪肚丝、猪肚汤（去油）适量煮成粥，加入调料后食用。

【功效】本方具有健脾解郁、活血化瘀之功，主治肝硬化。

【来源】《医食同源》。

偏方 ⑦ 药桂甲鱼汤

【配方】山药片 30 克，龙眼肉 20 克，甲鱼 1 只（约 500 克）。

【用法】将甲鱼杀死，洗净去杂肠，与山药、龙眼入锅。加水 1000 毫升，清炖至烂熟，待食。每日早晚，温热吃肉喝汤。

【功效】本方具有滋补肝肾、软坚散结之功，主治肝硬化。

【来源】《饮食疗法》。

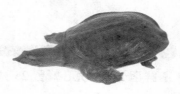

偏方 ⑧ 泥鳅炖豆腐

【配方】泥鳅 500 克，豆腐 250 克。

【用法】泥鳅去鳃及内脏，洗净，加盐少许（腹水明显者不加），加水适量，清炖至五成熟，加入豆腐，再炖至鱼熟烂即可，吃鱼、豆腐、喝汤，分顿食用。

【功效】主治肝郁脾虚型肝硬化，症见肝区疼痛、食欲不振、倦怠乏力等。

【来源】《泉州本草》。

偏方 ⑨ 赤小豆肉汤

【配方】猪前小腿肉 250 克，赤小豆 120 克。

【用法】猪小腿去骨，与赤小豆同煮 2

小时，喝汤吃小豆，每日服 1 次。

【功效】主治肝硬化，一般两月之内可见效。

【来源】民间验方。

【注意】如肝硬化腹水已使肚脐凸出，则本方无效。

偏方 ⑩ 瓜豆鲫鱼汤

【配方】活鲫鱼 1 尾，冬瓜 1 个，赤小豆 30 克，姜、葱、黄酒各适量。

【用法】鲫鱼去肠不去鳞，冬瓜切开一头，去内瓤及子，将鲫鱼放入，略加姜、葱、黄酒，再加入赤豆，用切开之"盖"盖好，以竹签钉牢，放入砂锅，加水炖 3 ~ 5 小时，喝汤，吃鱼及瓜，最好淡吃，或略加糖醋，每日 1 剂，连吃或隔日吃 1 剂，7 剂为 1 疗程。

【功效】主治肝硬化。

【来源】民间验方。

偏方 ⑪ 槟榔炖甲鱼

【配方】甲鱼 1 只，大蒜 10 瓣，槟榔 120 克。

【用法】甲鱼、大蒜、槟榔均洗净用清水炖熟，去槟榔，少加盐或不加盐（视病情而定）服食。连食数只。

【功效】消食逐水，滋阴散结，补气助阳，杀虫化滞。可治肝硬化腹水、肝脾肿大。

【来源】民间验方。

偏方 ⑫ 棉花根蒸猪肉

【配方】棉花根 100 克，猪瘦肉 200 克。

【用法】将棉花根刮去黑皮，用瓦焙干研末；猪肉切片，用药末 6 克，与猪肉片拌匀，放碗中隔水蒸熟。每日 1 次，连服 3 次，隔 10 日后，再连服 3 日，可服 9 次。

【功效】主治肝硬化。

【来源】《17 种顽固病的食疗名方》。

偏方 ⑬ 枸杞荷包蛋

【配方】枸杞子 30 克，红枣 10 个，鸡蛋 2 个。

【用法】将枸杞子、红枣加水适量，文火炖 1 小时，将鸡蛋敲开放入，候片刻使成荷包蛋。每日 2 次，吃蛋喝汤。

【功效】主治肝硬化。

【来源】《中国食疗学》。

外敷外用方

偏方 ⑭ 葱白合剂

【配方】新鲜葱白 10 根，芒硝 10 克。

【用法】上药共捣成泥，敷患者腹部神阙穴，上盖塑料薄膜及纱布，用橡皮膏固定，以防药液外流或敷药脱落。每天 1 次。敷药前先用酒精棉球擦净脐部污垢，以利药物吸收。天冷时宜将药剂加温后再敷。

【功效】此方曾治疗肝硬化腹水 42 例，其中 14 例腹胀消失，尿量明显增加；26 例自觉腹胀减轻，尿量增加；2 例无效。有效病例均在敷药后 30 分钟至 4 小时生效。

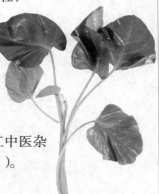

【来源】《浙江中医杂志》，1987（11）。

23 种偏方治疗 冠心病

冠心病即冠状动脉粥样硬化使血管腔狭窄，导致心肌缺血、缺氧而引起的心脏病，最常见的两种类型为心绞痛和心肌梗死，以心前区疼痛为典型症状，常发生于劳累或情绪激动时。常见致病因素有高血压、高脂血症、肥胖、吸烟、遗传、饮食不当等。

冠心病的患病率一般男性高于女性，男：女 =（2.5 ～ 5）：1，但女性在 50 岁以后由于绝经后雌激素减少，冠心病的患病率明显上升。吸烟、工作竞争性强、精神紧张、脑力劳动者易患此病。尽管目前在医学上仍把冠心病放在老年病的范畴进行研究，而且的确 40 岁以后冠心病的发病率开始增多，几乎每 10 岁增加 1 倍，但事实上，当病人出现冠心病的临床症状时，其冠状动脉的粥样硬化病变和管腔狭窄的程度已到了中晚期。有资料表明，动脉粥样硬化自幼年即有发生，所以预防必须自幼年开始，常年保养。

冠心病患者应重视精神、情志调养，避免精神刺激和过分的情绪激动，还应尽量戒除烟酒嗜好，少饮浓茶、咖啡。本病与身体状况有一定关系，所以平时应注意劳逸结合，避免过度疲劳，生活有节，起居有时，饮食勿过饥过饱，并坚持身体锻炼，这对冠心病的恢复也有重要意义。

中草药方

偏方 ❶ 葱头汁

【配方】 大葱头（隔年者佳）7 根，香油适量。

【用法】 将大葱头洗净去掉外皮，切碎捣汁，也可略加些凉白开水捣，再入香油调匀灌之。

【功效】 本方温阳通脉，主治突然发作心绞痛，疼痛难忍者。

【来源】 民间验方。

偏方 ❷ 双仁糊

【配方】 核桃仁、桃仁各 250 克，红糖 1000 克。

【用法】 先将前 2 味加少量水煎煮至软，然后捣烂，再与红糖混合调匀成稠糊状。每次服 50 克，每日服 3 次，温开水送服。

【功效】 本方具有益气养血之功效，主治气血两虚为主的胸闷心痛。

【来源】 民间验方。

偏方 ❸ 香蕉蜜茶

【配方】 茶叶 10 克，香蕉 50 克，蜂蜜少许。

【用法】 先用沸水 1 杯冲泡茶叶，然后将香蕉去皮研碎，加蜜调入茶水中，当茶饮，每日 1 剂。

【功效】 主治冠心病。

【来源】 民间验方。

偏方 ❹ 山楂香橙露

【配方】 山楂肉 30 克，香橙 2 枚，荸荠粉 10 克，白糖 60 克。

【用法】 先将山楂肉放入砂锅，加水适量，煎煮 10 分钟，去渣留汁备用。香橙捣烂，用纱布绞汁。两汁调匀，在铁锅内煮沸。加入白糖，待溶化后，用和好的荸荠粉汁打芡成糊状，即成山楂香橙露。饭后适量饮用。

【功效】本方对高脂血症、冠心病均有较好疗效。

【来源】民间验方。

偏方 **5** 山楂茶

【配方】山楂片 30 克，茶 3 克。

【用法】山楂片、茶用开水反复冲泡续饮。

【功效】本方可舒张血管、降压强心，可用于冠心病、心绞痛、心肌梗死恢复期的治疗。

【来源】民间验方。

【说明】山楂性平味酸甘，有扩张冠状动脉、舒张血管、降脂降压强心的作用。茶性凉味苦甘，茶中所含咖啡因和茶单宁酸协同作用，可防止人体内胆固醇的升高，扩张血管，有防治心肌梗死的作用。

偏方 **6** 茶树根酒

【配方】老茶树根粗壮者 30 ～ 60 克，糯米酒适量。

【用法】糯米酒入瓦罐中，加水，用文火煎 2 次，取浓汁于晚睡前服，徐徐服完，30 日为 1 疗程。可连用 4 ～ 5 个疗程。

【功效】主治冠心病、心功能不全等。

【来源】民间验方。

【说明】本方切勿加糖，否则疗效差。

偏方 **7** 干姜酒

【配方】干姜末 15 克，清酒 100 毫升。

【用法】温酒，酒热后下姜末。每次 30 克，每日 1 次。

【功效】主治胸闷憋气、阵发性心痛心悸、面色苍白、倦怠无力等。

【来源】《食治养老方》。

偏方 **8** 绿豆椒汤

【配方】绿豆 20 粒，胡椒 10 粒，白汤适量。

【用法】绿豆、胡椒共同研碎为末，用白汤调和服下。

【功效】温中散寒。主治心绞痛。

【来源】民间验方。

偏方 **9** 丹参茶

【配方】丹参 9 克，绿茶 3 克。

【用法】将丹参制成粗末，与茶叶以沸水冲泡 10 分钟。每日 1 剂，不拘时饮服。

【功效】主治冠心病，阵发性胸刺痛，胸闷气短等。

【来源】《验方》。

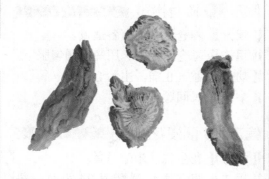

偏方 **10** 灵芝强心酒

【配方】灵芝 30 克，丹参 5 克，田七 5 克，白酒 500 毫升。

【用法】灵芝、丹参、田七洗净，同入坛加白酒，盖上盖。每日搅拌 1 次，再盖好盖。泡 15 日即成。每服适量。

【功效】主治气滞血瘀型冠心病。

【来源】《中国食疗学》。

偏方 ⑪ 青柿蜜糊

【配方】七成熟青柿子1000克，蜂蜜2000克。

【用法】柿子去蒂柄，切碎捣烂绞汁，汁入砂锅先以武火后用文火煎至浓稠，加蜂蜜再熬至稠，停火冷却。每次1汤匙，开水冲饮，日服3次。

【功效】主治冠心病、动脉硬化。

【来源】民间验方。

偏方 ⑫ 桃枝酒

【配方】白酒1000毫升，鲜桃树枝300克（切碎）。

【用法】将桃枝入酒中，煎至500毫升。每次饮30毫升。

【功效】本方行气活血、化瘀通络，主治气滞血瘀型冠心病。

【来源】《本草纲目》。

偏方 ⑬ 陈仓米蜜

【配方】陈仓米、蜂蜜各适量。

【用法】陈仓米烧灰，用蜂蜜调匀服下。

【功效】益气止痛。主治心绞痛。

【来源】民间验方。

偏方 ⑭ 醋浸花生仁

【配方】花生仁、米醋适量。

【用法】将花生仁浸醋里24小时，每日起床后取10~15粒服用。或每晚醋浸10~15粒花生仁，第二天早晨连醋一起服。

【功效】主治冠心病。

【来源】民间验方。

偏方 ⑮ 杏梅枣泥

【配方】乌梅1个，杏仁7粒，红枣2枚。

【用法】上3味洗净，乌梅、红枣去核，同杏仁一起捣烂，男子用黄酒送服，女子用醋送服。

【功效】温中化痰止痛。主治心绞痛。

【来源】民间验方。

食疗药方

偏方 ⑯ 淡菜冬瓜汤

【配方】淡菜30克，冬瓜250克，盐、味精各适量。

【用法】淡菜洗净，冬瓜洗净切块，二者同煮汤，加入少许盐、味精，1日分几次喝尽。

【功效】本方具有降脂、降压、利水之功，主治冠心病。

【来源】民间验方。

【说明】淡菜性温味甘咸，功能降血脂、降血压。冬瓜性微寒味甘淡，功能利水解毒、清热消痰，且含钠量较低，是冠心病的食疗佳蔬。

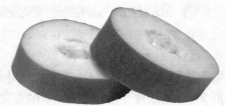

偏方 ⑰ 荞麦粥

【配方】荞麦粉100克，盐2克。

【用法】荞麦粉用温水调成稀糊备用；锅中加入约500毫升冷水，烧沸，缓缓倒入荞麦粉糊，搅匀，用旺火再次烧沸，然后转小火熬煮，待粥将成时，下盐调味，再稍焖片刻即可。

【功效】本方开胃宽肠，清泻内热，适

合冠心病胸闷不舒者食用。

【来源】民间验方。

偏方 18 湖茶

【配方】龙井茶 6 克，米醋适量。

【用法】龙井茶加水，煎汤（不宜久煎，以稍沸即止为好），和米醋即成。每日 1 ~ 2 次。

【功效】本方调补阴阳、益气养血，主治阴阳两虚型冠心病，症见胸闷心痛、心悸气短、头晕耳鸣、食少倦怠等。

【来源】《本草纲目》。

偏方 19 桃仁粥

【配方】桃仁 10 克，大米 50 克。

【用法】先把桃仁洗净，捣烂如泥，用布包，入大米，加水同煮为粥，少加糖调味。食粥，顿服，每日 1 料。

【功效】本方活血通经、祛瘀止痛，适用于冠心病、心绞痛、心肌梗死恢复期病人。

【来源】民间验方。

【说明】桃仁性平味甘苦，功能破血行瘀、润肠。大米性平味甘,功能益气和胃。

偏方 20 山楂双豆粥

【配方】山楂 30 克，白扁豆 20 克，韭豆 30 克，红糖 40 克。

【用法】诸物分别洗净，同入砂锅，文火煎煮，豆烂后，放红糖调味即可，每日 1 剂。

【功效】经常服用可防治冠心病。

【来源】民间验方。

偏方 21 薤白粥

【配方】薤白 15 克（鲜品 30 克），大米 60 克。

【用法】薤白洗净切碎，与大米同入锅内煮成粥。顿服，每日 1 料。

【功效】本方益气、散寒、通阳，常服可治冠心病胸闷不舒或心绞痛。

【来源】民间验方。

偏方 22 海参红枣汤

【配方】泡发海参 40 克，红枣 5 枚，冰糖适量。

【用法】先将海参煮烂，再加入红枣、冰糖，炖煮 15 ~ 20 分钟。每日早晨空腹服食。

【功效】主治气阴两虚型冠心病。

【来源】民间验方。

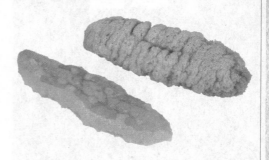

外敷外用方

偏方 23 益心功法

【配方】——

【用法】右手贴于左胸前，左手按在右腰部位，而后自上而下，反复按摩，然后再换另一侧，左右各 9 次。

【功效】本方能增强肺功能，加强冠状动脉供血，消除胸痛、胸闷，对冠心病大有裨益。

【来源】民间验方。

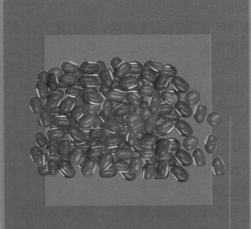

31 种偏方治疗

感冒

感冒俗称"伤风"，由病毒或细菌感染引起，是最常见的疾病之一。感冒可分为普通感冒和流行性感冒两种，普通感冒是由病毒引起的上呼吸道感染。若感冒病情较重，并在一个时期内广泛流行，症状多相类似者为流行性感冒，是由流感病毒引起的呼吸道传染病，中医人称为"时行感冒"。

感冒患者注意事项：

（1）感冒时独居一室，务必使环境安静，空气清新，如此不致将病菌传染给别人，并应充分休息，增强抵抗力。

（2）饮食应以清淡为宜，不吃油腻食物，可吃生大蒜。这是因为清淡的饮食较容易消化，而大蒜有杀菌功能。

（3）保持身心愉快，有助于病情缓解。

中草药方

偏方 ❶ 葱豉黄酒汤

【配方】葱 30 克，淡豆豉 15 克，黄酒 50 毫升。

【用法】先将豆豉放砂锅内，加水 1 小碗，煎煮 10 分钟，再把洗净切段的葱（带须）放入，继续煎煮 5 分钟，然后加入黄酒，立即出锅。趁热顿服。

【功效】主治风寒感冒。

偏方 ❷ 薄荷姜汁茶

【配方】细茶叶 6 克，薄荷叶 3 克，生姜汁半匙，白糖半匙。

【用法】先用开水大半碗，泡薄荷叶、茶叶，再放入姜汁、白糖和匀。每日 1 ~ 2 次，连服 3 日。

【功效】本方有辛温解表之功效，主治风寒感冒。

【来源】民间验方。

偏方 ❸ 淡竹叶茶

【配方】绿茶 1.5 克，淡竹叶 50 克。

【用法】上 2 味加水 1000 毫升，先煮淡竹叶，煮沸 5 分钟，加绿茶略泡即可。每日 1 剂，分 4 次服完。

【功效】主治风热型感冒，症见头痛、自汗、鼻塞无涕、咽喉肿痛、咳嗽等。

【来源】民间验方。

偏方 ❹ 菜根红糖饮

【配方】干白菜根 1 块，姜 3 片，红糖 50 克。

【用法】将白菜根、姜洗净，切片，放入锅内，加清水适量，用武火烧沸后，转用文火煮 15 ~ 20 分钟, 去渣留汁即成。每日饮 1 ~ 2 次, 连饮 1 周。

【功效】本方能解表散寒, 主治发热恶寒较为明显的感冒。

【来源】民间验方。

偏方 ❺ 绿豆茶饮

【配方】绿茶 5 克 (布包), 绿豆 20 克。

【用法】上 2 味加水 300 毫升, 文火煮至 150 毫升, 去茶叶包, 一次或几次服。

【功效】主治风热感冒。

【来源】民间验方。

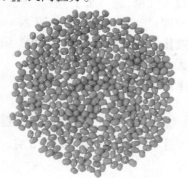

偏方 ❻ 金银花茶

【配方】茶叶 2 克, 干金银花 1 克。

【用法】上 2 味同放杯中, 用沸水冲泡 6 分钟后饮用。饭后饮 1 杯。

【功效】本方具有辛凉解表之功效, 主治风热感冒。

【来源】民间验方。

偏方 ❼ 钩藤蜜茶

【配方】绿茶 1 克, 钩藤、蜂蜜各 15 克。

【用法】钩藤加水 500 毫升, 煮沸 3 分钟, 去渣, 加入绿茶与蜂蜜即可。分 3 次温服, 日服 1 剂。

【功效】防治流行性感冒。

【来源】民间验方。

偏方 ❽ 三根汤

【配方】大白菜根 3 个, 大葱根 7 个, 芦根 1.5 克。

【用法】上料用水煎服, 每日 1 次, 连服 2 ~ 3 日。

【功效】本方具有辛凉解表之功效, 主治风热感冒。

【来源】民间验方。

偏方 ❾ 藿香饮

【配方】鲜藿香叶 10 克, 白糖适量。

【用法】将鲜藿香叶和白糖煎水, 经常饮用。

【功效】主治重感冒, 症见神疲体倦、心烦口渴、小便短黄等。

【来源】民间验方。

偏方 ❿ 梅肉红茶

【配方】梅干 1 粒, 红茶 1 大匙。

【用法】先将梅干去核切细, 与红茶一起放入杯中, 用沸水 200 毫升冲泡 10 分钟, 不拘时温服。

【功效】本方散寒、止咳、开胃, 用于防治感冒。

【来源】民间验方。

偏方 ⓫ 五神汤

【配方】荆芥 10 克, 苏叶 10 克, 茶叶 6 克, 生姜 10 克, 红糖 30 克。

【用法】将荆芥、苏叶用清水冲洗、过滤, 与茶叶、生姜一并放入锅内, 加清水约 500 毫升, 用文火煎沸。另将红糖加水适量, 置另一锅内煮沸, 令其溶解。然后将煎好之药汁加红糖溶液即成。温热服用, 分 3 次服完。

【功效】本方具有辛温解表、宣肺散寒

之功效，主治外感风寒型感冒。

【来源】民间验方。

偏方 ⑫ 银花山楂饮

【配方】金银花 30 克，山楂 10 克，蜂蜜 250 克。

【用法】将金银花、山楂放入锅内，加清水适量，用武火烧沸 3 分钟后，将药汁滗入盆内，再加清水煎熬 3 分钟，滗出药汁。将两次药汁一起放入锅内，烧沸后，加蜂蜜，搅匀即成。可代茶饮。

【功效】辛凉解表。主治外感风热型感冒。

【来源】民间验方。

偏方 ⑬ 葱姜核桃茶

【配方】茶叶 15 克，核桃仁、葱白和生姜各 25 克。

【用法】将核桃仁、葱白和生姜捣烂，同茶叶一起放入砂锅内，加水一碗半煎煮，去渣，一次服下，盖棉被卧床，注意避风。

【功效】主治风寒感冒，症见头痛、无汗、鼻塞严重、打喷嚏、咳嗽等。

【来源】民间验方。

偏方 ⑭ 辣茶方

【配方】茶叶 10 克，辣椒 500 克，胡椒、盐各适量。

【用法】将 4 味共研末，拌和均匀，放入瓷瓶内，封口，静置半月。每次取 3 克，开水冲泡 5 分钟，温服，每日 2 次。

【功效】本方具有驱寒解表、开胃之功，用于防治风寒感冒。

【来源】民间验方。

【注意】患有哮喘、心脏病者禁用。

偏方 ⑮ 姜蒜红糖方

【配方】生姜 20 克，大蒜 5 瓣，红糖适量。

【用法】上料用水煎服，每日 2 次。

【功效】主治流行性感冒初起，头痛，怕冷发热，无汗，伴有恶心。

【来源】民间验方。

偏方 ⑯ 生姜红糖水

【配方】老生姜 10 克，红糖 15 克。

【用法】先将生姜洗净，切丝，放入大茶杯内，冲入开水，盖上盖，泡 5 分钟，然后放入红糖，趁热服下。服后盖被卧床，出微汗即可。每日 1 次，连服 2 ~ 3 日。

【功效】主治风寒初起，症见头痛、耳痛、无汗、骨节酸痛等。

【来源】民间验方。

偏方 ⑰ 芝麻姜茶

【配方】生芝麻 30 克，茶叶 5 克，生姜 5 克。

【用法】生芝麻嚼食，生姜茶叶煎汤冲服，盖被取微汗。

【功效】主治感冒初起。

【来源】民间验方。

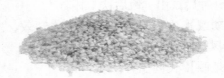

偏方 ⑱ 葡萄酒蛋花汤

【配方】红葡萄酒 1 小杯（30 毫升），鸡蛋 1 个。

【用法】葡萄酒加热，打入鸡蛋搅拌一下后，即停止加热，待温服用。

【功效】主治感冒。

【来源】民间验方。

偏方 ⑲ 苦参桔梗酒

【配方】苦参 3 克，桔梗 1 克，白酒 250 毫升。

【用法】前 2 味捣碎后布包，同白酒入锅，文火煮 10 ~ 20 分钟拿下，连药包一起入大口瓶备用。春秋季及流感流行期间，每日用棉棒蘸药酒 5 毫升擦洗鼻孔、咽部，每日 2 ~ 4 次，每次用 5 毫升加温水 100 毫升漱口。

【功效】防治流行性感冒。

【来源】民间验方。

偏方 ⑳ 菊花枸杞酒

【配方】菊花、枸杞子各 6 克，黄酒 200 毫升。

【用法】菊花、枸杞子用黄酒浸泡 10 ~ 20 天，去渣，加蜂蜜少许，每天早晚各饮 1 小杯。

【功效】主治风寒感冒头痛。

【来源】民间验方。

偏方 ㉑ 甘草瓜蒌酒

【配方】生甘草 30 克，生姜 4 片，瓜蒌（去子，置于碗内）1 颗。

【用法】先将生姜、甘草用酒 2 大杯煎取 6 成，去渣，趁热入装有瓜蒌的碗中，绞取汁，候温，分 2 次服。

【功效】辛凉解表，主治风热感冒。

【来源】民间验方。

偏方 ㉒ 侧柏椒酒

【用法】花椒 50 粒，侧柏叶 15 克，白酒 50 毫升。

【用法】前 2 味捣碎，同白酒一起入瓶浸半月，在呼吸道及消化道传染病流行季节，每晨空腹温服 5 ~ 10 毫升。

【功效】防治流行性感冒。

【来源】民间验方。

偏方 ㉓ 竹叶茅根饮

【配方】桑叶、菊花各 6 克，竹叶、白茅根各 30 克，薄荷 3 克。

【用法】上料共放茶壶内，用沸水冲泡，温浸 10 分钟，频频饮用。亦可放冷后作饮料，大量饮用。连服 2 ~ 3 日。

【功效】主治风热型感冒，症见头痛、自汗、鼻塞、咽喉肿痛、咳嗽等。

【来源】民间验方。

食疗药方

偏方 ㉔ 薄荷粥

【配方】薄荷鲜品 30 克（干品 10 克），大米 30 克。

【用法】薄荷加水稍煎取汁，去渣后约留汁 150 毫升。大米加水 300 毫升，煮成稀粥。加入薄荷汁 75 毫升，再稍煮热。加入冰糖少许，调化即可食用。每日早晚食用 2 次，温热食佳。

【功效】疏风解热，清利咽喉。主治风热感冒。

【来源】民间验方。

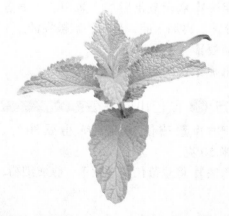

【注意】薄荷粥性凉，脾胃虚寒者少食；因含挥发油，故不宜久煮；可发汗，故表虚多汗者慎用；煮本粥不宜选糯米，以免滋腻。

偏方 25 葱白胡椒拌面

【配方】面条、白胡椒末、葱白各适量。

【用法】煮热汤面条 1 碗，加入葱白及胡椒粉拌匀，趁热吃下，盖被而卧，注意避风，汗出即愈。

【功效】主治感冒。

【来源】民间验方。

偏方 26 葱姜散寒粥

【配方】大米 50 克，生姜 5 片，连须葱 3 茎，米醋适量。

【用法】先用砂锅煮米做粥，将生姜捣烂与米同煮，粥将熟时放入葱、醋，趁热食之，覆被取汗。

【功效】本方有解表散寒、温胃止呕之功效，主治风寒感冒。

【来源】《饮食辨录》。

偏方 27 葱姜糯米粥

【配方】糯米 100 克，葱白、生姜各 15 克，醋 30 毫升。

【用法】糯米煮粥后加入葱白、生姜煮 5 分钟。再加入醋，热服，盖被发汗。

【功效】主治风寒感冒。

【来源】民间验方。

偏方 28 苡仁小豆粥

【配方】薏苡仁 30 克，赤小豆 30 克，大米 50 克。

【用法】将薏苡仁洗净晒干，碾成细粉，

赤小豆先煮熟，然后加大米，放水 500 毫升左右煮粥，将熟时和入苡仁米粉。每日早晚餐顿服，10 日为 1 疗程。

【功效】清热利湿。主治暑湿型感冒。

【来源】民间验方。

偏方 29 葱白粥

【配方】大米 50 克，葱白 3 寸段。

【用法】煮米做粥如常法，粥熟放葱煮 2 沸即可。不拘时食之，食后覆被得微汗。

【功效】本方有解表散寒通脉的作用，主治风寒感冒。

【来源】《饮食辨录》。

偏方 30 姜酒煮草鱼

【配方】草鱼肉片 150 克，米酒 100 毫升，生姜片 25 克。

【用法】以水半碗，煮开后加入上 3 味。以盐少许调味，趁热吃，盖被取汗，每日 2 次。

【功效】主治感冒怕冷。

【来源】民间验方。

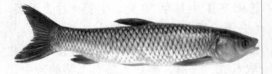

偏方 31 藿佩冬瓜汤

【配方】鲜藿香、鲜佩兰各 5 克，冬瓜 500 克（去皮、子）。

【用法】先将藿香、佩兰煎煮，取药汁约 1000 克，再加入冬瓜及盐适量，一起煮汤食用。

【功效】消暑祛湿。主治暑湿型感冒。

【来源】民间验方。

中草药方

偏方 1 银杏露

【配方】金银花 30 克，杏仁 30 克，蜂蜜 30 克。

【用法】将金银花、杏仁洗净，加水 500 毫升，煎汁去渣，冷却后加蜂蜜调匀。分次服完。

【功效】清热宣肺，化痰止咳。主治风热咳嗽。

【来源】民间验方。

偏方 2 白果蜂蜜饮

【配方】白果仁 10 克，蜂蜜适量。

【用法】炒后去壳，煮熟，以蜂蜜调服。

【功效】主治咳嗽，症见痰黄黏稠、口苦、胸闷、尿黄等。

【来源】民间验方。

偏方 3 麦竹汁

【配方】新鲜麦竹适量。

【用法】将麦竹 2 节之间约 30 厘米的部分砍下，一头用火烤，另一头就会流出澄清的水来，以杯子接住此水，每日早、晚及饭前饮用。

【功效】治疗久咳。

【来源】民间验方。

偏方 4 润肺饮

【配方】荸荠、鲜藕、梨各 100 克，鲜芦根 50 克，玉竹 20 克，冰糖 30 克。

【用法】荸荠、鲜藕、梨洗净绞汁待用，玉竹、鲜芦根加水 500 毫升煎汁去渣，再加入上汁与冰糖调匀即可。代茶饮用。

【功效】本方润肺化痰，主治肺燥咳嗽。

34 种偏方治疗 咳嗽

咳嗽是肺系疾患的一个常见症状。古代医学文献中将无痰而有声者称为咳，无声而有痰者称为嗽，既有痰又有声者称为咳嗽。而在临床上很难将两者截然分开，故一般均通称为咳嗽。

在临床上，许多呼吸系统的疾病都伴有咳嗽，如感冒，急、慢性支气管炎，支气管哮喘，支气管扩张，各种类型的肺炎等。

咳嗽患者注意事项：

（1）及早治疗，不要拖延。

（2）要注重休息。

（3）多喝水，多吃营养食品，忌烟、酒、辛辣物、冷饮等。

（4）保持居室空气新鲜。

【来源】民间验方。

偏方 5 姜糖饮

【配方】生姜 10 克，红糖 15 克。

【用法】将生姜洗净，切成丝，放入碗内，加入红糖，再加入开水 200 毫升，加盖泡 5 分钟。趁热服，汗出为佳。

【功效】疏风散寒，发汗解表。主治风寒感冒伴咳嗽。

【来源】民间验方。

偏方 6 桑菊饮

【配方】桑叶 9 克，杏仁 9 克，菊花 6 克，梨皮 15 克，冰糖 10 克。

【用法】桑叶、杏仁、菊花、梨皮洗净，煎水去渣，加入冰糖，代茶饮。

【功效】祛风清热，止咳化痰。主治风热感冒伴咳嗽。

【来源】民间验方。

偏方 7 梨豆蜜

【配方】大雪梨4个，老姜120克，蜂蜜120克，黑豆500克。

【用法】梨、老姜同捣取汁，豆研末，同和匀，7蒸7晒，不拘时服。

【功效】主治久咳不愈，伴头晕乏力、肢体沉重等。

【来源】民间验方。

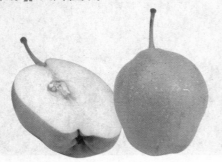

偏方 8 银菊清肺茶

【配方】金银花20克，菊花9克，桑叶9克，杏仁10克，芦根30克，蜂蜜30克。

【用法】金银花、菊花、桑叶、杏仁、芦根洗净，煎汁去渣，加入蜂蜜调匀，代茶饮。

【功效】主治咳嗽伴胸闷、便干、尿黄等。

【来源】民间验方。

偏方 9 核桃酒

【配方】干核桃1枚，黄酒15毫升。

【用法】核桃焙干后研末，以黄酒送服，每日2次。

【功效】主治风寒感冒伴咳嗽，症见咽痒咳嗽、痰稀色白、鼻塞、流清涕等。

【来源】民间验方。

偏方 10 猪肝黑枣酒

【配方】猪肝3具，黑枣100枚，米酒2500毫升。

【用法】猪肝、黑枣同浸米酒中1个月，去渣过滤，每次饮2匙，每日2次。

【功效】主治咳嗽反复难愈，伴痰清稀、肢体沉重、小便不利等。

【来源】民间验方。

偏方 11 瓜枣丸

【配方】丝瓜、红枣、白酒各适量。

【用法】丝瓜烧灰存性，与枣肉和丸如弹子大，每日1丸，温酒送下。

【功效】主治痰喘咳嗽。

【来源】民间验方。

偏方 12 芝麻生姜瓜蒌方

【配方】黑芝麻50克，生姜30克，瓜蒌1颗。

【用法】上3味共捣为糊，水煎服取汗。

【功效】主治咳嗽。

【来源】民间验方。

偏方 13 菠菜子方

【配方】菠菜子适量。

【用法】菠菜子用文火炒黄，研成细末，每次5克，温水送服，每日2次。

【功效】主治咳嗽气喘。

【来源】民间验方。

偏方 14 桃仁止咳方

【配方】桃仁200克，白酒2500毫升。

【用法】桃仁煮至外皮微皱后捞出，浸入凉水搓去皮尖，晒干，装袋入酒中浸1周，每日服1次，每次1小杯。

【功效】主治暴咳难止。

【来源】民间验方。

偏方 15 阿胶鸡蛋酒

【配方】鸡蛋4个，阿胶40克，米酒500毫升，盐适量。

【用法】米酒用文火煮沸，入阿胶，溶化后再下蛋黄及盐，搅匀，再煮数沸，待凉入净容器内。每日早晚服，随量温饮。

【功效】主治虚劳咳嗽。

【来源】民间验方。

偏方 16 烤柑橘

【配方】未完全熟透的柑橘1个，盐10克。

【用法】柑橘去蒂，以筷子刺1个洞，塞入盐，放于炉下慢烤，塞盐的洞口避免沾到灰。烤熟时，塞盐的洞口果汁会沸滚，约5分钟后，取出橘子剥皮食之。

【功效】本方止咳功用颇佳。

【来源】民间验方。

食疗药方

偏方 17 苏杏止咳粥

【配方】苏叶9克，杏仁12克，生姜2片，红枣7枚，大米50克。

【用法】将杏仁、苏叶水煎去渣，加入大米、红枣共煮粥。粥将成时加入生姜末、冰糖少许。分顿服用。

【功效】疏风宣肺，止咳化痰。主治风寒咳嗽。

【来源】民间验方。

偏方 18 双子粥

【配方】苏子20克，莱菔子15克，大米100克。

【用法】苏子、莱菔子洗净捣碎，加水煎汁去渣。再入大米煮粥，粥成后加冰糖适量即可。分顿服用。

【功效】本方健脾降气、温化痰湿，主治咳嗽痰多、咳声重浊、胸脘痞闷等。

【来源】民间验方。

偏方 19 百合杏仁粥

【配方】鲜百合50克，杏仁12克，大米50克。

【用法】大米洗净加水煮沸后，入百合、杏仁共煮，粥成后加入冰糖适量。分次服用。

【功效】润肺清热，化痰止咳。主治肺燥咳嗽。

【来源】民间验方。

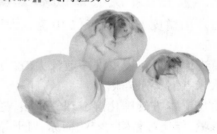

偏方 20 天冬粥

【配方】天冬20克，大米100克。

【用法】天冬洗净煎汁去渣，后加大米煮粥，粥成后加入冰糖适量。分次服用。

【功效】养阴润肺化痰。主治肺阴虚、干咳少痰、午后潮热、盗汗消瘦等。

【来源】民间验方。

偏方 21 银花桔梗粥

【配方】金银花50克，桔梗12克，大

米 50 克。

【用法】将金银花、桔梗入砂锅内，加水 300 毫升，浸透，煎 10 分钟，去渣取汁备用。大米煮成粥，兑入药汁，煮开即成。每日 3 次，温服。

【功效】本方疏风宣肺、清热解毒，适用于肺炎初期。

【来源】民间验方。

偏方 22 补肺止咳粥

【配方】山药、核桃、黄芪各 30 克，杏仁 15 克，大米 100 克。

【用法】杏仁、黄芪加水煎汁去渣，加入山药、大米煮粥，粥成后加入核桃末、冰糖适量。分次服用。

【功效】本方肺肾双补、化痰止咳，主治阳虚咳嗽，伴见头晕乏力、心悸、畏寒等。

【来源】民间验方。

偏方 23 杏仁橘皮粥

【配方】橘皮 15 克，杏仁 10 克，大米 50 克。

【用法】杏仁、橘皮洗净煎汁去渣，加入大米煮粥。分顿服。

【功效】本方健脾化湿、理气止咳，主治咳嗽，伴痰黄黏稠、身热、面赤、口干等。

【来源】民间验方。

偏方 24 薄荷芦根粥

【配方】薄荷 6 克，芦根 30 克，杏仁 12 克，大米 50 克，冰糖适量。

【用法】前 3 味洗净，煎汁去渣待用。大米煮粥，粥成时加入上汁共煮，再入冰糖。分次服用。

【功效】本方具有祛风解表、清肺止咳之功，主治风热咳嗽。

【来源】民间验方。

偏方 25 梨橘银耳羹

【配方】银耳 60 克，梨 100 克，鲜橘 100 克。

【用法】银耳洗净，加水用文火煮熟。将梨切成小块，橘子切小块，加入银耳汤中，煮沸后加冰糖适量。分顿服用。

【功效】本方滋阴清热、化痰止咳，主治阴虚咳嗽。

【来源】民间验方。

偏方 26 百合养肺羹

【配方】薏苡仁 30 克，百合、白扁豆、莲心各 15 克。

【用法】百合、薏苡仁、白扁豆、莲心洗净加水共煮。先用武火煮沸，再用文火煮 1 ~ 2 小时，然后加入冰糖适量。分顿服食。

【功效】健脾养肺，化痰止咳。主治痰湿咳嗽。

【来源】民间验方。

偏方 27 清肺八宝羹

【配方】薏苡仁、山药、百合、鲜藕、松子仁、麦冬、石斛各 30 克，红枣 7 枚，白糖适量。

【用法】麦冬、石斛加水 500 毫升煎汁去渣。加入薏苡仁、山药、百合、鲜藕、松子仁、红枣共煮熟。熟后加入白糖适量。分顿服用。

【功效】养阴润肺，化痰止咳。主治肺燥咳嗽。

【来源】民间验方。

偏方 28 萝卜止咳方

【配方】白萝卜1个,梨1个,蜂蜜50克,白胡椒7粒。

【用法】将白萝卜、梨洗净,与蜂蜜、白胡椒一起放入碗内,蒸熟。分顿服用。

【功效】疏散风寒,化痰止咳。主治风寒咳嗽。

【来源】民间验方。

偏方 29 虫草鹌鹑汤

【配方】虫草8克,鹌鹑4只,鸡汤300克,姜、葱、盐、胡椒粉各适量。

【用法】虫草温水洗净,鹌鹑洗净后沥水。在每只鹌鹑腹内加入虫草2~3条,然后放入碗内,加鸡汤及调料,上锅蒸熟。分顿食用。

【功效】本方温补脾肾,治疗咳嗽反复难愈,伴痰清稀、心悸、畏寒等。

【来源】民间验方。

偏方 30 柠檬叶猪肺汤

【配方】柠檬叶15克,猪肺500克,葱、姜、盐、味精各适量。

【用法】将猪肺洗净切块,加适量水煮沸,再加入柠檬叶及调料煨汤。分顿食用。

【功效】本方温阳补虚、化痰止咳,适用于咳嗽反复难愈、痰清稀、头晕乏力等者。

【来源】民间验方。

偏方 31 雪羹汤

【配方】海蜇30克,鲜荸荠15克。

【用法】将海蜇用温水浸泡洗净,切碎备用。将荸荠洗净去皮。把海蜇与荸荠一起放入砂锅内,加适量水文火煮1小时即成。分次服用。

【功效】本方清肺化痰,主治阴虚咳嗽,

症见干咳少痰、口干舌燥、盗汗消瘦等。

【来源】民间验方。

偏方 32 鱼腥草拌莴笋

【配方】鲜鱼腥草100克,莴笋500克,生姜6克。葱、蒜、酱油、醋、味精、香油各适量。

【用法】鱼腥草洗净,用沸水略焯后捞出。鲜莴笋去皮切丝,用盐腌渍沥水待用。姜、葱、蒜切末。上述数味放入盘内,加入酱油、味精、香油、醋拌匀后食用。

【功效】清热止咳,用于咳嗽,伴见身热、面赤、口干等。

【来源】民间验方。

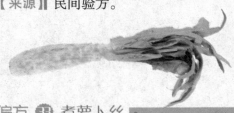

偏方 33 煮萝卜丝

【配方】白萝卜1根,麦芽糖适量。

【用法】白萝卜洗净带皮切丝,加入适量麦芽糖(冰糖亦可),放清水中煮,熟后即可食用,冬热吃,夏温吃或凉吃。

【功效】主治咳嗽伴咽干口苦等。

【来源】民间验方。

外敷外用方

偏方 34 大蒜敷贴方

【配方】大蒜适量。

【用法】大蒜捣泥,晚间敷双足涌泉穴,以伤湿止痛膏固定,第二天早晨去除。连敷4~5次。

【功效】主治咳嗽。

【来源】民间验方。

10 种偏方治疗 肺炎

肺炎是多种原因引起的肺实质炎症的统称，最常见、症状最典型的为细菌性肺炎，约占全部肺炎患者的 80%。细菌性肺炎好发于冬春季节，临床表现为突然高热、恶寒或寒战、咳嗽、胸痛、咳黄脓痰或铁锈色痰、呼吸急促等，是一种急性感染性疾病。细菌性肺炎的主要致病菌为肺炎球菌、链球菌、葡萄球菌等也可致病。正常人的上呼吸道一般都存在着这些细菌，因为呼吸道有防御功能，所以不会发病。当病毒损伤了支气管黏膜，或者受寒、饥饿、疲劳等各种各样的原因削弱了全身的抵抗力时，这些细菌就会通过呼吸道黏膜进入肺，并迅速生长繁殖，再通过呼吸将细菌吸入肺泡，细菌到达肺泡，在肺泡内繁殖，顺着细支气管在肺组织内蔓延开来，就形成肺炎。肺炎使肺泡内充满细菌、炎性分泌物以及赶来消灭细菌的白细胞、单核细菌等吞噬细胞，肺部变实，所以 X 光摄片和胸透可以看见阴影。

由于肺炎发病急，病情重，变化快，所以除了要及时予以治疗外，护理调养也很重要。发作期要卧床休息，既要注意保暖，被褥又不能盖得过厚。住处要保持空气新鲜，要多喝水，热盛期应吃流汁饮食。

中草药方

偏方 1 清肺汁

【配方】大梨 3 个，藕 1 节，荷梗 1 米，橘络 3 克，甘草 2.5 克，生姜 3 片，莲子心 2 克，玄参 6 克。

【用法】梨、藕及姜分别去皮捣汁，荷梗切碎，玄参切片，与橘络、甘草、莲心一起加水共煎半小时，放温，滤过药汁，与梨、藕、姜汁混合即可饮用。

【功效】主治肺炎。

【来源】民间验方。

偏方 2 柿叶茶

【配方】绿茶 2 克，柿叶 10 克。

【用法】9 ~ 10 月采柿叶 4000 克，切碎，蒸 30 分钟，烘干后备用，再次按上述剂量，加开水 400 ~ 500 毫升，浸泡 5 分钟。分 3 次，饭后温服，每日服 1 剂。

【功效】主治肺炎。

【来源】民间验方。

偏方 3 银芦薄荷饮

【配方】金银花 30 克，鲜芦根 60 克，薄荷 10 克，白糖适量。

【用法】将金银花、芦根入锅，加水 500 毫升，煮 15 分钟，后下薄荷煎 3 分钟，滤汁加白糖温服。

【功效】本方具有清肺散热之功效，主治肺炎，症见发热，恶寒或寒战，头痛，咳嗽等。

【来源】民间验方。

偏方 4 银花蜂蜜饮

【配方】金银花、蜂蜜各 30 克。

【用法】金银花加水 500 毫升，煎汁去渣，冷却后加蜂蜜调匀即可。

【功效】主治肺炎。

【来源】民间验方。

偏方 ❺ 鳗鱼油

【配方】大鳗鱼数尾，盐适量。

【用法】大鳗鱼用清水洗净，先将水烧开，再将活鳗投入，加盖煮 2 ～ 3 小时，鳗油即浮于水面。取油加盐少许，每次吃半匙，一天吃 2 次，饭后服用。

【功效】主治慢性肺炎。

【来源】民间验方。

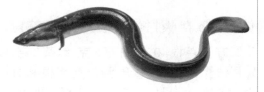

食疗药方

偏方 ❻ 桑白皮粥

【配方】桑白皮 15 克，大米 50 克，冰糖适量。

【用法】桑白皮入锅，加水 200 毫升，煎至 100 毫升，去渣，入大米，加冰糖，再加水 400 毫升煮成粥。每日 2 次，温服。

【功效】本方具有清泻肺热之功效，适用于高热不退、口干咽燥之肺炎。

【来源】民间验方。

偏方 ❼ 鸭梨粥

【配方】鸭梨 3 个（约重 350 克），大米 50 克，冰糖适量。

【用法】将梨洗净，绞碎挤汁。大米洗净，加水煮粥，待粥将熟时放入梨汁及冰糖，再煮片刻即可。顿服。

【功效】主治肺炎。

【来源】民间验方。

偏方 ❽ 生石膏粥

【配方】生石膏 100 ～ 200 克，大米 100 克。

【用法】将生石膏捣碎入砂锅，煮 30 分钟后去渣取汁，再入大米煮粥至熟烂。候温食用，每日 2 ～ 3 次。

【功效】主治肺炎。

【来源】民间验方。

【注意】使用本方时宜热退即停。

偏方 ❾ 百合杏仁粥

【配方】鲜百合 100 克，杏仁 10 克，大米 50 克，白糖适量。

【用法】米将煮熟时，放入百合、杏仁（去皮尖），煮成粥，加糖，温服，每日 2 次。

【功效】本方具有润肺、止咳、清热之功效，适用于肺炎恢复期。

【来源】民间验方。

偏方 ❿ 甘蔗粥

【配方】甘蔗汁 150 毫升，大米 100 克。

【用法】将甘蔗汁兑水适量，加大米煮粥。温服，每日 2 次。

【功效】本方适用于肺炎恢复期，症见干咳盗汗、口干纳少、神疲乏力等。

【来源】民间验方。

39 种偏方治疗支气管炎

支气管炎是发生在气管、支气管黏膜及其周围组织的炎症，可分为急性和慢性两类，一般是由感染病毒、细菌或因过敏、大气污染、气候变化、吸烟等物理、化学刺激所致。

急性支气管炎常以感冒症状起病，表现为咳嗽、咳痰、胸部不适、轻微发热以及咽喉痛等，重者可发生气道阻塞，出现呼吸困难，通常在咳嗽后可闻及哮鸣音。

慢性支气管炎多见于老年人，由急性支气管炎反复发作所致，病程较长，其主要特点是：反复发作咳嗽、咳痰，咯吐大量黏液泡沫状痰，特别在每天清晨和傍晚时较多，有的病人伴气急。秋冬季节症状加重，夏季好转。气候突然变化，或者受凉感冒后，都会引起急性发作。慢性支气管炎后期可导致肺心病。

患者平时应尽量保持室内有适当的温度和湿度，随气候变化及时增减衣服，防止感冒。从夏天开始早上用冷水洗脸，冷毛巾拧干后擦背、胸至皮肤发红，冬天仍坚持下去，以增强对寒冷的适应能力。戒烟，改善环境，清除有害气体对呼吸道的影响。加强体育锻炼，如进行广播操、太极拳等小运动量的活动。忌吃辛辣刺激性食物。

中草药方

偏方 ① 南瓜汁

【配方】南瓜蓬茎适量。

【用法】秋季南瓜败蓬时离根2尺剪断，把南瓜蓬茎插入干净的玻璃瓶中，任茎中汁液流入瓶内，从傍晚到第二天早晨可收取自然汁1大瓶，隔水蒸过，每次服30～50毫升，一日2次。

【功效】主治慢性支气管炎，症见咳痰黏稠、咳出不爽、舌干舌红等。

【来源】民间验方。

偏方 ② 芦根甘草茶

【配方】芦根40克，甘草5克，绿茶2克。

【用法】用1000毫升水先煮芦根和甘草，煮沸10分钟，去渣，加入绿茶即可。少量多次饮。

【功效】本方清肺化痰，主治慢性支气管炎。

【来源】民间验方。

偏方 ③ 柿叶茶

【配方】绿茶2克，柿叶10克。

【用法】上2物加开水400～500毫升，浸泡5分钟。分3次饭后温服，日服1剂。

【功效】主治支气管炎，症见咳嗽痰多、口淡无味、不思饮食等。

【来源】民间验方。

【说明】9～10月份采集的柿叶最佳。把采来的柿叶切碎，蒸30分钟，烘干后备用。

偏方 ④ 燠梨方

【配方】黄梨1个，蜀椒、面粉各适量。

【用法】将黄梨刺 50 个小孔，每孔放入蜀椒 1 粒，再以面粉裹梨，放在炉灰中煨熟，空腹服。

【功效】本方具有温肺化痰之功，主治寒痰型支气管炎。

【来源】《寿亲养老新书》。

偏方 ❺ 甘草蜜醋茶

【配方】甘草 6 克，蜂蜜 30 克，醋 10 克。

【用法】上 3 物用沸水冲泡，代茶饮，早、晚各 1 次。

【功效】主治慢性支气管炎。

【来源】民间验方。

偏方 ❻ 桔梗甘草茶

【配方】桔梗、甘草各 100 克。

【用法】桔梗、甘草共为粗末，和匀过筛，分包，每包 10 克。用时沸水冲泡，每次 1 包，代茶饮。

【功效】主治支气管炎。

【来源】民间验方。

偏方 ❼ 柿蒂茶

【配方】柿蒂 3 ~ 5 枚，冰糖适量。

【用法】柿蒂、冰糖同放入茶杯中，沸水冲泡，代茶饮。

【功效】主治慢性支气管炎。

【来源】民间验方。

偏方 ❽ 葱枣茶饮

【配方】葱须 25 克，红枣 25 克，甘草 5 克，绿茶 1 克。

【用法】后 2 味加水 400 毫升先煎 15 分钟，再加入葱须、绿茶煎 1 分钟即可。分 3 ~ 6 次温饮，每日 1 剂。

【功效】本方具有温肺化痰之功，对咳嗽痰多、形体消瘦之支气管炎颇具疗效。

【来源】民间验方。

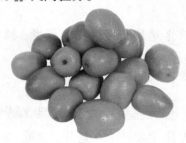

偏方 ❾ 核桃川贝杏仁膏

【配方】核桃仁 120 克，川贝母 30 克，杏仁、冰糖各 60 克。

【用法】诸物共捣烂成膏，每次服 1 匙，每日服 2 次，白开水送服。

【功效】主治慢性支气管炎。

【来源】民间验方。

偏方 ❿ 大蒜浸醋方

【配方】大蒜 10 个，醋 20 毫升，红糖 10 克。

【用法】大蒜捣烂，醋内浸泡 3 天，去渣，加红糖，每次服半汤匙，每日 1 次。

【功效】主治慢性支气管炎。

【来源】民间验方。

偏方 ⓫ 枇杷叶方

【配方】枇杷叶 7 ~ 8 片。

【用法】枇杷叶刷去毛洗净，放小锅中煎汁，候凉饮服。

【功效】主治支气管炎。

【来源】民间验方。

偏方 ⓬ 茄干茶

【配方】绿茶 1 克，茄子茎根（干）10 ~ 20 克。

【用法】9 ~ 10 月间茄子茎叶枯萎时，

连根拔出，取根及粗茎，晒干，切碎，装瓶备用。用时同绿茶冲泡，10 分钟后饮用。

〖功效〗适用于慢性支气管炎、痰稠带血者。

〖来源〗民间验方。

偏方 ⑬ 姜糖饮

〖配方〗生姜汁 150 毫升，白糖 120 克。

〖用法〗鲜生姜榨取汁，与白糖相和，微火煮沸。每次取半匙含口中，慢慢咽下。

〖功效〗祛风散寒，消痰止咳。适用于急性支气管炎，症见咳嗽喘息、恶寒发热、头痛鼻塞等。

〖来源〗民间验方。

偏方 ⑭ 灵芝泡酒

〖配方〗灵芝 30 克，白酒 500 毫升。

〖用法〗将灵芝放酒中浸泡 15 日，每日摇动数次。每次服 10 毫升，每日 2 次。

〖功效〗慢性支气管炎。

〖来源〗民间验方。

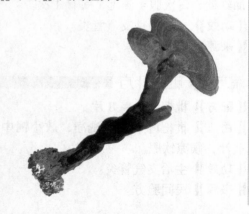

偏方 ⑮ 红颜酒

〖配方〗核桃仁（捣碎）、红枣（捣碎）各 120 克，杏仁（泡去皮尖煮 4 ~ 5 沸，晒干捣碎）30 克，白蜜 100 克，酥油 70

克，白酒 1000 克。

〖用法〗先将蜜、油溶开入酒，后将前 3 药入酒内浸 7 日即可。每早、晚空腹服 2 ~ 3 盅。

〖功效〗本方具有补肾定喘之功，主治肾虚型支气管炎。

〖来源〗《万病回春》。

偏方 ⑯ 西洋参酒

〖配方〗西洋参 30 克，米酒 500 毫升。

〖用法〗将西洋参装入净瓶内，用酒浸之，7 日后即可取用。每次空腹饮 1 小杯，每日 2 次。

〖功效〗主治肺阴虚型慢性支气管炎。

〖来源〗民间验方。

偏方 ⑰ 川贝茶

〖配方〗川贝母 10 克，茶叶 3 克，冰糖 15 克。

〖用法〗诸物共研细末，早晚 2 次开水冲服。

〖功效〗主治慢性支气管炎。

〖来源〗民间验方。

偏方 ⑱ 甜瓜茶

〖配方〗甜瓜 250 克，绿茶 2 克，冰糖 25 克。

〖用法〗甜瓜去蒂后切片，与冰糖一起加水 500 毫升，煮沸 3 分钟，加入绿茶即可，分 2 次服，每日 1 剂。

〖功效〗主治慢性支气管炎。

〖来源〗民间验方。

偏方 ⑲ 蓬蒿菜饮

〖配方〗鲜蓬蒿菜 90 克。

〖用法〗蓬蒿菜水煎去渣，加冰糖适量，

分 2 次饮服。

【功效】清肺化痰。主治慢性支气管炎。

【来源】《千金方》。

偏方 ⑳ 苦杏鸭梨饮

【配方】苦杏仁 10 克，大鸭梨 1 个，冰糖少许。

【用法】先将杏仁去皮尖，打碎。鸭梨去核，切块，加适量水同煎。梨熟入冰糖令溶。代茶饮用，不拘时。

【功效】主治燥热型急性气管炎。

【来源】民间验方。

偏方 ㉑ 阿胶酒

【配方】阿胶 400 克，黄酒 1500 毫升。

【用法】阿胶文火酒煮，令其溶化，煎至 1000 毫升。分 4 次服，每日 1 次。

【功效】主治肺阴虚型支气管炎，症见咳嗽痰多、畏风自汗、动则气短等。

【来源】《圣济总录》。

偏方 ㉒ 冬瓜子饮

【配方】冬瓜子 15 克，红糖适量。

【用法】冬瓜子加红糖捣烂研细，开水冲服，每日 2 次。

【功效】本方适用于剧烈咳嗽的支气管炎患者。

【来源】民间验方。

偏方 ㉓ 茶树根蜜饮

【配方】茶树根 100 克，生姜 50 克，蜂蜜适量。

【用法】将茶树根同姜煎，去渣留汁，加蜂蜜调。每次服 20 毫升，每日服 2 次。

【功效】本方具有健脾除痰之功，适用于痰量较多、胸闷气喘、大便溏薄之支

气管炎。

【来源】民间验方。

偏方 ㉔ 百部酒

【配方】百部根、酒各适量。

【用法】百部根切碎稍炒，入酒中浸泡 7 天。口服，每日 2 ~ 3 杯，每日 1 次。

【功效】主治慢性支气管炎。

【来源】《本草纲目》。

食疗药方

偏方 ㉕ 赤小豆百合粥

【配方】赤小豆 60 克，百合 10 克，杏仁 6 克，白糖适量。

【用法】先以水煮赤小豆做粥，至半熟时放百合、杏仁同煮至粥成。加糖，当早餐食之。

【功效】本方具有润肺止咳、祛痰利湿的作用，用于肺阴虚型支气管炎。

【来源】民间验方。

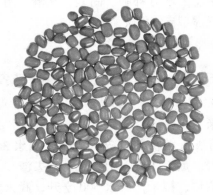

偏方 ㉖ 芥菜粥

【配方】鲜芥菜 60 克，大米 100 克。

【用法】将芥菜洗净切碎，与大米一起放入锅中，加水 500 ~ 800 毫升，煮粥。

每日早晚各服 1 次。

【功效】解表宣肺，化痰止咳。主治急性支气管炎。

【来源】民间验方。

偏方 27 莱菔子粥

【配方】莱菔子 20 克，大米 50 克。

【用法】莱菔子水研，滤过去渣取汁 100 毫升，加入大米，再加水 500 毫升，煮粥。每日早晚各服 1 次。

【功效】健脾养胃，祛痰止咳。主治支气管炎，症见咳嗽痰多、痰白而黏、胸脘胀闷等。

【来源】民间验方。

偏方 28 百合粥

【配方】鲜百合 50 克，大米 50 克，冰糖适量。

【用法】先用水煮米做粥，将熟前放入百合煮熟即可。加糖，晨起当早餐食之。如无鲜百合可用干百合或百合粉。

【功效】本方补肺、固表、平喘，用于肺气虚型支气管炎。

【来源】《饮食辨录》。

偏方 29 茯苓薏苡仁粥

【配方】薏苡仁 60 克，白茯苓 50 克，糯米 100 克。

【用法】白茯苓打碎入砂锅，加水 300 毫升，煎至 100 ~ 150 毫升，去渣。入薏苡仁、糯米，加水 500 毫升，武火煮成粥，兑入茯苓汁，煮开 2 ~ 3 沸。每日早晚各服 1 次。

【功效】本方有健脾、化痰、止咳之功，主治支气管炎。

【来源】民间验方。

偏方 30 桑白皮粥

【配方】桑白皮 15 克，大米 50 克。

【用法】将桑白皮放入锅中，加水 200 毫升，煎至 100 毫升，去渣。入大米，再加水 500 毫升，煮粥。每日早晚服 1 次。

【功效】清热化痰，止咳平喘。主治急性支气管炎，症见咳嗽、咽干、大便干、小便黄等。

【来源】民间验方。

偏方 31 杏仁奶粥

【配方】杏仁 20 枚，牛奶 500 毫升，桑白皮 30 克，干姜 5 克，红枣 5 枚，大米 50 克。

【用法】杏仁去皮尖研细，放入牛奶中略浸，绞去滓。将余药煎 20 分钟，去渣取汁。将大米加入药汁中煮粥，再加入杏仁牛乳，再煮沸。不计时服之。

【功效】本方补益肺脾，止咳平喘，主治慢性支气管炎。

【来源】民间验方。

偏方 32 莲子百合煲瘦肉

【配方】莲子 50 克，百合 30 克，猪瘦肉 200 克。

【用法】诸物加适量水，煲 1.5 小时，可作早餐食之。

【功效】本方有养神、益气、固肾之功，用于脾气虚型支气管炎，症见痰量较多、胸闷气喘、上腹胀满等。

【来源】民间验方。

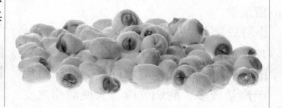

偏方 33 核桃粥

【配方】核桃仁 30～50 克,大米 50 克。

【用法】大米加水 500 毫升煮粥,核桃仁去皮捣烂,调入稀粥内,再用文火煮数沸,见粥表面有油为度。早晚各服 1 次。

【功效】补肾纳气,主治支气管炎,症见咳嗽气促、畏寒肢冷、腰膝酸软等。

【来源】民间验方。

偏方 34 陈皮粥

【配方】陈皮 10～15 克,大米 50 克。

【用法】陈皮加水 200 毫升,煎至 100 毫升,去渣。入大米 50 克,再加水 400 毫升,煮成稀粥。每日早晚各服 1 次。

【功效】本方具有健脾燥湿化痰之功效,主治脾虚痰盛型支气管炎。

【来源】民间验方。

偏方 35 枇杷叶粥

【配方】枇杷叶 10～15 克,大米 50 克。

【用法】将枇杷叶切碎,用纱布包好,放入锅中。加水 200 毫升,煎至 100 毫升,去渣取汁。入大米,加水 500 毫升煮粥。每日早晚各服 1 次。

【功效】清热化痰,降气止咳。主治急性支气管炎,症见咳嗽、发热、头痛等。

【来源】民间验方。

偏方 36 益肺鲫鱼汤

【配方】鲫鱼 1 条,甜杏仁、薏苡仁、茯苓各 10 克,红糖适量。

【用法】鲫鱼去鳞鳃、内脏洗净,同上药共入锅,加水适量煮熟,调入红糖,吃鱼喝汤。

【功效】本方健脾益肺、化痰逐饮,主治肺脾两虚型支气管炎。

【来源】民间验方。

偏方 37 五味子泡蛋

【配方】五味子 250 克,鸡蛋 10 个。

【用法】先将五味子煮汁,冷却后浸泡鸡蛋 6～7 日,每日吃 1 个,沸水冲服,冬至后开始服用。

【功效】本方用于肾虚型支气管炎,症见咳喘气急、腰酸耳鸣、发脱齿落等。

【来源】民间验方。

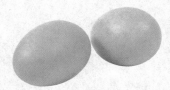

偏方 38 助阳猪肺汤

【配方】新鲜猪肺 1 具,细辛、制附子各 15 克,麻黄 2 克。

【用法】猪肺洗净切块。先煮麻黄、细辛、附子,加水 6 碗,煎至 5 碗。去药渣及上沫,再入猪肺块煮熟,加盐少许。分 6 次食完,每日早晚各 1 次。

【功效】温肾助阳,止咳平喘。主治脾肾阳虚型支气管炎,症见咳嗽气促、痰多清稀、畏寒肢冷等。

【来源】民间验方。

偏方 39 归姜羊肉汤

【配方】当归、生姜(布包)各 15 克,山药 50 克,羊肉 100 克,盐少许。

【用法】5 味共放瓦锅内,加水适量,同煮至烂熟,用盐调味,吃肉喝汤。每日 1 次,连服 5～7 日。

【功效】主治慢性支气管炎,症见咳嗽多痰、面色萎黄、形体消瘦等。

【来源】《养生益寿百科辞典》。

18 种偏方治疗 肺结核

肺结核是由结核杆菌引起的一种慢性传染病，常见于营养不良、过度劳累、病后等抵抗力下降的人群。结核杆菌可通过消化道或血液传播到病人身体的其他部位，在肺结核的基础上继发肾结核、肠结核、颈部淋巴结结核等。

本病中医称之为"肺痨"，它的主要症状是咳嗽、咳血、胸痛、午后潮热、盗汗、消瘦、食欲不振等。

肺结核病患者必须注意补充营养。在病人能接收并能消化吸收的条件下，应尽量吃些高热量、高蛋白及维生素含量较高的食物，如鸡蛋、动物内脏等。多吃点糙米饭对患者有益。忌烟、酒、辛辣刺激的食物。

中草药方

偏方 ❶ 百合汁

【配方】新鲜百合适量。

【用法】将新鲜百合捣烂，加水滤汁，煮沸，待凉后慢饮之。

【功效】本方适用于肺结核痰中带血者。

【来源】民间验方。

【说明】如用野百合，味道较苦，但功效更大。

偏方 ❷ 浮小麦莲枣茶

【配方】绿茶 1 克，浮小麦 200 克，红枣 30 克，莲子 25 克，生甘草 10 克。

【用法】后 4 味加水 1500 毫升，煎至浮小麦熟后，加入绿茶即可。每次服 100 毫升，每日服 3 ~ 4 次，每日 1 剂。

【功效】主治肺结核。

【来源】民间验方。

偏方 ❸ 莲藕甜瓜茶

【配方】甜瓜 200 克，莲藕 100 克，绿茶 1 克，冰糖 25 克。

【用法】莲藕、甜瓜切片，与冰糖一起加水至 500 毫升，煮沸 3 分钟，加入绿茶即可。分 2 次服，日服 1 剂。

【功效】主治肺肾阴虚型肺结核，症见咳嗽、反复咯血、胸痛、声音嘶哑等。

【来源】民间验方。

偏方 ❹ 杏参贝母饮

【配方】杏仁 12 克，沙参 12 克，川贝母 6 克，冰糖 15 克，鸡蛋 1 个。

【用法】前 4 物共研细末，每次 3 克，加鸡蛋，开水冲服，每日 2 次。

【功效】本方具有滋阴润肺之功效，主治肺阴虚型肺结核，症见干咳少痰、胸闷隐痛、倦怠无力等。

【来源】民间验方。

偏方 ❺ 二鲜饮

【配方】鲜茅根 150 克，鲜藕 200 克。

【用法】茅根、藕洗净切碎，加水 600 毫升煎汁代茶，频饮。

【功效】本方具有滋阴降火、止血之功效，主治阴虚火旺型肺结核。

【来源】民间验方。

偏方 ❻ 蛋油胶囊

【配方】鸡蛋壳 5 个，鸡蛋黄 5 个。

【用法】鸡蛋壳研细，加入鸡蛋黄，搅和后置搪瓷容器内，于炭火上炒拌至焦黑色（即有褐色油渗出），将油盛在盖碗内备用。每次饭前1小时服35滴，或盛入胶囊内，每次服2个胶囊，1日3次。

【功效】本方具有滋养肺肾之功效，主治肺结核。

【来源】民间验方。

偏方 ⑦ 橄榄胖大海茶

【配方】绿茶1克，胖大海8克，橄榄5克，蜂蜜25克。

【用法】胖大海、橄榄加水600毫升，煮沸5分钟，去渣，加入绿茶、蜂蜜即可。分3次，饭后服，日服1剂。

【功效】主治脾肾两虚型肺结核，症见面色苍白、手足不温、食少便溏、气短乏力等。

【来源】民间验方。

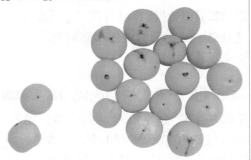

食疗药方

偏方 ⑧ 大蒜白及粥

【配方】大蒜30克，白及粉10克，大米100克。

【用法】大蒜去皮，入沸水煮2分钟捞出。大米加入煮蒜水中，煮至米开花。再放入大蒜、白及粉煮成粥。每日早晚

温服，10～15日为1疗程。

【功效】本方具有抗痨杀菌止血之功效，主治肺结核。

【来源】民间验方。

偏方 ⑨ 菠菜子粥

【配方】菠菜子50克，大米100克，白糖50克。

【用法】菠菜子水煎，取汁去渣，放入大米煮粥，加糖。作早、晚餐服，3个月为1疗程。

【功效】利肺治痨，止咳化痰。主治肺结核。

【来源】民间验方。

偏方 ⑩ 百合粉粥

【配方】百合粉30克，糯米50克，冰糖10克。

【用法】百合粉、糯米、冰糖入锅，加水500毫升，文火煮粥。早晚各服1次。

【功效】主治肺阴亏损型肺结核，症见干咳、痰中带血、午后潮热、夜间盗汗、口干咽燥等。

【来源】民间验方。

偏方 ⑪ 虫草白及粥

【配方】冬虫夏草6克，白及10克，糯米50克，冰糖10克。

【用法】虫草、白及研粉备用，糯米、冰糖入砂锅加水500毫升煮为粥。兑入药粉，再煮5分钟。每日早晚各服1次，5～7日为1疗程。

【功效】主治阴阳两虚型肺结核，症见咳逆少气、午后潮热、形寒肢冷、自汗盗汗等。

【来源】民间验方。

偏方 ⑫ 珠玉二宝粥

【配方】生山药 60 克，薏苡仁 60 克，柿霜饼 25 克。

【用法】先将山药、薏苡仁共捣烂，煮至烂熟，调入柿霜饼，温热服用。每日 1 次，30 日为 1 疗程。

【功效】本方具有益气养阴、退虚热、止劳嗽之功效，主治肺结核。

【来源】民间验方。

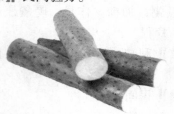

偏方 ⑬ 羊肉麦仁粥

【配方】羊肉 250 克，小麦仁 100 克，生姜 6 克，调味品适量。

【用法】羊肉切碎，与小麦仁同煮为粥。适加盐等作料。早晚餐食，每日 1 次，连服半个月。

【功效】主治肺结核。

【来源】民间验方。

偏方 ⑭ 鳗鱼汤

【配方】活鳗鱼数条。

【用法】鳗鱼用清水洗净，锅中水开后，将鳗鱼投入，加盖煮 2 ~ 3 小时，鳗油浮于水面，捞取之，加盐少许，每次服半匙，每日 2 次，饭后服。

【功效】主治肺结核。

【来源】民间验方。

偏方 ⑮ 甜杏仁煮猪肺

【配方】猪肺 1 具，甜杏仁 15 克。

【用法】猪肺切成适当大小，与甜杏仁同入锅中煮熟，分 2 次吃完。

【功效】主治肺结核。

【来源】民间验方。

偏方 ⑯ 贝梨猪肺方

【配方】川贝母 10 克，梨 2 个，猪肺 250 克。

【用法】先将梨削去外皮，切成数块，猪肺切成片状，用手挤去泡沫，与川贝母一起放入砂锅内，加冰糖少许，清水适量，慢火熬煮 3 小时后服食。

【功效】主治肺阴虚型肺结核，症见痰中带血、胸闷隐痛、饮食减少、倦怠无力等。

【来源】民间验方。

偏方 ⑰ 姜枣乌鱼汤

【配方】乌鱼 1 条，生姜 2 片，红枣 3 枚。

【用法】乌鱼收拾干净，与姜、枣同煮，用水 7 碗煮成 2 碗。饭后服，每日 2 次。

【功效】本方具有温肾散寒、兼温脾阳之功效，主治脾肾两虚型肺结核。

【来源】民间验方。

偏方 ⑱ 参麦雪梨瘦肉汤

【配方】猪瘦肉 50 克，太子参、麦冬、甜杏仁各 10 克，雪梨 1 个，盐少许。

【用法】猪瘦肉、雪梨分别切块；太子参、麦冬（去心）洗净；甜杏仁用开水烫后去衣；把全部材料放入锅内，加水，用大火煮沸后改小火煮 2 小时，加盐调味。分 2 次食用，每周 2 ~ 3 次。

【功效】本汤益肺气、养肺阴，可做肺结核食疗之用。

【来源】民间验方。

【注意】肺寒咳喘、痰湿内盛者不宜用本汤。

中草药方

偏方 ❶ 款冬花茶

【配方】茶叶、款冬花各6克。

【用法】沸水冲泡，代茶饮。

【功效】主治哮喘。

【来源】民间验方。

偏方 ❷ 杏仁蒸甜梨

【配方】甜梨1个，麻黄、川贝母各2克，杏仁7粒，冰糖适量。

【用法】将麻黄、川贝母研成细末，甜梨去核，纳入麻黄、川贝母末、杏仁、冰糖，置碗中蒸熟。每日吃1~2个。

【功效】主治哮喘发作伴头痛、发热、无汗等。

【来源】民间验方。

偏方 ❸ 荞麦蜜茶

【配方】茶叶6克，荞麦面120克，蜂蜜60克。

【用法】茶叶研细末，和入荞麦面、蜂蜜拌匀。每次取20克，沸水冲泡，代茶饮之。

【功效】本方补肾敛肺定喘，主治肾虚引起的哮喘。

【来源】民间验方。

偏方 ❹ 冬瓜子白果汤

【配方】冬瓜子15克，白果仁12克，麻黄2克，白糖或蜂蜜适量。

【用法】麻黄、冬瓜子用纱布包，与白果仁一起用文火煮30分钟，加白糖或蜂蜜，连汤服食。

【功效】本方具有清肺平喘之功效，适用于哮喘发作。

29 种偏方治疗 哮喘

哮喘是一种气道的慢性炎症性疾病。这种炎症使易感者的气管及支气管对各种刺激物的反应性增高，引起气管狭窄。临床表现为反复发作性的喘息、呼气困难，伴有喘鸣音，不能平卧，痰不易咯出，口唇发紫，甚或手足冰凉、恶心、呕吐等症状，一般夜间加重。中医认为，哮证与喘证表现不同，哮为喉中有痰，哮鸣有声，喘则无痰，呼吸急促。普通的哮症多兼有喘，而喘者可不兼哮。

天气骤变，空气潮湿或是气压偏低时，最易诱发哮喘，患者异常敏感，发作时间并无规律，有的是夏发，有的是冬发，也有四季常发。发作前常有鼻塞、喷嚏、喉痒、流涕、咳嗽、胸闷等先兆症状。

哮喘病比较顽固，经常反反复复地发作，发作次数过多，病程过长，除了加重宿痰，肺气越来越虚以外，还会影响到脾，进一步影响到肾，导致肺脾气虚，甚至肾不纳气，出现上盛下虚的虚喘症状。

哮喘患者的生活起居要有规律。避免劳神、劳力及房劳过度，坚持体育锻炼，如太极拳、散步、体操等，强度和时间应根据自己的具体情况而定。提高机体的抗病能力，尤其是增强耐寒的能力。避免接触会诱发本病的气味和异物，如煤气、香水、汽油、油漆、花粉、粉尘、禽兽皮毛等。

【来源】 民间验方。

偏方 ❺ 萝卜子丸

【配方】 白萝卜子120克,生姜汁适量。

【用法】 白萝卜子洗净,在锅内蒸熟晒干,研成细末。加入生姜汁调匀,制丸如绿豆大。每次服10丸,早、中、晚各服1次。

【功效】 本方有散寒定喘之功效,主治哮喘发作兼见畏风寒、鼻塞流清涕等。

【来源】 民间验方。

偏方 ❻ 荔枝红茶饮

【配方】 红茶1克,荔枝干肉25克(或鲜品50克)。

【用法】 上2味加开水300毫升,泡5分钟,分3次服,每日1剂。

【功效】 本方祛痰降气平喘,适用于素有痰湿之哮喘发作者。

【来源】 民间验方。

偏方 ❼ 川贝雪梨膏

【配方】 川贝母、杏仁、橘红、生石膏各30克,生甘草10克,雪梨6个,冰糖150克,明矾3克。

【用法】 先煎石膏、杏仁、橘红、甘草,去渣取汁,约1小碗。明矾溶于水中。雪梨去皮、核,打烂。川贝母打碎,与冰糖一起置大碗中。倒入药汁及明矾水,放入蒸锅中隔水蒸1小时。每次服2匙,每日服2次。

【功效】 主治热性哮喘。

【来源】 民间验方。

偏方 ❽ 芝麻生姜蜜饮

【配方】 黑芝麻250克,生姜、冰糖、蜂蜜各125克。

【用法】 黑芝麻炒香,生姜捣汁去渣,冰糖、蜂蜜混合均匀,将芝麻与姜汁浸拌,再炒一下,冷后与蜜糖混合拌匀,放瓶中。每日早、晚各服1汤匙。

【功效】 主治肺虚喘证,症见气短、咳声低微、言语无力、畏风自汗等。

【来源】 民间验方。

偏方 ❾ 乌贼骨红糖饮

【配方】 乌贼骨500克,红糖1000克。

【用法】 将乌贼骨放砂锅内焙干,研细末,加入红糖调匀。每次服20克,温开水送下,早、中、晚各1次,连服半月。

【功效】 主治哮喘发作。

【来源】 民间验方。

偏方 ❿ 核桃人参汤

【配方】 核桃仁20克,人参6克,姜3片。

【用法】 上3味入砂锅内,加水500毫升,煎至300毫升,去渣服汁。每晚临睡前温热服。

【功效】 本方补肾纳气、敛肺定喘,主治喘嗽气短、自汗形寒、腰酸膝软等。

【来源】 民间验方。

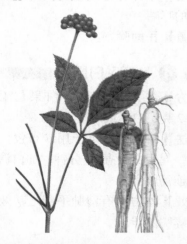

偏方 ⑪ 半夏姜丸

【配方】半夏、鲜姜、干姜各30克，巴豆霜7.5克。

【用法】半夏、干姜研为细末，入巴豆霜研匀，以鲜姜汁打面糊为丸，如玉米粒大。每服10粒，饭后生姜汤送下，每日2次。

【功效】主治喘满咳嗽、小便不利。

【来源】民间验方。

偏方 ⑫ 贝母蜂蜜饮

【配方】贝母12克，蜂蜜30克。

【用法】2物水炖，每日1次，连服20～30日。

【功效】主治痰热犯肺之哮喘。

【来源】民间验方。

食疗药方

偏方 ⑬ 红枣杏仁粥

【配方】杏仁21粒，红枣7枚，桑白皮60克，生姜2片，牛奶30毫升，大米适量。

【用法】杏仁去皮、尖研成泥状，调入牛奶，绞取汁液。红枣去核。桑白皮、生姜、红枣共同水煎取汁，以药汁入大米煮粥，临熟时入杏仁汁，再稍煮即成。一日分数次服。

【功效】本方补肺定喘，适用于哮喘发作。

【来源】《圣惠方》。

偏方 ⑭ 杏仁粥

【配方】苦杏仁10克，大米50克。

【用法】苦杏仁去皮、尖，捣成泥，加水200毫升，煎10分钟，去渣取汁备用。

放米入锅，加水500毫升煮粥，再兑入杏仁汁，煮2～3沸即可。每日早、晚服，5～7日为1疗程。

【功效】本方宣肺化痰、定喘止咳，适用于哮喘发作。

【来源】民间验方。

偏方 ⑮ 丝瓜鸡汤

【配方】嫩丝瓜3条，鸡肉200克，盐、味精等调料各适量。

【用法】丝瓜切薄片，与鸡肉共煲1小时，入调料。佐餐食用，每日1次，5日为1疗程。

【功效】本方清热化痰、止咳平喘，适用于哮喘发作，兼见发热头痛、呼吸急促者。

【来源】民间验方。

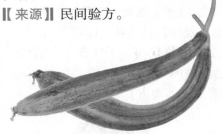

偏方 ⑯ 山药炖羊肉

【配方】羊肉500克，山药150克，料酒、盐、姜、葱、胡椒、羊汤等各适量。

【用法】将羊肉剔去筋膜、洗净，略划几刀，再入沸水锅中焯去血水。葱、姜拍破待用。山药用清水润透后切成片，与羊肉一起置于锅中，注入适量羊肉汤，投入葱、姜、蒜、胡椒粉，倒入料酒，用武火烧沸后撇去浮沫，改文火炖至熟烂。捞出羊肉凉凉，切成片，装入碗中，再拣出原汤中姜、葱，调好味连同山药一起倒入羊肉碗内即成。当菜食。

【功效】适用于喘促日久、腰酸耳鸣、

发脱齿落者。

【来源】民间验方。

偏方 ⑰ 猪肺防喘汤

【配方】冬虫夏草 10 克，黄芪 12 克，红枣 10 枚，猪肺 1 具。

【用法】猪肺洗净，与诸药清水炖烂即成。饮汤食肺，1 周 1 次。

【功效】本方具有益气健脾保肺之功效，主治哮喘缓解期之咳喘短气、自汗畏风等。

【来源】民间验方。

偏方 ⑱ 萝卜荸荠猪肺汤

【配方】白萝卜 150 克，荸荠 50 克，猪肺 75 克。

【用法】白萝卜切块，荸荠、猪肺切片。3 味加水及作料共煮熟，即可食用。

【功效】清热化痰，下气宽中。适用于痰热引起的哮喘症。

【来源】民间验方。

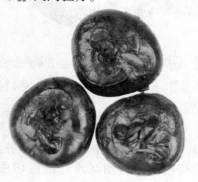

偏方 ⑲ 柚皮蒸鸡

【配方】柚子 1 个，母鸡 1 只。

【用法】柚子切去上部，取出果肉，将母鸡剁成适当大小的块，塞入柚子皮中，再将切下的柚子皮盖好固定，放入锅中蒸 3 个小时，蒸好后，取出鸡肉食用。

【功效】主治哮喘。

【来源】民间验方。

【说明】柚子皮有止咳祛痰之功效，鸡肉能益气补精，促进体力的恢复。此法可使柚子的成分渗入鸡肉中，促使受损器官恢复机能。

偏方 ⑳ 醋煮鸡蛋

【配方】鸡蛋 1 个，米醋适量。

【用法】醋煮鸡蛋，蛋熟后去壳，再煮 5 分钟。食蛋，每次 1 个，每日 2 次。

【功效】主治季节性哮喘。

【来源】民间验方。

偏方 ㉑ 萝卜杏仁牛肺汤

【配方】萝卜 500 克，苦杏仁 10 克，牛肺 250 克。

【用法】3 物同放锅内炖至烂熟，调味服食。每日或隔日 1 次，连服 30 日。

【功效】本方清热平喘，适用于咳喘痰黄、口渴喜冷饮者。

【来源】民间验方。

偏方 ㉒ 杏仁桑皮煲猪肺

【配方】南杏仁、桑白皮各 15 克，猪肺 250 克。

【用法】先将猪肺切片，漂洗干净，与杏仁、桑白皮一起加水同炖至烂熟。饮汤食猪肺。

【功效】本方适用于肺热喘咳。

【来源】民间验方。

偏方 ㉓ 枇杷叶粥

【配方】干枇杷叶 15 克（鲜品 50 克），大米 100 克，冰糖少许。

【用法】先将枇杷叶用布包入煎，去渣

取浓汁，或将新鲜枇杷叶背面的绒毛刷尽，切碎后煎汁去渣，加大米煮粥。粥成后加冰糖少许，糖化后即可食用。

【功效】本方具有宣肺祛痰平喘之功效，适用于痰热犯肺的哮喘。

【来源】民间验方。

偏方 24 核桃芡实粥

【配方】芡实100克，核桃仁20克，红枣20枚。

【用法】将芡实、核桃仁打碎，红枣泡后去核，同入砂锅内，加水500毫升煮20分钟成粥。每日早晚服食。

【功效】本方补肾纳气、敛肺定喘，主治肺肾两虚型哮喘。

【来源】民间验方。

偏方 25 凉拌三鲜

【配方】竹笋30克，荸荠40克，海蜇50克。

【用法】先将竹笋切片，以沸水焯后淋干。将荸荠洗净切片。泡发好的海蜇洗净切丝，用热水焯一下即可。上述3物加作料凉拌，即可食用。

【功效】清热化痰，顺气止哮。

【来源】民间验方。

外敷外用方

偏方 26 平喘烟

【配方】细辛、猪牙皂角各10克，王不留行6克，艾叶适量。

【用法】上药共研末，分为3份，每日1份，分2次放入竹筒中燃烟，患者凑上吸烟。

【功效】主治各型哮喘。

【来源】《中国民间疗法》。

【注意】烟雾过敏者禁用。重度或哮喘持续状态慎用。

偏方 27 姜蒜包擦背方

【配方】生姜50克，大蒜60克。

【用法】姜、蒜共捣烂，布包，擦背，以热为度。

【功效】主治哮喘。

【来源】民间验方。

偏方 28 哮喘贴脐方

【配方】麻黄、吴茱萸、白芥子各等份，姜汁少许。

【用法】前3味共研细末，加姜汁共搅成糊状备用。用时将药塞入患者脐孔内，压紧按平，外以胶布固定，2日换药1次。

【功效】治疗寒性哮喘。

【来源】《四川中医》，1991（3）。

偏方 29 巴豆塞鼻方

【配方】巴豆2粒，陈皮适量。

【用法】巴豆去油，炒热，和姜汁做成圆柱状，纱布包卷，在陈皮水中浸泡10分钟，塞入鼻腔，15分钟后取出。

【功效】主治喘急痰多。

【来源】民间验方。

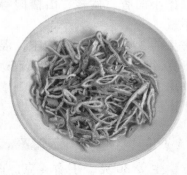

22 种偏方治疗 胃痛

胃痛又称胃脘痛，是以上腹胃脘部近心窝处经常发生疼痛为主症的疾患，俗称"心口疼"。主要是由于受凉、饮食不节、情志刺激、精神紧张、劳累等因素所致。常见于急、慢性胃炎，胃及十二指肠溃疡，胃癌，胃神经官能症等疾病，症状为胃脘部疼痛反复发作或骤然疼痛，可有胀痛、冷痛、热痛、隐痛、刀割样剧痛等不同类型，常伴有痞闷、泛酸、恶心、呕吐等症。

胃痛患者的注意事项：

少吃滞气焖塞、坚硬不化的食物，如糯米、花生、豆类、腰果等。平日多进行运动，如打太极拳等。最主要的是消除心中的郁闷和气恼，保持平和、乐观的心态。

中草药方

偏方 ❶ 茴香橘楂方

【配方】小茴香、橘核、山楂肉等份，黄酒适量。

【用法】前 3 味各炒研为细末，混合。每次 6 克，每日 2～3 次，以温黄酒送下。

【功效】主治胃痛。

【来源】民间验方。

偏方 ❷ 生姜丁香方

【配方】生姜 30 克，丁香 4 克，白糖 50 克。

【用法】姜捣烂，丁香研末，加水、白糖以文火煮至挑起不黏手，盆内涂油，倒入药膏，稍冷切作数十块，随意服之。

【功效】主治虚寒胃痛。

【来源】民间验方。

偏方 ❸ 葱白汁

【配方】葱白少许，香油适量。

【用法】葱白捣烂，以勺送入口中，香油灌服后，口紧闭。

【功效】主治急性胃痛。

【来源】民间验方。

偏方 ❹ 山楂蜂蜜饮

【配方】山楂、山楂叶各 15 克，蜂蜜适量。

【用法】山楂、山楂叶水煎，蜂蜜调服。

【功效】主治伤食胃痛。

【来源】民间验方。

偏方 ❺ 姜醋红糖饮

【配方】生姜 60 克，醋及红糖各适量。

【用法】姜入醋中浸泡 24 个小时，取姜加红糖开水冲泡服。

【功效】主治胃痛。

【来源】民间验方。

偏方 ❻ 小茴香酒

【配方】小茴香 50 克，白酒 500 毫升。

【用法】小茴香浸于酒中，密封 7 天，酌量饮酒。

【功效】主治胃痛。

【来源】民间验方。

偏方 ❼ 栀子豆蔻丸

【配方】栀子、草豆蔻各 30 克，生姜适量。

【用法】 前2味共研细末，以姜汁糊为丸。每服5克，1日2次，米汤送下。

【功效】 主治郁热胃痛。

【来源】 民间验方。

偏方 ❽ 土豆蜜

【配方】 土豆100克，蜂蜜适量。

【用法】 土豆捣烂，煎煮浓缩，加入蜂蜜再煎至黏稠。候冷可食。

【功效】 主治阴虚胃痛。

【来源】 民间验方。

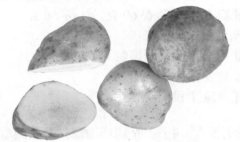

偏方 ❾ 青核桃泡酒

【配方】 青核桃3000克，白酒5000毫升。

【用法】 青核桃放酒中浸泡20天，待酒变成黑褐色，去渣过滤备用。胃痛时每次饮用10～15毫升。

【功效】 主治寒性胃痛。

【来源】 民间验方。

偏方 ❿ 棉花籽酒

【配方】 棉花籽20克，黄酒适量。

【用法】 棉花籽以水3杯煮至1杯，加黄酒半勺。胃痛时服。

【功效】 主治胃痛。

【来源】 民间验方。

偏方 ⓫ 酱油煮茶

【配方】 茶叶9克，酱油30毫升。

【用法】 茶叶以水1杯煮开，加酱油再煮即成。每日3次，顿服。

【功效】 主治胃痛。

【来源】 民间验方。

偏方 ⓬ 醋煮大蒜

【配方】 大蒜、米醋各适量。

【用法】 醋煮大蒜，佐餐食。

【功效】 主治胃痛。

【来源】 民间验方。

偏方 ⓭ 芫荽叶酒

【配方】 芫荽叶1000克，葡萄酒500毫升。

【用法】 芫荽叶浸泡酒中3天，去叶，酌量饮酒。

【功效】 主治胃痛。

【来源】 民间验方。

食疗药方

偏方 ⓮ 双姜粥

【配方】 干姜、良姜各30克，大米适量。

【用法】 干姜、良姜切碎，与大米同煮粥，分3次服。

【功效】 主治虚寒胃痛。

【来源】 民间验方。

偏方 ⓯ 柚子蒸童子鸡

【配方】 柚子1个，童子鸡1只，黄酒、红糖各适量。

【用法】 柚子切碎，童子鸡去内脏，放于锅中，加入黄酒、红糖，蒸至烂熟，1～2日吃完。

【功效】 主治寒性胃痛。

【来源】 民间验方。

偏方 ⑯ 酒煮鸡蛋

【配方】鸡蛋500克，冰糖500克，黄酒500毫升。

【用法】鸡蛋搅匀，加糖，酒煮成黄色，饭前服1勺。

【功效】主治胃痉挛导致的胃痛。

【来源】民间验方。

偏方 ⑰ 煎羊心

【配方】羊心1个，白胡椒20粒，香油适量。

【用法】羊心洗净钻小洞，纳入白胡椒。羊心放入平底锅中，用香油煎，煎到里外皆熟即可。睡前食用。

【功效】主治寒性胃痛。

【来源】民间验方。

偏方 ⑱ 冲泡咖啡

【配方】咖啡粉3克。

【用法】咖啡粉放入杯中，开水冲泡饮用。

【功效】主治消化不良引起的胃痛。

【来源】民间验方。

【说明】咖啡粉有排除食积的作用，可用来治胃痛，但胃、十二指肠溃疡患者不宜用。

偏方 ⑲ 鱼鳔猪肉汤

【配方】鱼鳔30克，猪瘦肉60克，冰糖15克。

【用法】鱼鳔、猪瘦肉、冰糖同放锅中，加适量水，煮熟后食用。

【功效】主治胃痛。

【来源】民间验方。

偏方 ⑳ 姜椒炖鲫鱼

【配方】生姜30克，陈皮10克，胡椒30克，鲜鲫鱼250克。

【用法】前3物布包入鱼腹，炖熟食。

【功效】主治胃痛。

【来源】民间验方。

外敷外用方

偏方 ㉑ 葱姜茴香熨贴方

【配方】小茴香60克，生姜50克，葱头数根，盐1碗。

【用法】上物同捣烂，布包熨痛处。

【功效】主治胃痛。

【来源】民间验方。

偏方 ㉒ 归参敷贴方

【配方】当归30克，丹参20克，乳香、没药各15克，姜汁适量。

【用法】将上药前4味粉碎为末后，加姜汁调成糊状。取药糊分别涂敷于上脘、中脘、足三里穴处，1日3～5次。

【功效】主治胃痛。

【来源】民间验方。

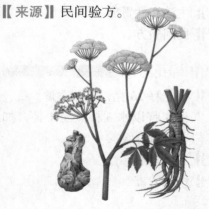

中草药方

偏方 ① 茵陈干姜饮

【配方】茵陈蒿 15 克，干姜 6 克，红糖适量。

【用法】茵陈蒿、干姜水煎，加红糖后服用。

【功效】本方温中散寒、利湿退黄，适用于寒湿型黄疸。

【来源】民间验方。

偏方 ② 醋茶

【配方】绿茶 1 ~ 3 克，食醋 15 毫升。

【用法】茶、醋同置杯中，加开水 300 毫升浸泡 5 分钟。分 3 次服，每日 1 剂。

【功效】主治黄疸。

【来源】民间验方。

偏方 ③ 葫芦壳瓜皮煎

【配方】葫芦壳 50 克，冬瓜皮、西瓜皮各 30 克。

【用法】水煎服，每日 1 剂。

【功效】本方利尿作用显著，主治黄疸、腹水。

【来源】民间验方。

偏方 ④ 淡竹叶酒

【配方】淡竹叶 30 克，白酒 500 毫升。

【用法】淡竹叶洗净剪短，放入纱布袋入酒中浸泡，密封 3 天即成。酌量饮服。

【功效】主治黄疸。

【来源】民间验方。

偏方 ⑤ 丝瓜根酒

【配方】丝瓜根 5 棵，黄酒 60 毫升。

19 种偏方治疗
黄疸

黄疸是指患者全身皮肤、黏膜、巩膜以及小便出现黄染的一种病症。这种黄色有的十分鲜明，有的十分晦暗。黄疸的发生有的来势很急，发生后迅速加深，有的发病较为缓慢。巩膜上的黄色最易被发现，消退最晚。黄疸见于现代医学的肝炎、肝硬变、胆道疾患、溶血性黄疸、钩端螺旋体病等。

在黄疸患者中，有相当一部分为患有病毒性肝炎，故出现黄疸应尽早查明原因，做好消毒隔离工作。

黄疸患者应注意休息。在饮食方面，应禁食生冷、肥腻、油炸、坚硬、辛辣的食品以及酒类，应选择富有营养、易于消化的食物；少食多餐，减少胃肠负担；多饮茶水，通过小便排泄来排出胆红素。

对于不同原因造成的黄疸，民间均有不少相应的偏方予以治疗，患者可对症施治，以期早日痊愈。

【用法】丝瓜根洗净切细捣烂，用水一大碗煎去八分，去渣候温，用黄酒冲服。

【功效】主治身目黄如金色之黄疸。

【来源】民间验方。

偏方 ⑥ 葡萄根煎

【配方】鲜葡萄根 90 克。

【用法】水煎服。每日 1 剂。

【功效】清热利湿，适用于肝炎黄疸，

症见身目黄色较鲜明、胸脘痞焖、食欲减退等。

【来源】民间验方。

偏方 ⑦ 猪胆汁酒

【配方】猪胆 1 具,白酒适量。

【用法】将新鲜猪胆汁冲入白酒内,每次空腹温饮 1 ~ 2 口,每日 3 次,5 日为 1 个疗程。

【功效】主治湿热黄疸。

【来源】民间验方。

偏方 ⑧ 烤冬瓜方

【配方】冬瓜 1 个(约 2500 克)。

【用法】黄土和泥,以泥将冬瓜厚厚封裹后用火烤,待稀泥干裂后即可取出,将瓜上泥巴去掉,于瓜上切一小口,将瓜内的汁液倒入杯中,即可饮用。一般可连用 6 ~ 7 个烤冬瓜。

【功效】清热利水。主治黄疸。

【来源】民间验方。

偏方 ⑨ 鸡蛋米醋方

【配方】鸡蛋 1 个,米醋 60 毫升。

【用法】鸡蛋连壳烧炭存性,研末,用米醋调匀,顿服,每日 1 次。

【功效】主治黄疸。

【来源】民间验方。

食疗药方

偏方 ⑩ 田螺汤

【配方】大田螺 10 ~ 20 只,黄酒半小杯。

【用法】田螺洗净,取出螺肉,加入黄酒拌和炖熟。饮汤,每日 1 次。

【功效】主治湿热黄疸。

【来源】民间验方。

偏方 ⑪ 黄瓜薏仁粥

【配方】黄瓜 1 条,薏苡仁 50 克,大米 100 克。

【用法】先将薏苡仁、大米煮熟,再将黄瓜洗净切片,加入锅内煮 2 ~ 3 分钟。分次食用。

【功效】本方健脾清热利湿,适用于黄疸属湿热者。

【来源】民间验方。

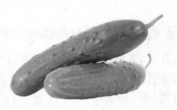

偏方 ⑫ 泥鳅炖豆腐

【配方】泥鳅 500 克,豆腐 250 克,盐适量。

【用法】将泥鳅去腮及内脏,洗净后放锅中,加盐少许、水适量。清炖至五成熟,加入豆腐再炖至泥鳅熟烂即可。吃泥鳅和豆腐,喝汤,分次服之。

【功效】本方清热利湿、益气和中,适用于湿热型黄疸。

【来源】民间验方。

偏方 ⑬ 桂苓粥

【配方】桂心 3 克,茯苓 30 克,大米 50 克。

【用法】先用水煮桂心、茯苓,去渣取汁,用汁煮大米成粥。晨起当早餐服。

【功效】本方温阳化湿,适用于黄疸、神疲畏寒、食欲减退、大便稀薄者。

【来源】民间验方。

偏方 ⑭ 金钱草粥

【配方】金钱草 60 克，海金沙 30 克，大米 50 克，白糖适量。

【用法】金钱草、海金沙（包）水煎，去渣留汁，加入大米兑水煮粥，粥成加适量白糖，可当点心服食。每日 1 料。

【功效】本方清热利水通淋，主治肝炎黄疸。

【来源】民间验方。

偏方 ⑮ 山楂甲鱼汤

【配方】甲鱼 1 只（约 500 克），生山楂 30 克。

【用法】甲鱼去头、肠，不去甲，与生山楂共煮至肉烂熟。去山楂，食肉饮汤，每周 1 次。

【功效】本方行气活血、消瘀散结，适用于黄疸、面色青黑、胁下有症块、胀痛者。

【来源】民间验方。

偏方 ⑯ 杞枣鸡蛋汤

【配方】枸杞子 30 克，南枣 10 克，鸡蛋 2 个。

【用法】枸杞子、南枣入锅中，加水 500 毫升，煎煮至 350 毫升。再将鸡蛋荷包于汤内，煮至蛋熟。吃蛋喝汤，每日早、晚各 1 次。

【功效】益肝肾，健脾胃。适用于慢性肝炎出现黄疸者。

【来源】民间验方。

偏方 ⑰ 车前草粥

【配方】葱白 30 克，鲜车前草叶 45 克，大米适量。

【用法】将葱白、鲜车前草叶洗净切碎，水煎去渣，放入大米煮为稀粥，早、晚各服 1 次。

【功效】主治黄疸，症见身黄如橘色、目睛亦黄、发热口渴、便秘等。

【来源】民间验方。

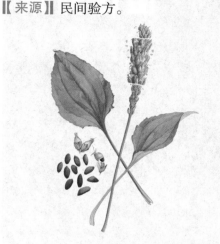

偏方 ⑱ 茅根猪肉羹

【配方】鲜茅根 150 克（干品 100 克），瘦猪肉丝 250 克，盐、鸡精适量。

【用法】将茅根去节，与猪肉一起加适量水共煮，熟后加调料，分顿食用。

【功效】本方滋阴润燥、清热解毒，适用于体弱黄疸，症见身目发黄而晦暗、面色青黑、舌质紫或有瘀斑者。

【来源】民间验方。

外敷外用方

偏方 ⑲ 除疸膏

【配方】干姜、白芥子各适量。

【用法】干姜、白芥子共研细末，贮瓶备用。每取药末适量，加温开水调如膏状，敷脐，上盖纱布，胶布固定，口中觉有辣味时除去。每日 1 次，10 次为 1 疗程。

【功效】主治黄疸。

【来源】民间验方。

19 种偏方治疗 慢性胃炎

慢性胃炎是一种胃黏膜的慢性炎症，病程迁延，疼痛发作无规律，食后尤甚。部分患者可无任何临床表现，但大多数可有程度不同的消化不良症状，特别是胆汁返流存在时，常表现为脘腹胀满不适，并伴有泛酸、呕吐、恶心等症。

慢性胃炎多与饮食失调有关，故应注意饮食卫生，避免吃刺激性食物，油腻食品也应少吃，进食应定时、定量，不能过饥、过饱，宜吃一些容易消化吸收的食物。同时，应戒烟、禁烈酒，保证足够的睡眠，更要保持心情舒畅，避免情绪波动。

中草药方

偏方 ❶ 生姜橘皮煎

【配方】生姜、橘皮各20克。

【用法】水煎服，每日2～3次。

【功效】主治肝胃气滞型胃炎，症见胃脘胀痛、饱闷不适。

【来源】《中国食疗学》。

偏方 ❷ 薏仁山药煎

【配方】薏苡仁、山药、白扁豆各30克，佛手柑9克。

【用法】水煎服，每日1剂，连服7～10日。

【功效】本方健脾清热化湿，主治湿热型慢性胃炎。

【来源】《中国食疗学》。

偏方 ❸ 蒲公英煎剂

【配方】干蒲公英根2克（鲜品6克）。

【用法】加水2碗，熬至1碗。餐后服用，不可间断。

【功效】主治慢性胃炎。

【来源】民间验方。

【说明】蒲公英根有健胃、解热、发汗、强壮的效果，是民间常用的健胃药。

偏方 ❹ 健胃药茶

【配方】徐长卿4克，麦冬、青橘叶、白芍各3克，生甘草2克，绿茶、玫瑰花各1.5克。

【用法】上药共研细末，开水冲泡代茶饮。每日1剂，3月为1疗程。

【功效】主治慢性胃炎。

【来源】民间验方。

偏方 ❺ 玫瑰佛手茶

【配方】玫瑰花6克，佛手柑10克。

【用法】上2味用沸水冲泡5分钟，代茶饮。每日1剂，不拘时温服。

【功效】本方具有理气解郁、和胃止痛之功，主治慢性胃炎。

【来源】《食疗本草学》。

偏方 ❻ 金橘酒

【配方】金橘250克，黄酒500毫升。

【用法】金橘浸入黄酒中，封口2周即可。每次饮酒10毫升，每日2次。

【功效】本方清热健胃消食，主治胃热不和、食滞不化型胃痛。

【来源】民间验方。

【说明】黄酒性温味甘苦辛，能增强药

力,活络理气,可使金橘的有效成分析出,且黄酒本身亦有健运脾胃的功效。

偏方 ❼ 麦冬茶

【配方】麦冬、党参、北沙参、玉竹、天花粉各9克。

【用法】上药共研成粗末,开水冲泡代茶饮,每服1剂,每日1次。

【功效】本方具有疏肝、养阴、清热之功效,主治胃热阴虚型胃炎。

【来源】《中国食疗学》。

偏方 ❽ 石菖蒲茉莉花茶

【配方】茉莉花、石菖蒲各6克,青茶10克。

【用法】上药共为细末,开水冲泡,随意饮用。

【功效】主治慢性胃炎。

【来源】民间验方。

偏方 ❾ 市瓜姜汤

【配方】木瓜500克,生姜30克,米醋500克。

【用法】3物共放瓦锅中加水煮汤,分2～3次吃完,每隔2～3天吃1剂,可常吃。

【功效】主治慢性胃炎。

【来源】民间验方。

偏方 ❿ 梅肉精

【配方】乌梅适量。

【用法】乌梅捣烂,过滤取汁,将梅汁放于平底瓷器中,用文火慢熬,待青色液体变成褐色时停火,将梅汁置于通风处保存。每次取出半茶匙(约3克),温开水冲泡服用。

【功效】主治慢性胃炎。

【来源】民间验方。

【注意】熬梅汁忌用铁器,因青梅的酸会与铁起反应而使成分变质。

偏方 ⓫ 芫荽汁酒

【配方】芫荽1000克,葡萄酒500毫升。

【用法】将芫荽浸入酒中,3日后,去芫荽饮酒。疼时服15毫升。

【功效】本方健脾益气、温中和胃,主治脾胃虚寒型胃痛。

【来源】民间验方。

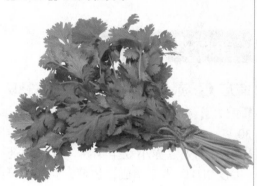

偏方 ⓬ 红糖芝麻泥

【配方】红糖500克,黑芝麻250克,九制陈皮2袋。

【用法】红糖、黑芝麻和匀研成细末。每日3次,每次1小匙(约6克),开水冲服。

【功效】本方健脾理气润燥,适用于慢性胃炎、胃溃疡。

【来源】民间验方。

【注意】中医认为芝麻是一种发物,患疮毒、湿疹等皮肤病者应慎食。

偏方 ⓭ 海蜇红枣膏

【配方】海蜇500克,红枣500克,红糖250克。

【用法】将海蜇、红枣洗净，加红糖水共煎成膏状。每次服 1 匙，每日 2 次。

【功效】主治慢性胃炎。

【来源】《养生益寿百科辞典》。

偏方 ⑭ 黍米粉

【配方】黍米（以黄米为佳）、白糖各适量。

【用法】黍米炒黄研粉，加白糖拌匀。每次 2 匙，每日 2 次，连服 1～3 个月。

【功效】本方健脾补气，适用于慢性胃炎。

【来源】民间验方。

食疗药方

偏方 ⑮ 赤小豆山药粥

【配方】赤小豆 50 克，生山药（鲜者良）30 克，白糖适量。

【用法】先煮赤小豆至半熟，放入山药（去皮切片）煮至粥成，加糖，晨起作早餐食用。

【功效】主治湿热型慢性胃炎，症见上腹刺痛或绞痛、口臭、大便干结或溏薄等。

【来源】《养生益寿百科辞典》。

偏方 ⑯ 石斛粥

【配方】石斛 15 克，大米 50 克，冰糖适量。

【用法】石斛加水用文火煎 1 小时，去渣留汁，入大米再加适量水同煮粥，粥成加冰糖适量即可。

【功效】本方滋阴养胃，常服能治胃虚隐痛。

【来源】民间验方。

偏方 ⑰ 土豆西红柿汁

【配方】西红柿汁、土豆汁各 100 毫升。

【用法】西红柿汁、土豆汁混合后服下，早、晚各 1 次。

【功效】本方健脾理气和中，对胃炎、胃溃疡有一定疗效。

【来源】民间验方。

偏方 ⑱ 姜丝炒鸡蛋

【配方】生姜 100 克，棉籽油 50 克，鸡蛋 2 个。

【用法】棉籽油放锅内，文火煎至烟尽为度。姜切成丝，放油内炸黄，再把鸡蛋打入锅内，炒熟即可。早晨空腹 1 次服下，每日 1 次。

【功效】主治慢性胃炎。

【来源】民间验方。

偏方 ⑲ 白胡椒炖猪肚

【配方】猪肚 1 具，白胡椒 15 克。

【用法】将胡椒略打碎，放入洗净的猪肚内，并留少许水分，然后头尾用线扎紧，放砂锅内慢火炖至烂熟。调味服食，隔 2～3 日服 1 次，连服 3～5 次。

【功效】本方健脾益气、温中和胃，主治脾胃虚寒型胃炎。

【来源】《常见病饮食疗法》。

中草药方

偏方 ❶ 油蜜茶

【配方】茶叶、香油、白蜜各120克。

【用法】茶叶煎水2壶，入余药，煮至起泡。每日3次，7日服尽。

【功效】主治呕血。

【来源】民间验方。

偏方 ❷ 猪血黄酒方

【配方】猪血块焙炭，血余炭3克，黄酒适量。

【用法】前2味研为细末，每次6克，黄酒兑开水冲服。

【功效】主治呕血。

【来源】民间验方。

偏方 ❸ 核桃仁生姜方

【配方】核桃仁（去皮）20克,老生姜15克。

【用法】核桃仁、生姜捣烂服用，连服2～3次。

【功效】主治呕血。

【来源】民间验方。

偏方 ❹ 西洋参方

【配方】西洋参6～9克。

【用法】西洋参泡水代茶服，每日1次，至愈为止。

【功效】治疗呕血。

【来源】民间验方。

食疗药方

偏方 ❺ 三七蒸鸡蛋

【配方】鸡蛋2个，三七粉3克，藕汁

5 种偏方治疗 呕血

呕血是血从胃中经口呕出并夹有食物残渣。血色多为咖啡色或暗红色，也可为鲜红色，大便色黑如漆或呈暗红色。一般发病较急，呕血前多有恶心、胃脘不适、头晕等症。主要见于西医胃、十二指肠溃疡及肝硬化所致食管、胃底静脉曲张破裂引起的上消化道出血，亦见于食管炎、急慢性胃炎、胃黏膜脱垂以及血液病、尿毒症、应激性溃疡等。纤维胃镜、上消化道钡餐造影、B超等检查可进一步明确引起呕血的原因。

250毫升，陈酒50毫升。

【用法】同蒸熟食之。

【功效】主治呕血。

【来源】民间验方。

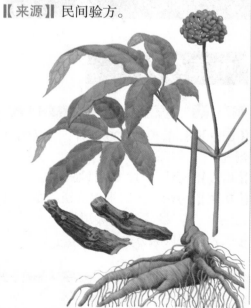

30 种偏方治疗 呃逆

呃逆俗称"打嗝",古称"哕",西医称为"膈肌痉挛",它是由膈肌和其他呼吸肌不能自控的连续或间歇的痉挛收缩,使空气突然吸入呼吸道内,同时伴有声带闭合,因而产生"呃、呃"的声音,频频发作,难以自止,所以称为"呃逆"。

呃逆可单独发生,也可以作为某些疾病的一个兼证出现。若在急食饱餐,风冷之气入口之后,而出现一时性呃逆,轻者多可自愈,无须治疗;也有顽固性的呃逆,常持续出现,甚至长达数月或数年,有的患者可伴有胸腹部肌肉疼痛,精神疲惫,食寐不宁。如呃逆出现在某些慢性疾病的危重阶段,则为胃气垂危之象,预后多不良。

中草药方

偏方 ❶ 甘蔗生姜汁

【配方】甘蔗榨汁120毫升,生姜汁1汤匙。

【用法】两汁和匀,炖温饮服。

【功效】清热泻火,平胃降逆。主治呃逆连声、口臭烦渴、面赤烦躁等。

【来源】民间验方。

偏方 ❷ 茶叶柿蒂饮

【配方】茶叶10克,柿蒂3个。

【用法】茶叶、柿蒂用开水冲泡,温饮频服。

【功效】主治胃寒呃逆。

【来源】民间验方。

偏方 ❸ 干姜半夏煎

【配方】干姜、半夏各10克。

【用法】共研细末,水煎,慢慢喝下。

【功效】本方温中祛寒,主治寒性呃逆。

【来源】民间验方。

偏方 ❹ 陈皮姜椒煎

【配方】陈皮30克,生姜18克,胡椒10粒。

【用法】上药水煎,徐徐咽之。

【功效】主治胃寒呃逆。

【来源】民间验方。

偏方 ❺ 苏叶陈皮饮

【配方】干苏叶和陈皮各10克,黄酒适量。

【用法】上2味用等量酒水煎汁,分次服。

【功效】主治胃寒呃逆。

【来源】民间验方。

偏方 ❻ 酒浸柠檬

【配方】柠檬1个,白酒500毫升。

【用法】柠檬酒浸后去皮食用。

【功效】主治呃逆。

【来源】民间验方。

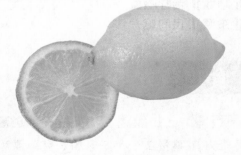

偏方 ❼ 柿霜饮

【配方】柿霜 18 克。

【用法】取柿子上之白霜，每次 6 克，开水送下，3 小时 1 次。

【功效】主治呃逆。

【来源】民间验方。

偏方 ❽ 扁豆饮

【配方】白扁豆 50 克。

【用法】将白扁豆炒后研成细末，以开水冲服，顿服。

【功效】本方健脾和胃，适用于呃逆属脾胃虚弱者。

【来源】民间验方。

偏方 ❾ 四汁方

【配方】甘蔗汁、藕汁、荸荠汁、韭菜汁各 50 毫升，白糖 15 克。

【用法】上述诸汁和匀，加白糖煮后趁热服。

【功效】主治呃逆，症见呃声洪亮、口臭烦渴、面赤烦躁等。

【来源】《中国食疗学》。

偏方 ❿ 南瓜蒂煎

【配方】南瓜蒂 4 个。

【用法】水煎服，连服 3 ~ 5 次。

【功效】主治胃寒呃逆，症见呃声沉缓有力、遇冷易发、胃脘不舒等。

【来源】民间验方。

偏方 ⓫ 芦茅根饮

【配方】鲜芦根、鲜茅根各 50 克。

【用法】将 2 味洗净，加水煎 15 分钟，代茶频饮。

【功效】本方清热凉血，主治胃阴不足所致呃逆频作、口干舌红者。

【来源】民间验方。

偏方 ⓬ 丁香酒

【配方】丁香 2 粒，黄酒 50 毫升。

【用法】黄酒放在瓷杯中，加丁香，隔水蒸 10 分钟，趁热饮酒。

【功效】本方具有温中祛寒之功效，主治胃寒呃逆。

【来源】《茶酒治百病》。

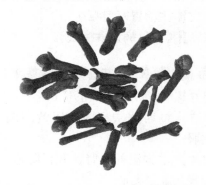

偏方 ⓭ 凤仙花饮

【配方】指甲花（即凤仙花）25 克。

【用法】指甲花捣碎，用开水浸泡 10 分钟后滤去渣，取汁用，1 次饮 1 小杯。

【功效】主治呃逆频作不止。

【来源】民间验方。

偏方 ⓮ 绿豆粉茶

【配方】茶叶、绿豆粉各等份，白糖少许。

【用法】将绿豆粉、茶叶用沸水冲泡，加糖调匀，顿服。

【功效】主治呃逆，症见呃声微弱不连续、烦渴不安等。

【来源】民间验方。

偏方 ⓯ 刀豆姜茶

【配方】刀豆子 10 克，绿茶 3 克，生姜

3片，红糖适量。

【用法】将诸物放入保温杯内，用沸水浸泡片刻，趁热饮用。

【功效】温中祛寒。主治胃寒型呃逆。

【来源】民间验方。

偏方 16 姜汁蜂蜜

【配方】生姜汁60毫升，蜂蜜30克。

【用法】上2味调匀，加温服下，一般1次即止，不愈再服。

【功效】主治胃寒型呃逆。

【来源】《常见病饮食疗法》。

偏方 17 柿蒂酒

【配方】柿蒂7枚，黄酒适量。

【用法】柿蒂烧炭研末，用黄酒调和，一次服完。

【功效】本方温补脾肾、和胃降逆，主治脾肾阳虚型呃逆。

【来源】民间验方。

偏方 18 干姜附子酒

【配方】干姜60克，制附子40克，黄酒500毫升。

【用法】前2味共研细，入黄酒中浸渍，7日后开取饮用。每次食前温饮1~2杯，每日3次。

【功效】本方温中祛寒，主治胃寒呃逆。

【来源】《百病中医药酒疗法》。

偏方 19 雄黄酒

【配方】雄黄6克，高粱酒12毫升。

【用法】雄黄研粉，与高粱酒调匀，放在水杯内，隔水炖煮，以鼻闻之，一般5分钟呃逆可止。

【功效】主治大病之后，元气虚亏，呃

逆不止。

【来源】《中国秘方全书》。

偏方 20 醋麦面丸

【配方】小麦面150克，茶叶5克，米醋适量。

【用法】将小麦面用醋拌作弹丸大小，隔水蒸熟，用时以茶水送服。每日2次，每次1丸，未止再服。

【功效】温补脾肾，和胃降逆。适用于呃逆、食少困倦、腰膝无力等。

【来源】《本草纲目》。

偏方 21 姜汁葡萄酒

【配方】葡萄酒20毫升，生姜汁适量。

【用法】2物调和均匀，酌量服用。

【功效】主治呃逆，并见面色苍白、手足不温、腰膝无力等。

【来源】民间验方。

偏方 22 鸡内金方

【配方】鸡内金6克，盐少许。

【用法】2味混合，研成细末，饭前用温开水送下，每日1次，分2次服完，不愈再服。

【功效】本方清热泻火、平胃降逆，主治胃热呃逆。

【来源】《养生益寿百科辞典》。

偏方 23 龙眼干粉

【配方】龙眼干7个，代赭石25克。

【用法】将龙眼干连核放炉火中，煅炭存性，研为细末，代赭石烧煅后煎汤，送服龙眼干粉，分4次1日服下。

【功效】本方温阳健脾、降逆止呃，适用于呃逆频作、舌淡苔白者。

【来源】民间验方。

食疗药方

偏方 24 葡萄枇杷汁

【配方】葡萄汁、枇杷汁各20毫升。

【用法】葡萄、枇杷洗净，绞汁，两者混合后用开水冲服，一次饮下，立见效果。

【功效】本方清热降逆，主治胃热呃逆。

【来源】民间验方。

偏方 25 柿蒂炖猪肉

【配方】柿蒂30克，瘦猪肉100克。

【用法】2物加水适量，煮汤调味后服食。每日1剂，连服3～4日。

【功效】本方和胃降逆，主治胃气上逆型呃逆。

【来源】民间验方。

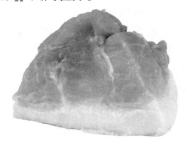

偏方 26 生姜煮狗肉

【配方】狗肉120克，生姜30克。

【用法】狗肉、生姜同煮，至狗肉烂熟后食之。

【功效】主治脾肾阳虚之呃逆。

【来源】民间验方。

偏方 27 姜枣炖麻雀

【配方】麻雀3只，生姜10克，陈皮3克，红枣5枚。

【用法】将麻雀收拾干净，放锅中，加入生姜、陈皮、红枣，炖熟食用。

【功效】本方具有温补脾肾、和胃平逆之功效，主治呃声低弱、气不接续之呃逆。

【来源】《民间偏方秘方精选》。

偏方 28 柿蒂瘦肉粥

【配方】柿蒂20克，猪瘦肉30克，大米100克，盐、味精各少许。

【用法】猪瘦肉洗净，切薄片；柿蒂、大米洗净。将大米、瘦肉、柿蒂放入锅内，加入500毫升水，置武火上烧沸，再用文火炖煮35分钟，加入盐、味精即成。顿服。

【功效】顺气止呃。

【来源】民间验方。

外敷外用方

偏方 29 药熏方

【配方】硫黄5克，艾叶10克，生姜1片，黄酒适量。

【用法】硫黄、艾叶用酒煎沸。令患者含生姜片，用煎药的蒸气熏鼻，每日1次，连续3日。

【功效】温中祛寒。主治胃寒呃逆。

【来源】民间验方。

偏方 30 黄草纸烟方

【配方】黄草纸1张。

【用法】将草纸卷成纸卷后点燃，随即吹熄，趁浓烟冒起放在鼻前，一般深呼吸几次，呃逆便可停止。

【功效】降逆止呃。

【来源】民间验方。

12 种偏方治疗 胆、肾结石

胆结石是胆汁因为种种原因无法保持液体状态，结成颗粒状晶体，沉淀在胆囊及胆管而成。结石形成后，易引起炎症，表现为右上腹疼痛，可向右肩背部放射，伴恶心、呕吐、厌油腻等。

肾结石又称肾石病，系指肾脏内有结石形成。临床表现为阵发性腰部或上腹部疼痛和血尿，本病多见于中年男性。此病初起，小便滴沥不畅，继而小腹发胀，不能坐立，只能躺卧，严重者可引起尿路梗阻和继发性感染，最终导致肾功能不全。

结石症患者，应根据病情适当限制高钙食物、高草酸食物、高嘌呤食物等。多饮水以稀释尿液是重要的防治措施。一天进水量需 2500 毫升以上，分次于餐间与睡前饮用，且尿量应维持在 2000 毫升／日以上。

对于结石症，西医一般主张用手术治疗，而中医的一些偏方则能以药物化之，使结石消于无形，故可佐证参考。

中草药方

偏方 ❶ 地龙饮

【配方】地龙 4 条，冰糖适量。

【用法】地龙焙干研末，和冰糖冲开水顿服。

【功效】本方健脾补肾、利水排石，适用于肾结石属脾肾虚弱者。

【来源】民间验方。

偏方 ❷ 向日葵煎剂

【配方】向日葵茎连白髓 15 ~ 30 克。

【用法】水煎 2 ~ 3 沸（不要多煎），一日 2 次分服。

【功效】主治尿道结石、泌尿系感染。

【来源】民间验方。

偏方 ❸ 薏仁煎剂

【配方】薏苡仁茎、叶、根适量（鲜草约 250 克，干品减半）。

【用法】水煎去渣，一日 2 ~ 3 次分服。

【功效】主治尿道结石。

【来源】民间验方。

偏方 ❹ 玉米须茶

【配方】玉米须 30 克。

【用法】玉米须以 5 大碗水煎煮 20 分钟，当茶饮用。

【功效】主治胆结石。

【来源】民间验方。

偏方 ❺ 绿茶末饮

【配方】绿茶适量。

【用法】绿茶晒干研末，沸水冲泡，趁热连茶末一起饮下。每日晨起空腹和睡前各饮 1 次，其他时间随时可服。

【功效】主治胆结石。

【来源】民间验方。

偏方 ❻ 芥菜马蹄菜汁

【配方】芥菜 1000 克，马蹄菜 500 克，冬瓜皮 60 克。

【用法】3 物共切，放入锅中，加水适量，煮好后沥出残渣，喝其汁液。

【功效】主治尿道结石。

【来源】民间验方。

偏方 ❼ 鱼脑石饮

【配方】鱼脑石2～3粒。

【用法】鱼脑石焙干，研成极细末，以温水送服，每服1～2克，每日2次。

【功效】健脾补肾，利水排石。主治肾结石，症见神疲体倦、腰背酸痛、排尿不畅等。

【来源】民间验方。

【说明】鱼脑石是黄花鱼（石首鱼）的头中物，是一味常用中药，能下尿路结石，治小便淋沥不畅。

偏方 ❽ 化石草石韦饮

【配方】方叶化石草、圆叶化石草各10克，石韦6克，红糖45克。

【用法】上药以水煎，加红糖饮服。

【功效】主治胆结石、肾结石。

【来源】民间验方。

【说明】化石草是化解各种内结石的特效草药，且能消炎、利尿，治疗肾炎。

偏方 ❾ 金钱草茶

【配方】大叶金钱草10克，绿茶1克。

【用法】沸水冲泡，加盖，5分钟后可饮。每日饭后饮服，杯中略留余汁，再泡再饮，直至色淡为止。

【功效】主治肾结石。

【来源】民间验方。

偏方 ❿ 大黄鸡蛋方

【配方】大黄12克（研末），鸡蛋1个。

【用法】将鸡蛋一端破开小孔，去清留黄，装入6克大黄末，然后用纸将口封固，置饭锅内蒸熟，揭去蛋壳一次吃完。另用大黄末6克，泡水一壶同时喝完。以后每日用大黄末6克，泡水一壶喝尽，不必再用鸡蛋。

【功效】本方具有清热利湿、通淋排石的功效，主治肾结石。

【来源】《常见病饮食疗法》。

【注意】年老体弱者应慎用。

偏方 ⓫ 薏苡仁酒

【配方】薏苡仁60克，白酒500毫升。

【用法】薏苡仁洗净，装入纱布袋内，扎紧口，放入酒罐中，盖好盖，浸泡7天即成。酌量饮用。

【功效】主治下焦湿热型肾结石，症见腰腹绞痛、尿频、尿痛、尿中带血等。

【来源】《茶酒治百病》。

偏方 ⓬ 钱草玉米须茶

【配方】玉米须40克，金钱草30克，绿茶5克。

【用法】上3味加水没过药面，煮沸10～15分钟即可（先后煎2次，药汁混合在一起）；或上3味制粗末，置茶壶内浸泡20分钟。每日1剂，不拘时，频频饮之。

【功效】本方健脾补肾、利水排石，主治肾结石。

【来源】民间验方。

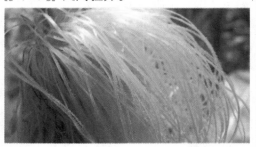

15 种偏方治疗 腹痛

腹痛是泛指胃脘以下、耻骨联合以上部位的疼痛。临床上极为常见，可伴发于多种脏腑疾病。腹痛的原因很多、范围很广，常见的主要有外感、内伤、饮食、情志及虫积等。

现代医学认为，急慢性肝、胆、胰腺炎症，胃肠痉挛，胃肠急慢性炎症，腹膜炎，盆腔疾患，寄生虫病等均可引起腹痛。

中草药方

偏方 ❶ 当归姜糖煎

【配方】当归 10 克，生姜 12 克，红糖 30 克。

【用法】水煎服，每日 1 剂。

【功效】主治虚寒腹痛。

【来源】民间验方。

偏方 ❷ 芍药当归饮

【配方】芍药、当归各 10 克。

【用法】上 2 味研成细末，加水 2 碗，煎至半碗。温服，每日 2 次。

【功效】本方缓急止痛、活血补血，主治腹内痛不可忍。

【来源】民间验方。

偏方 ❸ 红枣胡椒方

【配方】红枣 7 枚（去核），胡椒 9 粒，黄酒适量。

【用法】红枣、胡椒共捣烂，黄酒送服。

【功效】主治腹痛、胃痛。

【来源】民间验方。

偏方 ❹ 赤芍甘草茶

【配方】赤芍 10 克，甘草 5 克，绿茶 2 克。

【用法】前 2 味加水 1000 毫升煎煮 15 分钟，入茶。分 5 次服。

【功效】主治腹部痉挛痛。

【来源】民间验方。

偏方 ❺ 雄黄大蒜丸

【配方】雄黄、大蒜各 50 克，黄酒适量。

【用法】雄黄研成细末，大蒜捣烂，和雄黄为丸，如弹子大。每次细嚼 1 丸，温酒送下，不可再服。

【功效】通阳行气，缓急止痛。主治腹痛胀急，或垒块涌起，牵引腰痛。

【来源】民间验方。

偏方 ❻ 木瓜茴香丸

【配方】木瓜 120 克，小茴香 90 克，青皮 60 克，蜂蜜适量。

【用法】前 3 味共为细末，炼蜜为丸，如梧桐子大。每次 6 克，每日 3 次，饭后温酒送下。

【功效】主治腹下痛。

【来源】民间验方。

偏方 ❼ 丝瓜酒

【配方】连蒂老丝瓜 1 个，黄酒适量。

【用法】老丝瓜烧炭存性为末，黄酒冲服，每日 2 次。

【功效】本方温阳散寒、缓急止痛，主治腹部冷痛。

【来源】民间验方。

偏方 ⑧ 白胡椒绿豆饮

【配方】白胡椒、绿豆各等份，黄酒适量。

【用法】白胡椒、绿豆共为细末，温黄酒送下，每次3克，每日2次。

【功效】受寒腹痛。

【来源】民间验方。

偏方 ⑨ 龙眼酒

【配方】带壳龙眼、米酒各适量。

【用法】龙眼焙干研末，每次服10克，米酒送下。

【功效】主治寒性腹痛。

【来源】民间验方。

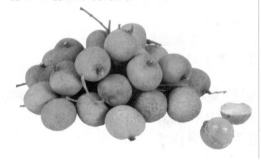

食疗药方

偏方 ⑩ 生姜豆蔻粥

【配方】生姜、肉豆蔻各6克，大米适量。

【用法】前2味捣烂，大米煮粥，待煮开，加入2物，粥成即可。

【功效】主治虚寒腹痛。

【来源】民间验方。

外敷外用方

偏方 ⑪ 茱萸茴香贴

【配方】吴茱萸、小茴香各等份。

【用法】上方研细末，装瓶备用。成人每次取0.2~0.5克，热酒调和，干湿适度，纳脐中，上用纱布覆盖，胶布固定，每日1次，以痛解为度。

【功效】主治虚寒性腹痛。

【来源】民间验方。

偏方 ⑫ 芷麦止痛方

【配方】生白芷60克（研碎），小麦粉15克，醋适量。

【用法】上方和匀，醋调糊状，敷脐眼约碗口大，用稍大的碗盖上，经过1~2小时即出汗，疼痛可除。

【功效】主治脐周绞疼。

【来源】民间验方。

偏方 ⑬ 莱菔子艾叶方

【配方】莱菔子、艾叶各30克，盐10克。

【用法】上方共炒热，以布包裹熨脐腹部，痛止为度。

【功效】主治腹痛。

【来源】民间验方。

偏方 ⑭ 辛皂药条

【配方】细辛、皂角各等份，蜂蜜适量。

【用法】前2药为末，蜂蜜熬稠，掺入药粉，按3：7混匀，制成条状，塞入肛门。

【功效】主治虫积腹痛。

【来源】《中医内科急症证治》。

偏方 ⑮ 莱菔子葱姜方

【配方】莱菔子120克，生姜60克，连须葱白500克。

【用法】上方共捣烂，加酒炒，布包熨腹部。

【功效】主治气滞腹痛。

【来源】民间验方。

44 种偏方治疗 腹泻

腹泻，又称泄泻，是指排便次数增多，粪便稀薄，甚至如水样。患者大便次数增多，每日 5～6 次，多者可达 10 次以上。腹泻多由湿邪所伤和内伤食滞引起，其病变主要在肠、胃、脾。本病一年四季均可发病，多见于夏秋季节。胃肠、肝胆等脏器的某些疾患，如急慢肠炎、肠结核、胃肠神经官能症以及食物中毒等均可引起腹泻。

对于腹泻患者来说，坚硬、寒凉、不易消化的东西宜少吃，应以肉汤、米粥等清淡益脾胃的食物为主。

中草药方

偏方 ❶ 鱼腥草煎

【配方】鱼腥草 200 克。

【用法】鱼腥草用冷开水洗净捣烂，以温开水（可加白糖调味）送服。每 6 小时服 1 剂，连服 3 剂。

【功效】清热解毒，利湿止泻。主治湿热腹泻。

【来源】民间验方。

偏方 ❷ 焦米汤

【配方】大米 1 小杯。

【用法】锅洗净，将大米倒进锅里，不必放油，不停翻炒，直到米粒焦黑为止，随即加水 1 碗及红糖少许，煮开后，将米汤盛起，趁热喝下，米粒不要吃。

【功效】主治风寒泄泻。

【来源】民间验方。

偏方 ❸ 山楂止泻茶

【配方】焦山楂 10 克，石榴皮、茶叶各 8 克。

【用法】水煎服，每日 1 次。

【功效】主治腹泻。

【来源】民间验方。

偏方 ❹ 红枣荔枝汤

【配方】红枣 5 枚，荔枝干果 7 个。

【用法】上方用水煎成汤，持续服用，至愈为度。

【功效】主治腹泻。

【来源】民间验方。

偏方 ❺ 鲜藕汁

【配方】鲜嫩藕 1500 克。

【用法】藕洗净，捣烂取汁，分 2 次用沸水冲服。

【功效】清热凉血，开胃止泻。适用于肠炎泄泻伴食欲不振、发热者。

【来源】民间验方。

偏方 ❻ 无花果叶汤

【配方】无花果鲜叶 60 克，红糖适量。

【用法】无花果鲜叶切碎，加入红糖同炒研末，以开水送服，一次喝下。

【功效】主治腹泻经年不愈。

【来源】民间验方。

偏方 ❼ 马齿苋大蒜汁

【配方】马齿苋 30 克，大蒜（捣烂）10 克。

【用法】先用马齿苋煎水 1 碗，冲入蒜泥，过滤其汁，每日 2 次分服。

【功效】主治腹泻。
【来源】民间验方。

偏方 ⑧ 山楂肉末

【配方】山楂肉适量。
【用法】山楂肉炒黑研为细末，每次取6克，用白糖调味，温开水送下。
【功效】主治腹泻。
【来源】民间验方。

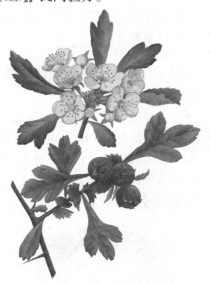

偏方 ⑨ 韭菜汁

【配方】韭菜（连根）250克。
【用法】韭菜洗净，捣汁，温开水冲服，每日3次。
【功效】本方补中止泻，主治急性胃肠炎之上吐下泻。
【来源】民间验方。

偏方 ⑩ 茄子叶汤

【配方】茄子叶10片。
【用法】茄子叶洗净，加水煎20分钟，去渣饮汤，每日3次。
【功效】收敛止泻。主治急性胃肠炎之

腹泻不止。
【来源】民间验方。

偏方 ⑪ 萝卜饮

【配方】萝卜500克。
【用法】将萝卜洗净，切片晒干，每取50克，加水2碗，煎至1碗。温服，每日2次。
【功效】本方行气健胃止泻，主治腹泻腹胀。
【来源】民间验方。

偏方 ⑫ 柚姜止泻茶

【配方】老柚壳9克，细茶叶6克，生姜2小片。
【用法】先将前2味同研成细末，再把生姜煎汤，候温，送服前2味细末。每日1剂，上、下午各服1次。
【功效】本方温中理气止泻，适用于腹中冷痛、腹泻如水样者。
【来源】民间验方。
【注意】忌食生冷食物、鱼类、猪油1周。

偏方 ⑬ 冻石榴皮

【配方】冻石榴皮适量。
【用法】石榴皮焙干，研细末，每次服10克，每日1次，米汤送服。
【功效】主治久泻不愈。
【来源】民间验方。

偏方 ⑭ 生姜黄连方

【配方】生姜120克，黄连30克。
【用法】上2味用文火炒黄，研为细末，每次3克，茶水送服。
【功效】主治腹泻。
【来源】民间验方。

偏方 15 生熟麦糖汤

【配方】小麦 300 克，红糖 50 克。

【用法】将小麦放入铁锅中摊匀不翻动，用文火烫小麦至下半部分变黑，加水 800 毫升煎沸，将红糖放入碗内，把煎沸之生熟麦水倒入碗内搅匀，温服。

【功效】主治慢性腹泻。

【来源】《四川中医》，1989（9）。

偏方 16 杨梅酒

【配方】鲜杨梅、白酒适量。

【用法】杨梅浸入白酒中，密封一周。每次酌量饮酒，同时吃杨梅 2 ~ 3 个。

【功效】主治夏季伤湿腹泻。

【来源】民间验方。

偏方 17 炒荞麦

【配方】荞麦适量。

【用法】将荞麦炒后研成末，用温水冲服，每次 6 克，每日 2 次。

【功效】主治久泻不愈。

【来源】民间验方。

偏方 18 山药锅巴方

【配方】锅巴 500 克，山药 120 克，焦山楂 50 克，砂仁 30 克。

【用法】上方共研细末，每次服用 10 克（可用白糖调服），每日 2 次。

【功效】主治老人、小儿脾虚所致之消化不良、久泻不愈。

【来源】民间验方。

偏方 19 莲子锅巴方

【配方】焦锅巴、莲子肉、白糖各 120 克。

【用法】焦锅巴、莲子肉共研细末，与白糖和匀，装入瓶中，于饭后 1 小时用开水冲服 4 匙，每日 3 次。

【功效】健脾益胃，固涩止泻。主治脾虚久泻。

【来源】民间验方。

偏方 20 葛粉方

【配方】葛粉 30 克，白糖适量。

【用法】葛粉水煎，入少许白糖调服，每日 1 次。

【功效】治疗感冒腹泻、肠胃炎腹泻。

【来源】民间验方。

偏方 21 白扁豆方

【配方】白扁豆适量。

【用法】白扁豆研成粉，温水送服，每次 12 克，日服 3 ~ 4 次。也可取扁豆 30 ~ 60 克，煮成汁液，分 2 ~ 3 次饮服。

【功效】治急性胃肠炎引起的上吐下泻。

【来源】民间验方。

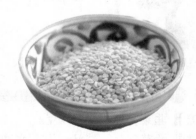

偏方 22 米醋大蒜泥

【配方】大蒜 10 头，米醋 250 毫升。

【用法】大蒜洗净，捣烂如泥，和米醋徐徐咽下，每次约 1 头，每日 3 次。

【功效】消炎止泻。主治急性肠炎腹泻、水样便。

【来源】民间验方。

偏方 23 荷梗方

【配方】荷梗（或荷叶蒂）30 ~ 60 克，

麦芽糖 1 ~ 2 匙。

【用法】荷梗用水煎,以麦芽糖调化送服。

【功效】主治久泻久痢引起的肠风下血等症。

【来源】民间验方。

偏方 24 明矾烧红枣

【配方】红枣(去核)7 枚,明矾(研末)适量。

【用法】红枣去核,注入明矾末,用线捆住,入火内烧至黑红色,明矾末和红枣皆吃下。

【功效】主治腹泻。

【来源】民间验方。

偏方 25 烤大蒜

【配方】大蒜 2 头。

【用法】大蒜放火上烤,至表皮变黑时取下,放入适量的水煮,饮其汁液即可。

【功效】主治腹泻便臭者。

【来源】民间验方。

偏方 26 焦馒头方

【配方】馒头 1 个。

【用法】馒头放在炭火上烤焦变黑,食用烤焦的部分。泻止即停,不可久食。

【功效】主治急性肠炎腹泻。

【来源】民间验方。

偏方 27 胡椒茱萸陈皮方

【配方】白胡椒、吴茱萸、陈皮等份。

【用法】上药共研细末,以温开水送服,每次 6 克,每日 1 ~ 2 次。

【功效】主治宿食不消引起的心腹冷痛、呕吐泄泻。

【来源】民间验方。

偏方 28 茱萸豆蔻小米丸

【配方】小米 60 克,吴茱萸、肉豆蔻各 30 克,蜂蜜适量。

【用法】前 3 味炒焦,研细,共为蜜丸,每次服 6 克,每日 2 次,温水送下。

【功效】主治慢性肠炎引起的久泻久利。

【来源】民间验方。

偏方 29 番石榴叶方

【配方】番石榴叶。

【用法】采番石榴的嫩叶,捣碎,用纱布挤出汁液,加少许盐服下。或者将番石榴叶洗净,放入嘴里生嚼,20 ~ 30 片即可。

【功效】主治腹泻。

【来源】民间验方。

食疗药方

偏方 30 止泻小米粥

【配方】小米 50 克,山药 25 克,红枣 5 枚。

【用法】3 物洗净,红枣去核,共煮成粥,一次服完,每日 3 次。

【功效】健脾养胃,补虚止泻。主治脾胃虚弱之大便溏泄。

【来源】民间验方。

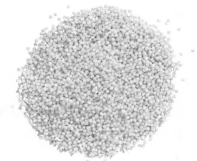

偏方 ③ 干姜粥

【配方】干姜3克，高良姜5克，大米60克。

【用法】先煎干姜、高良姜，去渣取汁，再入大米同煮为粥。早晚服食，3～5日为1疗程。

【功效】温脾暖胃，散寒止痛。适用于脾胃虚寒、心腹冷痛、肠鸣腹泻者。

【来源】民间验方。

【注意】凡实热证以及阴虚内热者，不可选用。

偏方 ② 椒面粥

【配方】川椒3克，白面粉60克，生姜3片。

【用法】先将川椒研为极细末，每次取适量同面粉和匀，调入水中煮粥，后入生姜稍煮即可。

【功效】本方暖胃散寒、温中止痛，适用于寒湿腹泻。

【来源】民间验方。

【注意】川椒为大热之品，并有强烈的辛辣气味，煮粥时用量不宜过大，且病愈即止。一切热性病患者均不可选食。

偏方 ③ 蒸粽子片

【配方】糯米粽子100克，姜汁、白酒各适量。

【用法】粽子切片晒干，用时先蒸热，加姜汁与少量白酒，早、晚食用。

【功效】主治腹泻。

【来源】民间验方。

偏方 ④ 黄瓜叶煎鸡蛋

【配方】黄瓜叶250克，醋100毫升，鸡蛋2个。

【用法】取新鲜黄瓜叶，洗净切碎，用醋调匀，煎鸡蛋食之，每日2次。

【功效】清热补中，消食止泻。主治胃肠炎之泄泻属热性者。

【来源】民间验方。

偏方 ⑤ 山药烤馒头

【配方】山药60克，烤馒头1个。

【用法】将馒头烤焦，碾成碎末，再将山药煮熟，蘸馒头末食之，每日3次。

【功效】健脾益胃止泻。主治慢性腹泻，久治不愈者。

【来源】民间验方。

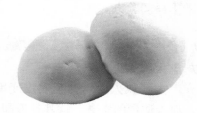

偏方 ⑥ 荜菝粥

【配方】荜菝3克，胡椒2克，大米60克。

【用法】先把荜菝、胡椒研为极细末，以大米煮粥，待水沸后调入以上2味药末，再煮成稀粥即可。

【功效】温中散寒止痛，适用于肠鸣泄泻、胃寒呕吐、脘腹疼痛等。

【来源】民间验方。

【注意】素体实热或阴虚火旺者不宜选用。

偏方 ⑦ 车白小米粥

【配方】车前子、白术各10克，小米150克。

【用法】将小米洗净，加水煮成粥，车前子、白术共研细末，和小米粥服下，每日3次。

【功效】清热利湿，健脾止泻。

【来源】民间验方。

偏方 ❸ 明矾炖羊肝

【配方】羊肝 1 具，明矾 30 克。

【用法】羊肝洗净破开，将明矾研末后撒入肝内，用砂锅文火炖熟，分 3 次吃完。

【功效】温中补虚，收敛止泻。主治腹泻日久不愈。

【来源】民间验方。

偏方 ❸ 鲫鱼羹

【配方】鲫鱼 1000 克，大蒜 2 头，胡椒、花椒、陈皮、砂仁、荜茇各 6 克，调料适量。

【用法】以上各物及葱、酱、盐料装入鱼肚内，煎熟作羹，五味调和令匀，空腹食之。

【功效】适合于脾胃虚弱、久泻不愈者食之。

【来源】民间验方。

偏方 ❹ 糖酒蛋花汤

【配方】鸡蛋 1 个，白糖 10 克，白酒 100 毫升。

【用法】鸡蛋打碗内，入白糖、白酒点燃，边燃边搅，至酒尽火灭，鸡蛋成花状。待温服食。

【功效】主治腹泻。

【来源】民间验方。

偏方 ❹ 黄瓜茶叶方

【配方】嫩黄瓜 1 条，茶叶 10 克。

【用法】将黄瓜洗净，茶叶冲茶 1 碗，饮茶食黄瓜。

【功效】清热解毒，消食止泻。主治急性胃肠炎之水泄不止。

【来源】民间验方。

【注意】服用期间忌腥冷。

偏方 ❹ 核桃止泻方

【配方】核桃仁 20 克。

【用法】每日分 2 次嚼服，每次 10 克，连服 2 个月。

【功效】主治慢性腹泻，症见便溏不实、神疲乏力者。

【来源】《浙江中医杂志》，1990（1）。

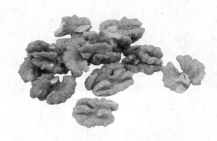

外敷外用方

偏方 ❹ 胡椒硫黄敷贴方

【配方】胡椒、硫黄各适量。

【用法】上方共研细末，每次取药粉 1.5 克，填撒脐内，用胶布固定，隔日换药 1 次。

【功效】主治腹泻、腹痛。

【来源】民间验方。

【注意】孕妇禁用。

偏方 ❹ 平胃散鼻嗅法

【配方】成药平胃散 2 包。

【用法】将平胃散用布包起，放在枕边嗅其气，每次 30 ～ 50 分钟。也可将平胃散布包放脐上用热水袋熨之，每次 30 ～ 50 分钟，每日 2 ～ 3 次。

【功效】主治寒湿或虚寒泄泻。

【来源】《理沦骈文》。

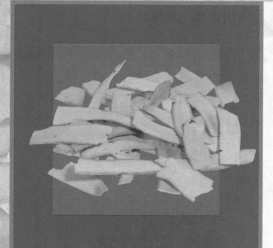

38 种偏方治疗 菌痢

细菌性痢疾（简称"菌痢"）是夏秋季常见的一种急性肠道传染病，常因进食不洁食物，感染痢疾杆菌所引起。主要症状有发热、腹痛、腹泻、里急后重（肛门重坠，时时有排便之感，便出不爽）、脓血便等。人群对本病有普遍易感性，幼儿及青壮年发病率较高。

痢疾患者在患病期间要吃易消化的食物，如稀饭、牛奶、豆腐等，以免增加肠胃的负担，刺激肠胃。不可食用冰凉的食物及饮料，注意腹部保暖，禁行冷水浴。

中草药方

偏方 ❶ 白扁豆花煎

【配方】白扁豆花60克。

【用法】白扁豆花炒焦，水煎2碗，连服2次，不止再服。

【功效】健脾利湿，涩肠止泻。主治痢疾初起。

【来源】民间验方。

偏方 ❷ 乌龙煎剂

【配方】乌梅30克，山楂20克，龙胆草15克，地榆12克。

【用法】上药加水500毫升，再煎，去渣取汁400毫升。每日服4次，每次100毫升，连服5剂为1疗程。

【功效】此方治疗急性细菌性痢疾，一般2~4日可痊愈。

【来源】《湖北中医》，1988（5）。

偏方 ❸ 酸醋绿茶汁

【配方】绿茶100克，醋10毫升。

【用法】绿茶加水煮取浓汁300毫升，每次服100毫升，加醋趁热饮下。每日3次。

【功效】清热解毒，杀菌止痢。主治急性菌痢。

【来源】民间验方。

【注意】虚寒久痢者勿用，有失眠症者晚上勿服。

偏方 ❹ 石榴皮汁

【配方】石榴皮12克，红糖适量。

【用法】石榴皮洗净，入砂锅加水，文火煎煮15分钟，取汁去渣，凉温后加红糖，分 2 次服，每日 1 剂。

【功效】治疗慢性菌痢。

【来源】民间验方。

偏方 ⑤ 马齿苋槟榔茶

【配方】马齿苋、槟榔各 10 克。

【用法】将马齿苋、槟榔共煎取汁，代茶饮。

【功效】本方清热化湿解毒，主治急性菌痢。

【来源】民间验方。

偏方 ⑥ 大黄酒

【配方】大黄 12 克，白酒 250 毫升。

【用法】浸泡 1 ~ 2 日，去渣饮酒，每日 1 ~ 2 次，每次饭前饮 1 小杯。

【功效】主治痢疾初起。

【来源】民间验方。

偏方 ⑦ 马齿苋蜜汁

【配方】鲜马齿苋 1000 克，白蜜 30 毫升。

【用法】马齿苋用温开水洗净绞汁，加白蜜调匀，1 次服下，每日服 2 次。

【功效】主治湿热痢，症见腹痛、里急后重、下痢赤白脓血等。

【来源】民间验方。

偏方 ⑧ 蚕豆米汤

【配方】蚕豆 60 克，百草霜 30 克，米汤适量。

【用法】蚕豆炒黄后与百草霜放锅内同炒，以起烟为度，再加米汤煎后服用，每日 1 剂。

【功效】益胃健脾，和中止泻。主治痢疾便血。

【来源】民间验方。

偏方 ⑨ 桂花酒

【配方】桂花 50 克，白酒 500 毫升。

【用法】将桂花洗净，除去杂质，放入酒坛中，拌匀，盖上盖，封严，每隔 2 天搅拌 1 次，浸泡 15 日即成。每日服 2 次，每次 10 ~ 15 毫升。

【功效】本方有清肠解毒之功，主治中毒性菌痢。

【来源】民间验方。

偏方 ⑩ 马齿苋藕汁

【配方】鲜马齿苋、鲜藕各 500 克，白糖适量。

【用法】将鲜马齿苋、鲜藕洗净捣烂绞汁，加白糖。每次服 200 毫升，每日 2 ~ 3 次。

【功效】清热解毒，凉血止痢。主治中毒性菌痢。

【来源】民间验方。

【注意】冷痢、脾虚泄泻者忌服。

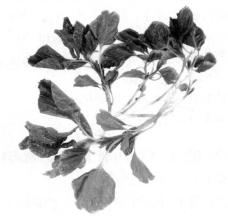

偏方 ⑪ 治痢速效茶

【配方】龙牙草、陈茶叶各 10 克。

【用法】将 2 味略洗，加水同煎，取汁

即成。每日1剂，不拘时温服。

【功效】主治急性菌痢。

【来源】《家用良方》。

偏方 ⑫ 山楂止痢茶

【配方】山楂60克（生熟各半），茶叶15克，生姜6克，红糖、白糖各15克。

【用法】将山楂、茶叶、生姜3味加水煎沸10～15分钟，取汁冲入红、白糖即可。每日2剂，不拘时饮服。

【功效】主治急性菌痢。

【来源】《河北省中医药展览集锦》。

偏方 ⑬ 香蕉花蜜

【配方】香蕉花50克，蜂蜜适量。

【用法】将香蕉花捣烂，加蜂蜜调匀，开水冲服。

【功效】本方清热利湿、健脾止泻，主治急性菌痢。

【来源】民间验方。

偏方 ⑭ 六神汤

【配方】炒黄连、车前子各60克，地榆、栀子、炙甘草各15克，陈皮（浸去白）30克。

【用法】上药共为粗末，每次15克，以地浆水煎，空腹服。

【功效】主治细菌性痢疾。

【来源】《奇效良方》。

偏方 ⑮ 柿子粉冲剂

【配方】柿子500克。

【用法】柿子洗净切片晒干，炒黄研末。每次5克，每日服3次，开水送服。

【功效】本方有涩肠止痢的功效，主治急性菌痢。

【来源】民间验方。

偏方 ⑯ 酸石榴蜜

【配方】酸石榴2个，蜂蜜30克。

【用法】石榴捣烂取汁，与蜂蜜调匀，温开水冲服。每日2次，连服数日。

【功效】主治细菌性痢疾。

【来源】民间验方。

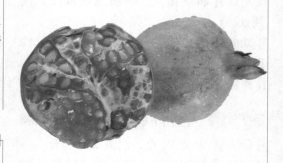

偏方 ⑰ 黄连姜汁茶

【配方】绿茶10克，黄连6克，姜汁、红糖各适量。

【用法】将茶、黄连用开水冲泡15分钟后倒入姜汁、红糖，调服。

【功效】本方具有清热利湿解毒之功效，主治急性菌痢。

【来源】民间验方。

偏方 ⑱ 萝卜蜜茶

【配方】白萝卜60克，姜汁15克，蜂蜜30克，茶叶适量。

【用法】茶叶先用沸水冲泡。萝卜绞汁，与姜汁、蜂蜜、浓茶一起搅拌均匀，放入锅中蒸煮，1次服完。

【功效】主治细菌性痢疾。

【来源】民间验方。

偏方 ⑲ 山楂红糖酒

【配方】山楂、红糖各60克，白酒30毫升。

【用法】将山楂文火炒至略焦，离火加酒搅拌，再加水 200 毫升，煎 15 分钟，去渣加红糖，趁温一次服下。每日 1 剂。

【功效】本方清肠解毒，适用于中毒性菌痢。

【来源】民间验方。

偏方 20 姜茶乌梅饮

【配方】生姜 10 克，乌梅肉 30 克，绿茶 5 克。

【用法】生姜洗净切丝，乌梅肉用剪刀剪碎，2 味与绿茶共放保温杯中，以沸水冲泡，半小时后加红糖适量。趁热顿服，每日 3 次。

【功效】主治虚寒菌痢。

【来源】《世医得效方》。

偏方 21 黑虎丹

【配方】猪胆 3 具，小米适量。

【用法】将新鲜猪胆倒出胆汁少许，把洗净晒干的小米装入猪胆内，扎紧胆管，悬阴处晾干，研为粉末。每次 5 克，空腹米汤水送服，每日 3 次，5 日为 1 个疗程。

【功效】本方清热解毒，主治菌痢。

【来源】民间验方。

偏方 22 鳝鱼粉冲剂

【配方】活鳝鱼 1 条，红糖、陈酒各适量。

【用法】鳝鱼去内脏、杂物，洗净切段，放在瓦上焙干成炭，研为粉。每次服 9 克，以红糖拌和，陈酒送服。

【功效】本方治疗细菌性痢疾，一般数次即愈。

【来源】民间验方。

【说明】服此剂，患者忌食生冷水酒、海蜇、海参等。

偏方 23 山药粉冲剂

【配方】山药 250 克，莲子、芡实各 120 克，白糖适量。

【用法】山药、莲子、芡实共研成细末。每次取 10 克，加白糖，蒸熟或用开水冲服，每日 1～2 次，连续服用。

【功效】治疗慢性菌痢、腹泻。

【来源】民间验方。

偏方 24 石榴皮蜂蜜膏

【配方】鲜石榴皮 1000 克（干品 500 克），蜂蜜 300 毫升。

【用法】石榴皮切碎，用砂锅煎煮取汁 2 次，文火浓缩至稠黏时，加蜂蜜 300 毫升搅匀，至沸停火，冷却装瓶。每服 10 毫升，开水冲服，每日 3 次。

【功效】本方清热利湿解毒，主治急性菌痢。

【来源】《饮食治大病》。

食疗药方

偏方 25 桂浆粥

【配方】山楂 6 克，当归、肉桂、陈皮各 3 克，大米 100 克，红糖适量。

【用法】将当归、肉桂、陈皮、山楂等中药加水煎浓汁，大米煮粥，待粥沸后，调入药汁及红糖，再煮沸即可服食。每日服 1～2 次。

【功效】主治慢性菌痢。

【来源】民间验方。

偏方 26 山药山楂粥

【配方】山药、白扁豆、薏苡仁、山楂各 20 克，葱白 5 根，盐适量。

【用法】前 4 味入锅，加水适量煮粥，临熟时加入葱白，再沸时用盐调味，温服。

【功效】本方温补下元、涩肠固脱，主治慢性菌痢。

【来源】《饮食治大病》。

偏方 27 紫苋粥

【配方】紫色苋菜 100 克，大米 60 克。

【用法】先以水煎苋菜，去渣取汁，下米煮粥，空腹食之。

【功效】本方具有清热解毒之功效，主治急性菌痢。

【来源】《寿亲养老新书》。

偏方 28 生姜豆蔻粥

【配方】生姜、肉豆蔻各 6 克，大米适量。

【用法】生姜切碎，肉豆蔻研为细末，用大米煮粥，待煎沸后加入肉豆蔻末及生姜，同煮为粥，早、晚各服 1 次。

【功效】主治虚寒型痢疾。

【来源】民间验方。

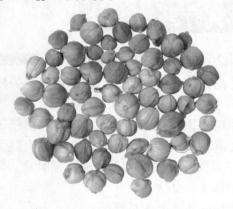

偏方 29 蒸黑木耳

【配方】黑木耳 15 克，红糖 60 克。

【用法】黑木耳切成适当大小，与红糖一起搅拌后，加入 300 毫升水，隔水蒸煮，蒸熟后即可食用。

【功效】主治细菌性痢疾。

【来源】民间验方。

偏方 30 银花莲子粥

【配方】金银花 15 克，莲子 10 克，大米 100 克。

【用法】先将金银花煎取汁，用汁再加适量清水与莲子、大米煮成稀粥。

【功效】清热解毒，健脾止泻。主治痢疾腹痛。

【来源】民间验方。

偏方 31 生姜蒸蛋

【配方】生姜 9 克，鸡蛋 1 个。

【用法】生姜捣碎，打入鸡蛋相和蒸熟。空腹顿服，每日 2 次。

【功效】主治痢疾初起兼有恶寒发热者。

【来源】民间验方。

偏方 32 干姜粥

【配方】干姜、高良姜各 5 克，大米 100 克。

【用法】将干姜、高良姜用砂锅煎汁，去渣取汁，与大米同煮为粥。早晚服食，5 日为 1 疗程。

【功效】主治慢性菌痢，症见下痢稀薄、持续泄泻、日久难愈等。

【来源】民间验方。

偏方 33 大蒜炖鲫鱼

【配方】鲜鲫鱼 500 克，大蒜 2 头。

【用法】将鱼去鳞和内脏后切片，大蒜去外皮，同煮汤调味服食。每日 1 次，连服数日。

【功效】主治中毒性菌痢，症见发热急促、头痛烦躁、口渴等。

【来源】民间验方。

偏方 ❸❹ 苦瓜泥

【配方】鲜苦瓜 100 克，红糖 100 克。

【用法】将苦瓜捣烂如泥，加糖搅匀，2 小时后将水滤出，1 次冷服。每日 1 ~ 2 次，连服数日。

【功效】主治急性菌痢，症见畏寒发热、腹痛腹泻、里急后重、便次增多等。

【来源】民间验方。

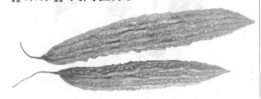

偏方 ❸❺ 狗肝粥

【配方】狗肝 1 叶，大蒜 50 克，大米 100 克，葱、姜少许。

【用法】将狗肝洗净切成条状，大蒜略切碎，和大米同煮成粥，加葱、姜、盐作料，再煮 2 ~ 3 沸。分 2 ~ 4 次空腹服完，1 周为 1 疗程。

【功效】温阳健脾，消炎止痢。治疗细菌性痢疾。

【来源】民间验方。

偏方 ❸❻ 枣药扁豆糕

【配方】红枣 500 克，山药 200 克，鲜扁豆 50 克，陈皮 30 克。

【用法】将山药切成薄片，鲜扁豆、枣肉切碎，陈皮切丝，再加面粉及适量白糖制成糕，适量食用。

【功效】健脾止泻，益气化湿。主治痢疾时发时止，日久不愈。

【来源】民间验方。

外敷外用方

偏方 ❸❼ 大蒜贴药

【配方】大蒜适量。

【用法】大蒜捣如泥，贴于两足心或肚脐部位。若在吃饭时配合食用 3 ~ 4 瓣大蒜，治疗效果尤佳。

【功效】主治细菌性痢疾。

【来源】民间验方。

【说明】大蒜的杀菌力很强，它不但能促进肠、胃的机能，且对细菌性痢疾的治疗别具功效。

偏方 ❸❽ 乌梅汤熏洗法

【配方】乌梅 500 克。

【用法】乌梅用清水煎汤，将药汁倒入盆内，先趁热熏肛门，温度降至 45 ~ 50℃时，用药汁坐洗肛门。每日 1 次，连用 3 ~ 5 天即见效。

【功效】主治细菌性痢疾。

【来源】《中医外治法类编》。

10 种偏方治疗 消化不良

消化不良为一组消化吸收障碍性疾病的综合表现。多因饮食不节、过饥过饱、或过食生冷油腻不洁之物，损伤脾胃，使食物不易被消化吸收所致。临床表现为食欲不振、腹胀、腹痛、嗳气、恶心、呕吐、烧心、泛酸、大便溏泄如水，或夹有未消化食物，有酸臭或奇臭等。

消化不良患者应远离油腻、刺激性的食物和饮料，少吃甜品、冰淇淋，以清淡食物为主。如果仅是偶尔出现的消化不良，可采用饭后散步、腹部按摩、小偏方等方法予以消除。排除各种精神上的负担，可有效缓解各种功能性消化不良。

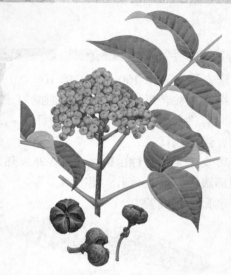

【来源】民间验方。

偏方 ③ 酱油茶

【配方】茶叶9克，酱油30毫升。
【用法】茶叶加水1杯煮开，然后再加酱油煮开。口服，每日3次。
【功效】主治消化不良，腹痛泄泻。
【来源】民间验方。

偏方 ④ 绿茶干橘方

【配方】蜜橘1个，绿茶10克。
【用法】橘挖孔，塞入茶叶，晒干后食用。成人每次1个，小儿酌减。
【功效】理气解郁。主治肝气不舒所致的消化不良。
【来源】民间验方。

中草药方

偏方 ① 陈茶胡椒方

【配方】陈茶叶一撮，胡椒10粒（捣烂），盐适量。
【用法】沸水冲服，每日1~2次。
【功效】温中散寒。主治虚寒性消化不良。
【来源】民间验方。

偏方 ② 干姜茱萸方

【配方】干姜、吴茱萸各30克。
【用法】共研细末，每次6克，温开水送下。
【功效】主治消化不良，伤食吐酸水。

偏方 ⑤ 陈皮酒

【配方】陈皮50克，白酒500毫升。
【用法】陈皮泡白酒中，7日后饮服。每次1小杯，每日3次。
【功效】主治消化不良。
【来源】民间验方。

偏方 ❻ 砂仁酒

【配方】 砂仁 30 克，黄酒 500 毫升。

【用法】 砂仁研为细末，袋装泡酒中 4 日。每次饮 30 ~ 40 毫升，每日 3 次。

【功效】 化湿行气。主治消化不良。

【来源】 民间验方。

食疗药方

偏方 ❼ 白术猪肚粥

【配方】 猪肚 1 具，白术 30 克，槟榔 10 克，大米 60 克，生姜少许。

【用法】 猪肚洗净，切成小块，同白术、槟榔、生姜一起煎煮，取汁去渣，用汁同米煮粥。猪肚可取出蘸香油助餐，早晚餐温热服食，3 ~ 5 日为一疗程，停 3 日再吃，病愈后即可停服。

【功效】 本方补中益气、健脾和胃，适用于脾胃气弱、消化不良、腹部虚胀者。

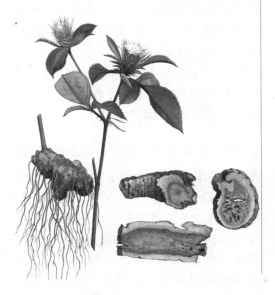

【来源】 民间验方。

【注意】 由于槟榔属破气之品，所以用量不宜过大。

偏方 ❽ 内金橘皮粥

【配方】 鸡内金 6 克，干橘皮 3 克，砂仁 2 克，大米 30 克，白糖适量。

【用法】 先将鸡内金、橘皮、砂仁共研成细末，再将米煮成粥，粥成入 3 物粉末，加适量白糖调服。

【功效】 消积导滞，醒脾和胃。主治食积消化不良。

【来源】 民间验方。

偏方 ❾ 高粱米粥

【配方】 高粱米 50 克，白糖少许。

【用法】 高粱米洗净，加水煮粥至熟烂，加少许白糖食用。

【功效】 健脾益中。主治消化不良。

【来源】 民间验方。

偏方 ❿ 豆蔻粥

【配方】 肉豆蔻 5 克，生姜 2 片，大米 50 克。

【用法】 先把肉豆蔻捣碎研为细末，用大米煮粥，待煮沸后加入肉豆蔻末及生姜，同煮为粥。早、晚温热服，3 ~ 5 日为 1 疗程。

【功效】 本方开胃消食、温中下气，适用于宿食不消、呕吐泄泻、脘腹隐痛等症。

【来源】 民间验方。

【注意】 肉豆蔻的用量不宜过大，量大则对胃肠有抑制作用。本粥适合虚寒病人，实热证或阴虚火旺体质者不宜选用。

32 种偏方治疗 便秘

便秘即大便秘结不通，就是排便困难。有的人大便并不干燥，但排便很费力；有的人并非每天有便意，要好几天才大便一次，由于粪便在肠腔内滞留时间过长，水分被肠壁吸收，引起粪便干燥、坚硬，更加不易解出。以上即是便秘的表现。

引起便秘的原因有功能性与器质性两类。器质性原因有由肿瘤、肠粘连等引起的肠道梗阻，卵巢囊肿、子宫肌瘤、腹水等引起肠道受压，肠炎、肛裂、痔疮等引起的排便障碍。功能性原因有多次妊娠、过度肥胖、年老体弱、怀孕等造成的腹肌松弛，排便无力。有的患者在发热性疾病过程中，因发热造成体液大量流失，致使粪便干燥难解。还有些便秘与生活习惯有关，如饮食中缺乏纤维素、饮水太少、缺乏定时排便的习惯等。

便秘患者应注意饮食调理，多进食纤维素含量丰富的食物、蔬菜、水果，多饮水。养成定时排便的习惯，即使无便意，也应坚持定时去蹲坐 10 分钟左右。

中草药方

偏方 ❶ 醋饮

【配方】食醋 1 勺，白开水 2 杯。

【用法】每日清晨饮 1 杯加入 1 勺醋的温开水，然后再饮 1 杯不加醋温开水，室外活动半小时左右，中午即可有便意。长期坚持服用效果更佳。

【功效】本方生津通便，主治习惯性便秘或老年性便秘。

【来源】民间验方。

偏方 ❷ 黑芝麻人参饮

【配方】黑芝麻 25 克，人参 5 ～ 10 克，白糖适量。

【用法】黑芝麻捣烂备用。水煎人参，去渣留汁。加入黑芝麻及白糖，煮沸后食用。

【功效】本方益气润肠、滋养肝肾，适用于气虚便秘。

【来源】《中国食疗学》。

偏方 ❸ 芝麻北芪蜜

【配方】黑芝麻 60 克，北芪 18 克，蜂蜜 60 克。

【用法】将芝麻捣烂，磨成糊状，煮熟后调蜂蜜，用北芪煎汤冲服，分 2 次服完。每日 1 剂，连服数剂。

【功效】本方具有益气润肠之功效，适用于排便无力、汗出气短者。

【来源】《常见病饮食疗法》。

偏方 ❹ 牛膝当归蜜膏

【配方】肉苁蓉 500 克，牛膝、当归各 50 克，蜂蜜适量。

【用法】牛膝、肉苁蓉、当归加水适量，浸泡发透。每煎 20 分钟取液 1 次，加水再煎，共取 3 次。合并药液，再以文火煎熬浓缩成稠膏，加蜂蜜 1 倍，至沸停火，待冷装瓶。每次服 1 汤匙，沸水冲服，每日 2 次。

【功效】本方温阳通便，适用于面青肢冷、喜热畏寒之便秘患者。

【来源】民间验方。

偏方 ❺ 决明润肠茶

【配方】草决明 30 克。

【用法】将草决明炒至适度，碾碎，沸水冲泡 5 ~ 10 分钟，代茶饮。每日 1 剂，不拘时温服。

【功效】本方顺气行滞，主治便秘，胸胁满焖。

【来源】《河南省秘验单方集锦》。

偏方 ❻ 香蜜茶

【配方】蜂蜜 65 克，香油 35 毫升。

【用法】将香油兑入蜂蜜中，加沸水调服即可。每日早、晚各服 1 次。

【功效】主治血虚便秘，症见大便干燥、努挣难下、面色无华等。

【来源】《食物疗法》。

偏方 ❼ 葱白阿胶饮

【配方】葱白 2 根，阿胶 10 克。

【用法】水煎葱白，待熟后入阿胶烊化温服。每日 1 次，连服数日。

【功效】主治便秘，症见腹痛、大便艰涩，难以排出等。

【来源】民间验方。

偏方 ❽ 杏桃当归丸

【配方】杏仁、桃仁、当归各 9 克，蜂蜜适量。

【用法】前 3 味共捣碎，炼蜜为丸。每日早、晚各服 1 剂。

【功效】本方养血润燥，主治便秘，症见大便干燥、努挣难下、头眩、心悸等。

【来源】民间验方。

偏方 ❾ 葛根大黄汤

【配方】猪油 50 克，葛根 30 克，大黄 20 克。

【用法】用水 2 大碗，煮葛根、大黄，去渣取汁 1 碗半，加猪油煮至 1 碗。分 2 次服食，每日 1 剂，连服数剂。

【功效】本方有清热润肠之功效，主治便秘属热性者。

【来源】民间验方。

偏方 ❿ 橘皮酒

【配方】橘皮、黄酒各适量。

【用法】橘皮（不去白，酒浸）煮至软，焙干为末，每次 10 克，温酒调服。

【功效】本方顺气行滞，适用于便秘伴纳食减少、腹中胀痛者。

【来源】民间验方。

偏方 ⓫ 松子酒

【配方】松子仁适量，陈酒 1 盅。

【用法】松子仁去皮捣烂，加入陈酒，用开水送下。

【功效】主治血虚便秘。

【来源】民间验方。

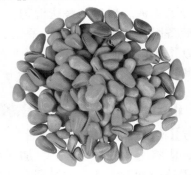

偏方 ⓬ 桑葚地黄膏

【配方】桑葚 500 克，生地黄 200 克，蜂蜜适量。

【用法】将桑葚、生地洗净，加水适量，文火煎煮。每30分钟取药液1次，加水再煎，共取药液2次。合并药液，再以文火煎熬浓缩，至较黏稠时，加蜂蜜1倍，至沸停火，待冷装瓶备用。每次服1匙，以沸水冲化，每日服2次。

【功效】养阴清热，润肠通便。适用于血虚便秘者。

【来源】民间验方。

偏方 13 芦根蜂蜜膏

【配方】芦根500克，蜂蜜750克。

【用法】将芦根放入药锅中，加水6000毫升浸泡4小时，慢火煎煮2小时后去渣，得药液1000毫升，浓缩至750毫升，然后加入蜂蜜煎熬收膏。饭前服，每日3次，每次30毫升，儿童酌减。

【功效】主治便秘。

【来源】《山东中医杂志》，1991（5）。

偏方 14 当归莱菔子蜜

【配方】当归、莱菔子各20克，蜂蜜200克。

【用法】先将当归、莱菔子加水250毫升，煎熬2小时，共煮2次，沉淀、纱布过滤、去渣，然后与蜂蜜混匀，煮沸后装瓶备用，每日服1～2次，每次2匙。

【功效】主治习惯性便秘。

【来源】《当代中医实用临床效验方》。

偏方 15 土豆蜜汁

【配方】新鲜土豆、蜂蜜各适量。

【用法】将土豆洗净切碎后，加开水捣烂，用洁净纱布绞汁，加蜂蜜。每日早晚空腹服下半茶杯，连服15～20天。

【功效】本方益气润肠，可治气虚型便秘。

【来源】《医食同源》。

偏方 16 芦荟叶方

【配方】芦荟鲜叶3～5克。

【用法】饭后生食，或根据个人爱好煎服、泡茶、榨汁兑饮料、泡酒等。每日3次。

【功效】芦荟鲜叶内含有大量的大黄素甙，可健胃、通便、消炎。

【来源】民间验方。

【注意】芦荟叶一次服用不宜超过9克，否则可能中毒。

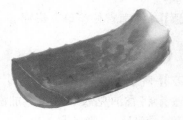

偏方 17 生地煮香蕉

【配方】香蕉2只，生地黄20克，冰糖适量。

【用法】水煎生地黄，去渣留汁。香蕉剥皮切成段，放入生地黄水和冰糖同煮。每日服2次。

【功效】本方养阴清热、生津润肠，适用于血虚便秘。

【来源】民间验方。

食疗药方

偏方 18 牛奶蜂蜜饮

【配方】牛奶250克，蜂蜜100克，葱汁少许。

【用法】同入砂锅，文火煮熟服用。每日早上空腹饮用。

【功效】治疗习惯性便秘。

【来源】民间验方。

偏方 ⑲ 蔗浆粥

【配方】蔗浆汁 100 毫升，大米 50 克。

【用法】大米加水 400 毫升，煮至米开花时，兑入蔗浆汁，煮粥食。每日早、晚温热服食。

【功效】清热生津，润燥通便。

【来源】民间验方。

偏方 ⑳ 芝麻杏仁粥

【配方】黑芝麻 60 克，大米 50 克，杏仁 15 克。

【用法】将 3 者入清水浸泡 1 天后，捣成糊状，煮熟加糖搅匀，一次服下。

【功效】润肺化痰，通利大肠。主治便秘。

【来源】民间验方。

偏方 ㉑ 菠菜猪血汤

【配方】猪血 150 克，菠菜 100 克，盐少许。

【用法】菠菜洗净，连根切段，猪血洗净切块，二者加水同煮 15 ~ 20 分钟，加盐后饮汤汁。每日 1 ~ 2 次，宜空腹服。

【功效】本方具有润肠通便之功效，主治习惯性便秘。

【来源】民间验方。

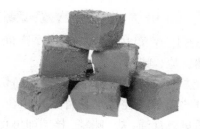

偏方 ㉒ 发菜牡蛎粥

【配方】牡蛎肉 60 克，猪肉丸 60 克，发菜 3 克，大米适量。

【用法】将发菜、牡蛎肉加适量清水煮沸，放入大米，同煮至大米开花为度，再放猪肉丸煮熟，食肉饮粥。

【功效】防治便秘。

【来源】民间验方。

偏方 ㉓ 红薯粥

【配方】红薯 300 ~ 500 克，生姜 2 片，白糖适量。

【用法】红薯削皮，切成小块，加清水适量煎煮，待红薯熟透变软后，加入白糖、生姜，再煮片时服食。

【功效】本方益气润肠，主治气虚便秘，症见无力排便、便后疲乏等。

【来源】《中国食疗学》。

偏方 ㉔ 槟榔粥

【配方】槟榔 15 ~ 30 克，大米 100 ~ 150 克，红糖适量。

【用法】把槟榔片装入纱布袋内，扎紧袋口，放入锅内，加清水适量，烧沸熬煮 20 分钟。去纱布药袋不用，下红糖。大米洗净，下锅中用武火烧沸，转用中火至文火熬煮，米熟烂即可食用。

【功效】本方具有下气消滞之功效，适用于气滞便秘。

【来源】民间验方。

偏方 ㉕ 桂心加味粥

【配方】桂心 2 克，茯苓 2 克，桑白皮 5 克，大米 50 克。

【用法】先用水煮桂心、茯苓、桑白皮，去渣取汁，用汁煮米成粥。晨起当早餐服下。

【功效】适用于便秘，症见大便难涩、小便清长、四肢不温者。

【来源】民间验方。

偏方 26 猪心炖柏仁

【配方】 猪心 1 具，柏子仁 15 克。

【用法】 将猪心洗净，柏子仁放猪心内，隔水炖熟服食。每周 2 次。

【功效】 本方具有顺气行滞之功效，适用于便秘，症见腹胀欲便、排便不畅者。

【来源】 民间验方。

偏方 27 番泻鸡蛋汤

【配方】 番泻叶 5 克，鸡蛋 1 个，菠菜少许，盐、味精适量。

【用法】 鸡蛋先打入碗中搅散。番泻叶水煎，去渣留汁。倒入鸡蛋，加菠菜、盐、味精，煮沸即成。

【功效】 本方泻热导滞，适用于热性便秘。

【来源】 民间验方。

偏方 28 杏归猪肺汤

【配方】 杏仁、当归各 15 克，猪肺 250 克。

【用法】 将猪肺切片，挤洗干净，与杏仁、当归同放入砂锅内煮汤，熟后调味，饮汤吃猪肺。每日 1 次，连服数日。

【功效】 本方具有温通开秘之功，主治虚寒便秘。

【来源】《养生益寿百科辞典》。

偏方 29 荸荠蕹菜汤

【配方】 荸荠 10 只，鲜蕹菜 200 克。

【用法】 荸荠去皮切片，与蕹菜加水煎汤，每日分 2 ~ 3 次服食。

【功效】 清热凉血，通便消积。治疗大便干结，脘腹胀满，口臭、口干等。

【来源】 民间验方。

偏方 30 凉拌海带

【配方】 海带 60 克，调料各适量。

【用法】 海带用温水浸泡几分钟后，放入锅中，加水煮熟，取出凉凉，拌入少许葱、姜末，加盐、醋、酱油，1 次吃完，每日 1 次。

【功效】 主治便秘。

【来源】《浙江中医杂志》，1992（9）。

偏方 31 香油拌菠菜

【配方】 鲜菠菜 250 克，香油 15 克。

【用法】 将菠菜洗净放沸水中烫 3 分钟取出，用香油拌食。每日 2 次，连服数日。

【功效】 本方清热润肠，主治热性便秘，症见大便干结、数日不通、口臭、小便黄少等。

【来源】 民间验方。

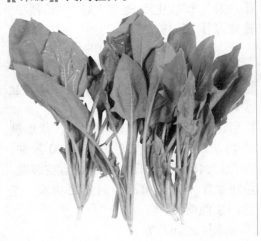

偏方 32 鲜笋拌芹菜

【配方】 芹菜 100 克，鲜嫩竹笋 80 克，熟油、盐、味精各适量。

【用法】 竹笋煮熟切片，芹菜洗净切段，用开水略焯，控尽水与竹笋片相合，加入适量熟食油，盐、味精，拌匀即可食之。

【功效】 本方具有清热通便之功效，适用于大便干结、脘腹胀满、口臭者。

【来源】 民间验方。

中草药方

偏方 ❶ 椿皮梨茶煎

【配方】秋梨、香椿树根皮各 360 克，茶叶 30 克，白糖适量。

【用法】秋梨洗净切块、去核，与茶叶、香椿树根皮一同水煎，将好时入适量白糖，再稍煮片刻后即可。温服，每日 2 次。

【功效】清热凉血止血。主治热盛便血。

【来源】民间验方。

偏方 ❷ 石榴红糖饮

【配方】石榴 1 个，红糖适量。

【用法】将石榴煅炭存性，研末，加红糖拌匀，每服 9 克，以开水送服。

【功效】收敛止血。主治大便下血。

【来源】民间验方。

偏方 ❸ 蚕豆饮

【配方】鲜蚕豆叶或荚壳 60 ~ 90 克，红糖适量。

【用法】将鲜蚕豆叶或荚壳用水煎，然后加红糖适量。每日 2 次分服。

【功效】本方有清热止血之功效，适用于肠风下血，症见血色鲜红或紫黑，小便黄赤等。

【来源】民间验方。

偏方 ❹ 木瓜蜜饮

【配方】木瓜 6 克，蜂蜜 6 克。

【用法】将木瓜晒干研碎为面，用白开水将蜂蜜溶解，再加入木瓜面，冲服。早晚各 1 次，连续服用。

【功效】清热利湿，和中止血。主治大便下血。

21 种偏方治疗 便血

便血又称下血、泻血、结阴等。凡血自大便而下，或血、便夹杂而下，或先血后便，或先便后血，均称便血。因血的来源不同，便血又分为远血和近血。凡血在便后者为远血，多来自小肠和胃；血在便前者为近血，多来自大肠和肛门。便血多因胃肠积热或脾气不足，胃肠脉络受损，血液下渗肠道而致。见于现代医学的胃、十二指肠溃疡，胃肠道炎症、息肉及肿瘤等病。

便血患者应卧床休息，流质饮食或暂禁食；若为药物或酒精引起，应立即停用。出血量大者应及时就医。

【来源】民间验方。

偏方 ❺ 马齿苋鲜藕汁

【配方】鲜马齿苋、鲜藕各适量。

【用法】鲜马齿苋、鲜藕分别绞汁，将两种汁以 1：1 的比例混匀，每次服用小半杯，以米汤和服。

【功效】本方对便血有一定效用。

【来源】民间验方。

偏方 ❻ 槐花饮

【配方】陈槐花 10 克，大米 30 克，红糖适量。

【用法】将陈槐花烘干，研成末。大米淘净，放入锅内，加清水适量，用武火烧沸后，转用文火煮 40 分钟，过滤留米汤。槐花末、红糖放入米汤内,搅匀即成。可当茶饮。

【功效】本方清热祛湿、凉血止血,适用于肠风下血等症。

【来源】民间验方。

偏方 7 酸枣根饮

【配方】酸枣根 50 克。

【用法】将酸枣根刮去黑皮,焙干,加水 500 毫升,煎至 100 毫升,温服,1 次不止,隔 1 日再服 1 剂。

【功效】涩肠止血。主治便血日久不愈。

【来源】民间验方。

偏方 8 萝卜豆芽汤

【配方】白萝卜、绿豆芽、椿树根白皮各 120 克,黄酒 50 毫升。

【用法】将前 2 物榨取鲜汁,加入切碎的椿根白皮及水 500 毫升,煎至 300 毫升,冲入 50 毫升黄酒,晚上临睡时温服。

【功效】主治便血。

【来源】民间验方。

偏方 9 荷蒂汤

【配方】鲜荷蒂 5 枚,冰糖少许。

【用法】鲜荷蒂洗净剪碎,加水煮 1 小时取汁,再加冰糖温饮。

【功效】本方清热祛湿,适用于便血属胃肠湿热者。

【来源】民间验方。

偏方 10 金橘山楂汤

【配方】金橘饼 5 个,山楂 15 克,白糖 9 克。

【用法】将金橘饼同山楂共入锅内加水煎煮,10 分钟后入白糖再煮 5 分钟,饮

汤食果,每日 1 次。

【功效】收敛止血。主治大便下血。

【来源】民间验方。

偏方 11 仙人果汤

【配方】仙人果全草 60 ~ 90 克,藕粉适量。

【用法】仙人果全草水煎取浓汁,调入藕粉服之。每日 2 ~ 3 次。

【功效】补脾益气,固肠止血。适用于脾气虚弱之便血及慢性泻痢等病。

【来源】民间验方。

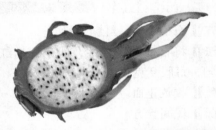

偏方 12 醋茶

【配方】茶叶、醋各适量。

【用法】茶叶浓煎,分 3 次,每次加小半杯醋服。

【功效】主治便血。

【来源】民间验方。

偏方 13 丝瓜酒

【配方】丝瓜、黄酒各适量。

【用法】丝瓜焙干研为细末,每次 6 克,黄酒调服。

【功效】主治便血。

【来源】民间验方。

偏方 14 白果藕粉方

【配方】白果 30 克,藕节 15 克。

【用法】二者共研为末,分 3 次,1 日服完。

【功效】益气清热，凉血止血。主治大便下血。

【来源】民间验方。

偏方 ⑮ 柿饼青黛方

【配方】大柿饼1个，青黛6克。

【用法】将柿饼从中间切开，加入青黛夹好，上笼蒸熟，待稍凉后即可食用。

【功效】健脾涩肠止血。主治脾不统血之便血症。

【来源】民间验方。

偏方 ⑯ 豆腐渣散

【配方】豆腐渣适量，红糖少许。

【用法】将豆腐渣炒焦，研细。每服6～10克，每日服2次，红糖水送下。

【功效】益气止血。适用于便血长期不愈者。

【来源】民间验方。

食疗药方

偏方 ⑰ 市耳粥

【配方】黑木耳30克，红枣5枚，大米100克。

【用法】黑木耳温水浸泡1小时后洗净，与大米同煮成粥，每日早、晚温热食用。

【功效】适用于脾胃气虚之便血，症见血色紫黯、脘腹不舒、头晕目眩等。

【来源】民间验方。

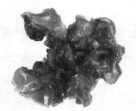

偏方 ⑱ 鸡冠花蛋汤

【配方】白鸡冠花30克，鸡蛋1个。

【用法】白鸡冠花入锅，加水500毫升，煎至300毫升，去渣留汁，将鸡蛋荷包煮熟。每日1次，吃蛋喝汤，连服5～6次。

【功效】清热养阴，凉血止血。适用于阴虚血热之便血。

【来源】民间验方。

偏方 ⑲ 菠菜粥

【配方】鲜菠菜适量，大米60克，灶心土60克。

【用法】灶心土煮水去渣，用大米煮粥。待粥熟米烂，再加入适量切好的菠菜，见开后即成。

【功效】补脾固肠，养血止血。适用于慢性便血及便秘等。

【来源】民间验方。

偏方 ⑳ 丝瓜猪肉汤

【配方】丝瓜250克，瘦猪肉200克，盐适量。

【用法】丝瓜切块，瘦猪肉切片，加适量水炖汤，加盐调味食之。

【功效】清热利肠，解暑除烦。适用于暑热烦渴、内痔便血。

【来源】民间验方。

偏方 ㉑ 海棠花栗子粥

【配方】栗子肉100克，秋海棠花50克，大米150克，冰糖适量。

【用法】秋海棠花去梗柄，洗净。栗子肉切成碎米粒大小，与秋海棠花、大米同煮成粥。每日服食1～2次。

【功效】补肾强筋，健脾养胃，活血止血。适用于便血、吐血、泄泻乏力等症。

【来源】民间验方。

19 种偏方治疗 疟疾

疟疾是以疟蚊为媒介进行传播的一种传染病,可分为间日疟、三日疟、恶性疟和卵形疟等几类。其传播途径主要是通过蚊虫叮咬,少数可因输血传播。

部分疟疾病人发作有规律:先有全身不适、怕冷、头痛,后见高热、面红、恶心、呕吐、全身疼痛、乏力、烦躁,最后汗出降温,身体即感舒畅。疟疾如经常发作,可使身体日渐衰弱,引发贫血。

中草药方

偏方 ❶ 桃叶煎

【配方】鲜桃叶 60 克。

【用法】水煎服,每日 1 次,5 日为 1 疗程。

【功效】本方清热疏表,主治疟疾,症见汗出不畅、头痛、骨节酸痛、大便秘结等。

【来源】民间验方。

偏方 ❷ 核桃川芎茶

【配方】核桃仁 15 克(敲碎),雨前茶 9 克,川芎 1.5 克,萌椒 1 克。

【用法】上述诸药入茶壶内,以沸水冲泡即可。每日 1 ~ 2 剂,于未发前不拘时趁热频频饮之,到临发时止服。

【功效】本方辛温达邪,主治寒性疟疾。

【来源】《医方集听》。

偏方 ❸ 止疟茶

【配方】鲜地骨皮 30 克,茶叶 3 克(新摘茶叶用 30 克)。

【用法】上 2 味加水适量,煎沸 10 ~ 15 分钟即可。于发作前 2 ~ 3 小时 1 次服完。

【功效】主治定时发作之疟疾,症见头痛如裂、面红烦渴等。

【来源】《中草药单验方选编》。

偏方 ❹ 青蒿地骨茶

【配方】青蒿(鲜者 30 克,干者 18 克),地骨皮(鲜者 30 克,干者 18 克),茶叶 6 克。

【用法】上 3 味加水适量,煮沸 10 ~ 15 分钟即可。每日 1 剂,于发作前 2 小时顿服。

【功效】主治疟疾,症状为寒热发作有定时、头痛、骨节酸痛、小便黄赤、大便秘结等。

【来源】民间验方。

偏方 ❺ 白术归姜饮

【配方】白术 30 克,老姜连皮 15 克,当归 9 克。

【用法】水煎去渣,露一宿,天明时,隔水炖热。顿服,每日 1 剂,连服 3 ~ 5 剂。

【功效】适用于久疟夜发者。

【来源】民间验方。

偏方 ❻ 蛋清酒

【配方】鸡蛋清 1 个,白酒 20 毫升。

【用法】将鸡蛋清与白酒调匀,顿服。若用作预防,可 7 日服 1 次,连服 2 ~ 3

次。若用作治疗，上方用量加倍，可在发作前 2 小时顿服。

【功效】主治疟疾，症见寒则身战，寒去则内外皆热，头痛如裂等。

【来源】民间验方。

偏方 ❼ 胡椒酒

【配方】白胡椒 20 粒，米酒 60 毫升。

【用法】将白胡椒砸烂，水煎，加米酒温服。每日 1 次，连服数剂。

【功效】主治疟疾，症见口淡不渴，胸胁闷满，神疲肢倦等。

【来源】民间验方。

偏方 ❽ 土常山蛋饼

【配方】鸡蛋 2 个，土常山根或叶 15 克。

【用法】将土常山的根或叶洗净、晾干，研为极细粉末，打入鸡蛋拌匀，不用油、盐，少加水煎成淡味蛋饼，于发作前 1 小时顿服。

【功效】主治疟疾，其症状为先有寒战，继则壮热，定时发作，头痛如裂，面红烦渴，终则汗出热退。

【来源】《浙江天目山药植志》。

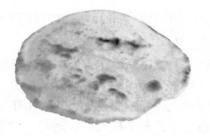

偏方 ❾ 鳖甲酒

【配方】醋炙鳖甲、黄酒适量。

【用法】鳖甲研末，每次 3 ~ 9 克，每日 3 次，调黄酒服下，连服 2 ~ 3 日。

【功效】主治疟疾，热多寒少，汗出不畅，口渴。

【来源】民间验方。

偏方 ❿ 独头蒜酒

【配方】独头蒜 7 个，米酒适量。

【用法】蒜捣烂，用热酒冲服，每日 2 次，连服数日。

【功效】主治疟疾，热少寒多，口不渴，神疲体倦。

【来源】民间验方。

偏方 ⓫ 常山除疟酒

【配方】常山 120 克，鳖甲（炙）、升麻、乌贼鱼骨（去甲）、附子各 30 克，酒 6 升。

【用法】前 5 味并切，绢袋盛，以酒渍之，稍加温，一天后服用。每服 1 盏，反复发作者可数服。

【功效】本方清热解毒、辟秽化浊，主治瘴疟。

【来源】《普济方》。

【说明】本方忌猪肉、生菜、生葱、苋菜。

偏方 ⓬ 龟板酒

【配方】龟板、白酒各适量。

【用法】龟板煅烧存性，研末，每次 3 克，用酒 5 ~ 10 毫升送服。

【功效】主治久疟不止。

【来源】民间验方。

食疗药方

偏方 ⓭ 姜豆鲤鱼汤

【配方】鲤鱼 1 条，红小豆 150 克，生姜 50 克，红枣 1 枚，陈皮 1 片。

【用法】将鲤鱼去鳞及内脏，洗净，与

后 4 味加水煮至鱼烂，加油盐调味，每日 1 剂。

〖功效〗主治疟疾，症见寒战、头痛、面红、烦渴等。

〖来源〗民间验方。

偏方 ⑭ 猪脾馄饨方

〖配方〗胡椒、吴茱萸、高良姜各 6 克，猪脾 1 具。

〖用法〗将前 3 味研末，把猪脾切细炒熟，取一半和药，另一半不拌药，分别做馄饨煮熟。有药的馄饨吞服，无药的馄饨细嚼。

〖功效〗本方辛温达邪，主治疟疾。

〖来源〗民间验方。

偏方 ⑮ 燕窝姜汤

〖配方〗燕窝 9 克，冰糖 9 克，生姜适量。

〖用法〗燕窝、冰糖先一日炖起备用，至病发前 2 小时，加生姜煮沸 3 次，取出姜后食用。

〖功效〗适用于久疟不愈者。

〖来源〗民间验方。

偏方 ⑯ 姜豆狗肉汤

〖配方〗黄狗肉 250 克，生姜 100 克，黑豆 150 克，陈皮 1 片，红枣 10 枚。

〖用法〗将狗肉洗净切块，与后 4 味加水同煮至肉熟，吃肉喝汤，每日 1 剂。

〖功效〗主治疟疾，症见口淡不渴、胸胁满闷、神疲肢倦等。

〖来源〗民间验方。

偏方 ⑰ 苏叶鲫鱼汤

〖配方〗鲫鱼 150 克，苏叶 6 克，菖蒲、陈皮各 3 克。

〖用法〗将鱼去内脏洗净，同后 3 味煮汤服食。每日 1 剂，连服数剂。

〖功效〗本方清热解毒、辟秽化浊，主治疟疾。

〖来源〗民间验方。

偏方 ⑱ 姜枣鸭汤

〖配方〗鸭子 1 只，生姜、红枣各 15 克。

〖用法〗将鸭子去毛和内脏，入姜、枣，加少量油、盐和酒，炖汤服食。每日 1 次，连食 2 ~ 3 日。

〖功效〗主治瘴疟，症见面目尽赤、烦渴喜冷饮、胸闷呕吐、肢节酸痛等。

〖来源〗民间验方。

外敷外用方

偏方 ⑲ 药贴膝眼

〖配方〗生姜 120 克。

〖用法〗姜捣烂，作 4 个小饼，在疟发前一日晚，将药饼敷贴在 4 个膝眼上（或敷寸口），外面加一油纸（菜叶亦可），用布包上，至半夜药性渗透时，便觉其热如烘，全身出汗，等汗出后，即将药除去。

〖功效〗主治疟疾。

〖来源〗民间验方。

〖说明〗只热不寒的疟疾患者忌用。

中草药方

偏方 ❶ 黄芪赤小豆汤

【配方】生黄芪、赤小豆各30克，黄精、当归、山萸肉各15克。

【用法】上药加水煎2次，分次过滤去渣。分2～3次服，每日1剂。

【功效】本方益气养血、补肾填精，主治中风，症见声嘶气促、舌短面青、自汗淋漓等。

【来源】民间验方。

偏方 ❷ 芝麻蜜丸

【配方】黑芝麻500克，蜂蜜、黄酒各少许。

【用法】将芝麻洗净，上锅蒸3次，每次约20分钟，晒干后炒熟研成细末，加蜂蜜少许，做成约10克重的丸药，用温黄酒送下，每服1丸，日服3次。

【功效】养血祛风。主治中风后偏瘫，半身不遂。

【来源】民间验方。

偏方 ❸ 白花蛇泡酒

【配方】白花蛇1条，白酒500毫升。

【用法】白花蛇泡酒中，7日后服，每次1小杯，每日2次。

【功效】主治中风，肢节屈伸不利。

【来源】民间验方。

偏方 ❹ 豆豉酒

【配方】豆豉（炒香）500克，米酒500毫升。

【用法】将豆豉纳入袋内，渍于米酒中浸3宿，去渣即得。先服豆豉的水煮液1小碗（以豉15克，水1碗煎煮），后

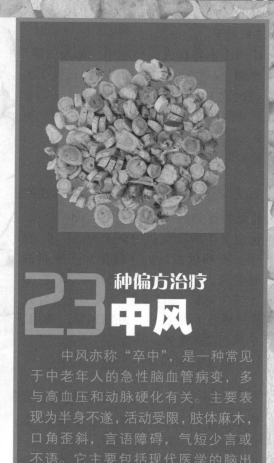

23 种偏方治疗 中风

中风亦称"卒中"，是一种常见于中老年人的急性脑血管病变，多与高血压和动脉硬化有关。主要表现为半身不遂，活动受限，肢体麻木，口角歪斜，言语障碍，气短少言或不语。它主要包括现代医学的脑出血、脑血栓形成、脑栓塞、脑血管痉挛等。本病发病急骤，变化迅速，病情多危重，故在急性期应及时到医院诊治，以防延误病精。当病情稳定进入恢复或后遗症期，可参考下列方法进行自疗。

再饮此酒，温服1～2盅，微醉者佳。

【功效】主治中风，手足不遂。

【来源】民间验方。

偏方 ❺ 枳壳泡酒

【配方】鲜枳壳200克，白酒、米酒各

500毫升。

【用法】将枳壳入净瓶中，加入白酒及米酒，浸渍5～10日即得。每日饮2次，每次饮1小杯。

【功效】主治中风项强，口眼歪斜。

【来源】民间验方。

【说明】孕妇及阳虚火旺者慎用。

偏方 ❻ 雁脂粉

【配方】雁脂250克，面粉500克。

【用法】雁脂置锅中熬炼为油，滤去渣子。面粉做成炒面，趁热加入雁脂油，炒至油、面均匀为度。每次取30克，开水冲化调服，每日1次，半个月为1疗程。

【功效】活血祛风，舒筋通络。适用于中风后遗症患者。

【来源】民间验方。

偏方 ❼ 橘皮银花饮

【配方】鲜橘皮30克，金银花25克，山楂10克，蜂蜜250克。

【用法】将橘皮、金银花、山楂放入锅内，加清水适量，用武火烧沸3分钟后，将药汁滗入盆内，再加清水煎熬3分钟，滗出药汁。将2次药汁一起放入锅内，烧沸后加蜂蜜，搅匀即可。可代茶饮。

【功效】清热化痰，活血通便。适用于中风，颜面潮红，呼吸气粗者。

【来源】民间验方。

偏方 ❽ 黄豆独活酒

【配方】黄豆500克，独活40克，黄酒1500毫升。

【用法】独活以黄酒煎取1000毫升，黄豆另炒，趁热放入药酒中，浸1～3日，去渣，适量温服。

【功效】主治中风，舌强不语。

【来源】民间验方。

偏方 ❾ 牛肉冻

【配方】嫩黄牛肉10千克。

【用法】牛肉洗净，水煮成肉糜，去渣取液，再熬成琥珀色收膏。冬天温服，每次1小杯，逐渐可加量，久服有效。

【功效】补肾填精，活血通络。主治肾虚中风，半身不遂，耳鸣目眩等。

【来源】民间验方。

食疗药方

偏方 ❿ 萝卜粥

【配方】鲜白萝卜适量（或鲜萝卜汁100毫升），大米100克。

【用法】白萝卜洗净切成薄片，捣汁，与大米一起加水如常法煮成稀粥。早、晚温热服食。

【功效】本方理气祛痰、消食行滞，可用于痰热内结型中风的治疗。

【来源】民间验方。

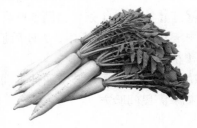

偏方 ⓫ 冰糖蹄筋

【配方】猪蹄筋30克，冰糖10克。

【用法】将温油发过的猪蹄筋加水适量，文火慢煮至极烂，加冰糖调味。以上为1日量，代餐食用，隔日1次，1

个月为 1 疗程。

【功效】补肝肾，强筋骨。适用于中风后遗症及老年关节不利、腰膝疼痛等症。

【来源】民间验方。

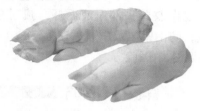

偏方 ⑫ 补髓汤

【配方】猪脊髓 200 克，甲鱼 1 只，葱、姜、胡椒粉、味精适量。

【用法】将甲鱼用沸水烫死，揭去甲壳，除去内脏、头、爪。猪脊髓洗净，放入碗内。将甲鱼肉、葱、姜放入锅内，用武火烧沸后，转用文火将甲鱼肉煮至将熟，再将猪脊髓放入锅内一起煮熟即成。

【功效】滋阴补肾，填精补髓。主治肾虚络阻型中风。

【来源】民间验方。

偏方 ⑬ 竹沥粥

【配方】鲜竹沥 50 克，大米 50 克。

【用法】大米加水如常法煮粥，待粥熟后，加入竹沥。调匀后，少量多次温热食用。

【功效】本方清热化痰、醒脑开窍，主治中风，症见昏厥已苏、喉有痰鸣、言语塞涩等。

【来源】民间验方。

偏方 ⑭ 淡菜皮蛋粥

【配方】淡菜 10 克，皮蛋 1 个，大米 50 克。

【用法】大米洗净，加淡菜和水如常法煮粥，粥将成时加入皮蛋（切成小块），

加盐及味精少许，调匀后服食。

【功效】本方滋阴清火、清肝除烦，主治中风、躁扰不宁、咽干口燥等。

【来源】民间验方。

偏方 ⑮ 树根蛇肉汤

【配方】胡椒树根 50 ~ 100 克，蛇肉 250 克。

【用法】上 2 味洗净入砂锅中加水适量，水开后，改文火慢炖至肉烂。加入少量盐，食肉饮汤，分 2 次吃完。

【功效】活血通络。主治中风引起的半身不遂。

【来源】民间验方。

偏方 ⑯ 天麻炖猪脑

【配方】天麻 15 克，猪脑 1 具。

【用法】将天麻洗净，与猪脑同入瓷罐内，隔水炖 1 小时，熟透为止。隔日 1 次，食猪脑饮汁。

【功效】镇肝熄风。主治脑血管意外引起的半身不遂及血管硬化、高血压等症。

【来源】民间验方。

偏方 ⑰ 酒煮乌鸡

【配方】雌乌鸡 1 只，酒 5 升。

【用法】将雌乌鸡去毛及内脏，洗净，以酒 5 升煮取 2 升，去渣，分 3 次服。睡卧取小汗，效果更佳。

【功效】温中益气，补虚活血。主治中风舌强、目睛不转。

【来源】民间验方。

偏方 ⑱ 鹿杞粥

【配方】鹿角胶、枸杞子各 20 克，大米 60 克。

【用法】先煮大米和枸杞子为粥后，加入鹿角胶，使其溶化，再煮两三沸即可。以上为1次量，每日1次，以粥代食，可加糖调味，半个月为1疗程。

【功效】本方补肝肾、益精血，主治肾虚络阻型中风。

【来源】民间验方。

偏方 ⑲ 芹菜粥

【配方】新鲜芹菜60克，大米100克。

【用法】芹菜洗净切碎，与大米同放砂锅内，加水（最好是井水）如常法煮粥。每日早、晚温热服食。

【功效】本方清热平肝降火，主治中风属肝火炽盛者。

【来源】民间验方。

【注意】本品应现煮现吃，不宜久放。

外敷外用方

偏方 ⑳ 芥末敷面方

【配方】老醋、芥末粉各适量。

【用法】将二者调匀为糊状，敷在歪斜的一侧脸，只留出眼睛，每日1次。

【功效】本方活血化瘀，主治中风引起的口眼歪斜。

【来源】民间验方。

偏方 ㉑ 头部穴位刮痧法

【配方】刮痧用的刮板一副。

【用法】患者取坐姿，医者在患者头发上面用刮板边缘或刮板角部刮拭全头，以百会穴为中心，呈放射状向发际处刮拭。每个部位刮30次左右，以头皮发热为度。手法宜采用平补平泻法。

【功效】改善头部血液循环，疏通全身经气，防治中风及中风后遗症。

【来源】中医验方。

偏方 ㉒ 鲜苍耳熏洗方

【配方】鲜苍耳根60克。

【用法】加水2500毫升，煮沸，熏洗患肢，每日1次，7次为1疗程。

【功效】主治中风肢肿。

【来源】民间验方。

偏方 ㉓ 菊花乌芩粉

【配方】菊花、川乌、草乌、羌活、黄芩各等份。

【用法】上方共研细末，用棉花包裹，塞在鼻孔内，向左歪塞右鼻孔，向右歪塞左鼻孔，48小时换1次。

【功效】中风口眼歪斜。

【来源】民间验方。

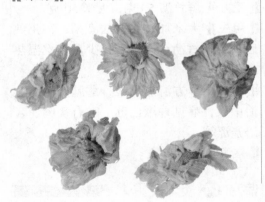

中草药方

偏方 ❶ 橘叶煎

【配方】鲜橘叶、白糖适量。

【用法】橘叶加水煮 10 分钟后加白糖，频服。

【功效】治疗失眠。

【来源】民间验方。

偏方 ❷ 麦枣甘草煎

【配方】小麦 30 克，红枣、甘草各 15 克。

【用法】将小麦去皮，三者入锅，加水 3 碗，煎至 1 碗，睡前顿服。

【功效】养血镇静安神。主治失眠。

【来源】民间验方。

偏方 ❸ 双夏安眠汤

【配方】夏枯草 15 克，半夏 10 克。

【用法】每日 1 剂，水煎服。

【功效】主治失眠。

【来源】《福建中医药》1993；（1）。

偏方 ❹ 莲心饮

【配方】莲心 30 个，盐少许。

【用法】将莲心水煎，食前加盐少许，每晚睡前服。

【功效】养心安神。主治失眠。

【来源】民间验方。

偏方 ❺ 石菖蒲茶

【配方】青茶 10 克，茉莉花、石菖蒲各 6 克。

【用法】共研粗末，沸水冲泡，随意饮用。

【功效】化痰开窍。适用于失眠、健忘、伴烦躁、胸闷者。

【来源】民间验方。

20 种偏方治疗 失眠

失眠症可分三种类型：第一类为入睡困难型——即指从上床到入睡的时间加长，患者多属过度紧张的人，极易陷于紧张、兴奋、担心、烦恼等状况，使脑部觉醒活动的程度增加；第二类是时睡时醒型——患者常在夜间醒来，要经过相当长时间才能再次入睡，在夜间，此类患者对外界的动静及身体上的不舒服特别敏感，常易惊醒；第三类为早醒型——此类患者大都有严重的忧郁症，患者在凌晨 2～3 点醒来后，想的都是一些难过、沮丧的事，情绪恶劣，无法再次入睡。

失眠患者应注意精神调摄，解除烦恼，避免情绪紧张、疑虑。睡前吃少量的高蛋白食物，忌喝浓茶、咖啡。建立有规律的睡眠习惯，按时就寝，日间不睡。睡前避免刺激性活动，不读易引起兴奋的书籍，不看令人激动的电视节目。每天进行适当的体育锻炼。睡前可洗温水浴，衬衣、短裤应单薄、柔软，睡姿一般以右侧卧位为好。

偏方 ❻ 生麦五味汤

【配方】生地 10 克，麦冬 6 克，五味子 7 粒。

【用法】上药煎煮 20～30 分钟，取汁代茶饮，每日 2～3 次，每日 1 剂。

【功效】滋阴降火。主治阴虚火旺型失眠。

【来源】民间验方。

偏方 ⑦ 虫草酒

【配方】冬虫夏草 15 ~ 30 克，白酒 500 毫升。

【用法】用白酒将冬虫夏草泡 7 日后服，每次服 10 ~ 20 毫升，每日 2 ~ 3 次。

【功效】主治失眠。

【来源】民间验方。

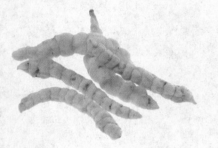

偏方 ⑧ 龙眼泡酒

【配方】龙眼肉 200 克，60 度白酒 400 毫升。

【用法】装瓶内密封，每日晃动 1 次，半月后饮用。每日 2 次，每次 10 ~ 20 毫升。

【功效】主治体虚失眠、健忘。

【来源】民间验方。

【注意】内有痰火及湿滞者忌服。

偏方 ⑨ 柿叶楂核汤

【配方】柿叶、山楂核各 30 克。

【用法】先将柿叶切成条状，晒干；再将山楂核炒焦，捣裂。每晚 1 剂，水煎服，7 日为 1 疗程。

【功效】主治失眠。

【来源】《四川中医》，1983（2）。

偏方 ⑩ 蚕蛹浸酒

【配方】蚕蛹 100 克，米酒 500 毫升。

【用法】浸泡 1 月后饮用，每次饮 2 匙，每日 2 次。

【功效】主治失眠。

【来源】民间验方。

偏方 ⑪ 白参酒

【配方】白参 50 克(捣碎)，白酒 500 毫升。

【用法】将白参装入瓶中，加白酒，封口，每日振摇 1 次，半月后开始饮用。每日晚餐时饮用 10 ~ 30 毫升。

【功效】主治失眠。

【来源】民间验方。

偏方 ⑫ 阿胶蛋黄酒

【配方】鸡蛋黄 4 个，阿胶 40 克，米酒（或黄酒）500 毫升，盐适量。

【用法】酒置文火上煮沸，入阿胶，化开后加入蛋黄、盐搅匀，再煮沸，冷却后贮入净器中。每日早、晚各 1 次，每次随量饮用。

【功效】养心安神。主治失眠。

【来源】民间验方。

偏方 ⑬ 郁李仁酒

【配方】郁李仁 10 克，甜酒 250 毫升，白酒 50 ~ 100 毫升，白糖适量。

【用法】将郁李仁研碎，入甜酒，文火煮沸，约 15 分钟后取下，加盖焖 10 分钟。加入白酒（视病人酒量大小而定），白糖少许，搅匀，趁微温饮下。

【功效】主治惊悸失眠。

【注意】孕妇忌服。

【来源】民间验方。

偏方 ⑭ 百合枣仁冻

【配方】鲜百合 60 克，生熟枣仁各 15

克，洋粉 5 克，白糖适量。

【用法】 将鲜百合在清水中浸泡 24 小时，加入枣仁煮至百合熟，过滤留汁 300 毫升，加入洋粉，再烧开至洋粉溶化并搅匀，倒入碗中，自然冷却，形成粉冻。切块加糖食用，每日 1 次。

【功效】 本方滋阴养心，主治心肾不交型失眠。

【来源】 民间验方。

偏方 ⑮ 红枣红糖汤

【配方】 红枣 120 克，红糖 12 克，黄芪 10 克。

【用法】 红枣连核捣碎，煎汤饮之，煎时以红糖入汤；如有盗汗，则加黄芪，与糖同入汤煎饮。

【功效】 益气补血。主治心脾两虚型失眠。

【来源】 民间验方。

食疗药方

偏方 ⑯ 莲子薏仁粥

【配方】 莲子 50 克,薏苡仁 30 克,冰糖、桂花各少许。

【用法】 将薏苡仁淘洗干净，莲子去皮去心，冰糖捶成碎屑。先将薏苡仁放入锅内，加水适量，置武火上烧沸。再用文火熬至半熟，加入莲子肉、冰糖、桂花，继续煮熟即成。

【功效】 健脾祛湿，清热益心。适用于食欲不振、心悸失眠者。

【来源】 民间验方。

偏方 ⑰ 小麦粥

【配方】 小麦 30 ~ 60 克，大米 60 克，红枣 5 枚。

【用法】 将小麦洗净后，加水煮熟，捞去小麦取汁，再入大米、红枣同煎。或先将小麦捣碎，同枣米煮粥食用。每日温服 2 ~ 3 次，3 ~ 5 日为 1 疗程。

【功效】 本方补脾胃、养心神、止虚汗，适用于失眠、自汗、盗汗等症。

【来源】 民间验方。

【注意】 小麦有淮小麦、浮小麦之分，多汗以浮小麦为宜（浮在水面的不饱满小麦），脾虚泄泻及其他病症以淮小麦为宜。

偏方 ⑱ 酸枣仁粥

【配方】 酸枣仁 15 克，大米 50 克。

【用法】 将酸枣仁洗净与大米共熬成粥，每晚于临睡前食下。

【功效】 养心安神,健脑镇静。主治失眠。

【来源】 民间验方。

偏方 ⑲ 柏子仁蒸猪心

【配方】 柏子仁 10 克，猪心 1 具。

【用法】 先将猪心用清水洗净血污，再把洗净的柏子仁放入猪心内，二者共放入瓷碗中加少量水上锅隔水蒸煮至肉熟，加盐调味，每日分 2 次食完。

【功效】 安神养心。治疗失眠症。

【来源】 民间验方。

外敷外用方

偏方 ⑳ 吴茱萸贴方

【配方】 吴茱萸 9 克，米醋适量。

【用法】 吴茱萸研成细末，米醋调成糊，敷于涌泉穴上，盖以纱布，胶布固定。

【功效】 主治失眠。

【来源】 民间验方。

36 种偏方治疗 神经衰弱

神经衰弱是神经官能症中最常见的一种，是指精神容易兴奋和脑力容易疲乏，并常伴有一些心理上的障碍。病前可有持久的情绪紧张和精神压力史，多见于中青年人。

神经衰弱的表现异常复杂，常有多种精神和躯体症状，如疲劳、头痛、失眠、多梦、记忆力减退、头昏乏力等。治疗要注意培补元气，使患者元气充沛，精力旺盛，各种神经衰弱的症状才能灭于无形。加强预防可以有效减少或避免本病的发生，具体措施为：提高心理素质，增强机体的自我防御能力；保持积极、乐观的情绪；注意睡眠卫生，养成良好的睡眠习惯；加强体育锻炼，注意劳逸结合。

中草药方

偏方 ❶ 安睡茶

【配方】灯芯草 10 ~ 20 克。

【用法】上药加水适量，煎汤代茶。每日 1 剂，于睡前 1 ~ 2 小时温服。

【功效】本方具宁志安神之功，治神经衰弱诸症。

【来源】《集简方》。

偏方 ❷ 竹叶宁心茶

【配方】鲜竹叶 60 克。

【用法】加水浓煎，取汁代茶饮。每日

1 剂，分上、下午 2 次饮服。

【功效】主治神经衰弱属阴虚火旺者，症见心烦不寐、口舌生疮等。

【来源】《圣济总录》。

偏方 ❸ 鸡肝蜜汁

【配方】蜂蜜 200 毫升，新鲜鸡肝 3 具。

【用法】鸡肝洗净，白布包好，压出汁入蜜内。分 3 日服，每日 3 次，饭前服。

【功效】主治神经衰弱。

【来源】民间验方。

偏方 ❹ 五味子茶

【配方】茶叶 3 克，北五味子 4 克，蜂蜜 25 克。

【用法】将五味子炒焦，加开水 400 ~ 500 毫升，放入茶叶、蜂蜜即可。分 3 次温饮，每日服 1 剂。

【功效】主治神经衰弱，困倦嗜睡。

【来源】民间验方。

偏方 ❺ 龙眼枣仁芡实汤

【配方】龙眼肉、酸枣仁各 9 克，芡实 15 克。

【用法】上药共炖汤，睡前服。

【功效】本方补肾助阳，主治神经衰弱引起的头昏眼花、精神萎靡、记忆力减退等。

【来源】民间验方。

偏方 ❻ 芝麻红糖茶

【配方】黑芝麻 5 克，红糖 25 克，绿茶 1 克。

【用法】黑芝麻炒熟，与红糖、绿茶共研末，加开水 400 ~ 500 毫升，搅匀后，分 3 次温服，每日服 1 剂。

【功效】主治神经衰弱。

【来源】民间验方。

偏方 ❼ 芡实合欢皮茶

【配方】芡实 25 克，合欢皮 15 克，甘草 3 克，红茶 1 克，红糖 25 克。

【用法】合欢皮、芡实、甘草加水 1000 毫升，煮沸 30 分钟，去合欢皮和甘草渣，加入红糖，再煎至 300 毫升，后加红茶即可。分 3 次温服，日服 1 剂。

【功效】主治神经衰弱，症见目眩失眠、倦怠疲乏、胸闷不舒等。

【来源】民间验方。

偏方 ❽ 桂枸桑葚饮

【配方】龙眼肉 30 克，枸杞子 15 克，桑葚子 15 克。

【用法】上药共入砂锅中，加水 500 毫升，煮约 40 分钟，滤汁加水再煎 20 分钟。2 次药汁混合，分早、晚 2 次服下，每日 1 剂。

【功效】主治阴虚型神经衰弱。

【来源】民间验方。

偏方 ❾ 浮小麦红枣汤

【配方】浮小麦 30 ~ 60 克，红枣 15 ~ 20 克，甘草、百合各 9 ~ 12 克。

【用法】水煎服，每日 1 次，连服数日。

【功效】主治神经衰弱属肝肾阴虚者，症见头晕头痛、心悸失眠等。

【来源】民间验方。

偏方 ❿ 核桃安神汤

【配方】丹参 15 克，核桃仁 12 克，佛手柑片 6 克，白糖 50 克。

【用法】将丹参、佛手柑煎汤，核桃仁、白糖捣烂成泥，加入丹参、佛手柑汤中，文火煎煮 10 分钟后服食。每日 2 次，连服数日。

【功效】主治神经衰弱，症见精神抑郁、头昏脑涨、目眩失眠等。

【来源】民间验方。

偏方 ⓫ 女贞子酒

【配方】女贞子 250 克，米酒 500 毫升。

【用法】女贞子酒浸 3 ~ 4 周，每日饮 1 ~ 2 次，每次按个人酒量酌饮。

【功效】主治神经衰弱。

【来源】民间验方。

偏方 ⓬ 桑葚蜂蜜膏

【配方】鲜桑葚 1000 克（干品 500 克），蜂蜜 300 克。

【用法】将桑葚洗净加水适量煎煮，每 30 分钟取煎液 1 次，加水再煮，共取煎液 2 次；合并煎液再以文火煎熬浓缩，至较黏稠时加蜂蜜，至沸停火，待冷装瓶备用。每次 1 汤匙，以沸水冲服，每日 2 次，连服 6 ~ 7 日。

【功效】滋阴清热。主治阴虚火旺型神经衰弱。

【来源】民间验方。

偏方 ⓭ 枣仁黄花饮

【配方】酸枣仁 20 粒，黄花菜 20 根。

【用法】2 物共炒至半熟，捣碎研成细末，温水冲服，睡前 1 次服完，连服 10 ~ 15 日。

【功效】舒肝解郁，健脾理气。主治神经衰弱引起的精神抑郁、倦怠疲乏等症。

【来源】民间验方。

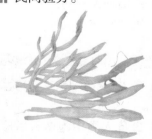

偏方 ⑭ 核桃芝麻丹参方

【配方】核桃仁 15 克，丹参、黑芝麻各 10 克。

【用法】上药共研细末，分 2 次服，温开水送下。

【功效】主治神经衰弱。

【来源】民间验方。

偏方 ⑮ 葱白红枣汤

【配方】红枣 250 克，葱白 7 根。

【用法】将红枣洗净，用水泡发，煮 20 分钟；再将葱白洗净加入，文火煮 10 分钟，吃枣喝汤。每日 1 次，连服数日。

【功效】主治神经衰弱。

【来源】民间验方。

偏方 ⑯ 五味子酒

【配方】五味子 200 克，白酒 400 毫升。

【用法】五味子入酒中浸泡，7 日后服用。每服 10 毫升，日服 2 次。

【功效】本方舒肝解郁、健脾理气，主治神经衰弱、精神抑郁等症。

【来源】《陕甘宁青中草药选》。

偏方 ⑰ 白人参酒

【配方】白人参 50 克（切碎），60 度白酒 500 毫升。

【用法】白人参浸酒中密封 15 日以上，每日振摇 1 次。每日晚餐饮用 10 ~ 30 毫升。

【功效】主治神经衰弱。

【来源】民间验方。

偏方 ⑱ 虫草酒

【配方】冬虫夏草 15 ~ 30 克，白酒 500 毫升。

【用法】虫草入酒中泡 7 天后服，每次

10 ~ 20 毫升，每日 2 ~ 3 次。

【功效】本方滋下清上、宁志安神，主治神经衰弱。

【来源】民间验方。

偏方 ⑲ 龙眼酒

【配方】龙眼肉 250 克，白酒 400 毫升。

【用法】将龙眼肉切碎，装入瓷瓶中，以酒浸泡 15 ~ 20 日即成。每日 2 次，每次 10 ~ 20 毫升。

【功效】本方补肾助阳，主治肾阳不足型神经衰弱。

【来源】《偏方大全》。

偏方 ⑳ 核桃仁酒

【配方】核桃仁 10 克，白糖 20 克，黄酒 50 毫升。

【用法】前 2 味共捣如泥，加入黄酒，文火煮 10 分钟，每日食用 2 次。

【功效】主治神经衰弱。

【来源】民间验方。

偏方 ㉑ 精乌枸杞酒

【配方】黄精 50 克，制首乌、枸杞子各 30 克，白酒 1000 毫升。

【用法】前 3 味浸入酒中，封盖，7 日后即可饮用。每次 1 ~ 2 小杯，每日 2 ~ 3 次，空腹饮用。

【功效】主治神经衰弱。

【来源】民间验方。

偏方 ㉒ 灵芝酒

【配方】灵芝 100 克，好米酒或好白酒 1000 毫升。

【用法】灵芝切块，浸泡于酒内密封，7 日后饮用。每日早、晚各 1 次，每次 1 ~ 2

小杯。

【功效】主治神经衰弱。

【来源】民间验方。

食疗药方

偏方 23 苁蓉羊肉粥

【配方】肉苁蓉 10 ~ 15 克，精羊肉 100 克，大米 100 克，盐、葱白、生姜各适量。

【用法】分别将羊肉、肉苁蓉洗净切细，先用砂锅煎肉苁蓉取汁，去渣入羊肉、大米同煮，待煮熟后加盐、葱、姜共煮为粥。5 ~ 7 日为 1 疗程。

【功效】主治肾阳不足型神经衰弱。

【来源】《医食同源》。

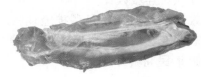

偏方 24 陈茶粥

【配方】陈茶叶 5 克，大米 50 ~ 100 克。

【用法】茶叶煮汁去渣，入大米同煮为粥，上、下午各食 1 次，睡前不宜服。

【功效】主治神经衰弱。

【来源】民间验方。

偏方 25 百合糯米粥

【配方】糯米 50 克，百合、红糖适量。

【用法】糯米、百合共煮成粥，待要熟时加红糖调味。每日 1 ~ 2 次，可连服 7 ~ 10 日。

【功效】本方具有益气、健脾、安神之功效，主治神经衰弱。

【来源】民间验方。

偏方 26 百合蛋黄汤

【配方】百合 20 克，鸡蛋 1 个。

【用法】百合水浸一夜，以泉水煮取 1 碗，去渣，冲入蛋黄 1 个，每次服半碗，每日 2 次。

【功效】适于病后神经衰弱、坐卧不安，以及妇女患有歇斯底里病症者。

【来源】《金匮要略》。

偏方 27 清炖鳗鱼

【配方】鳗鱼 1 ~ 2 条(约 50 克)，山药、百合各 30 克。

【用法】先将鳗鱼收拾干净，与山药、百合一起放瓦盅内，加清水适量，隔水炖熟，调味服食。

【功效】本方舒肝解郁、健脾理气，主治神经衰弱，精神抑郁，善疑多虑等。

【来源】民间验方。

偏方 28 龙眼肉粥

【配方】龙眼（桂圆）6 个，红枣 3 ~ 5 枚，大米 60 克。

【用法】龙眼剥去果皮，去核取肉，同红枣、大米一并煮粥。如爱好食甜的病者，可加白糖少许。

【功效】本方养心安神、健脾补血，适用于心血不足型神经衰弱。

【来源】民间验方。

【注意】龙眼粥每次用量不宜过大，并须热服。凡外感风寒及内留湿滞者应忌用。

偏方 29 酸枣仁粥

【配方】酸枣仁 30 克，大米 50 克。

【用法】先用水煮酸枣仁 30 分钟，去渣取汁，用汁加米做粥，每晚做夜宵食之。

【功效】主治阴虚火旺型神经衰弱，症

见心烦不寐、口干津少等。

【来源】《饮膳正要》。

偏方 30 杞枣煮鸡蛋

【配方】枸杞子 15 ~ 30 克,红枣 8 ~ 10 枚,鸡蛋 2 个。

【用法】上方放砂锅内加水适量同煮,蛋熟后去壳再共煮片刻,吃蛋喝汤,每日 1 次,连服数日。

【功效】主治神经衰弱,症见心悸失眠、烦躁易怒、腰膝酸软等。

【来源】民间验方。

偏方 31 毛豆猪脑汤

【配方】毛豆、猪脑、天麻各适量。

【用法】用毛豆煮猪脑,加天麻作成羹汤,于临睡前进食。

【功效】最适合身形消瘦的神经衰弱患者,坚持服用,自见功效。

【来源】民间验方。

偏方 32 莲子百合炖猪肉

【配方】莲子 30 克,百合 30 克,猪瘦肉 250 克。

【用法】3 物共放砂锅内加水煮汤,调味服食。每日 1 次,连服数日。

【功效】补养心脾,宁志安神。主治心脾两虚型神经衰弱。

【来源】民间验方。

偏方 33 酒煮猪脊髓

【配方】黄酒 500 毫升,猪脊髓 1 具。

【用法】将脊髓切碎,同黄酒入砂锅内煮烂,分 2 ~ 3 次食完。

【功效】主治神经衰弱。

【来源】民间验方。

偏方 34 沙参玉竹粥

【配方】沙参、玉竹各 15 克,大米 60 克。

【用法】将沙参、玉竹用布包好,入大米中煮粥食。每日 1 次,连服数日。

【功效】本方具有滋阴清热之功效,主治神经衰弱。

【来源】《养生益寿百科辞典》。

偏方 35 炸鸡蛋方

【配方】鸡蛋 12 个,枸杞子 10 克,核桃仁 15 克,干淀粉、番茄酱适量。

【用法】把核桃仁放入盐开水中浸泡,枸杞子清水泡后上笼蒸 5 分钟,鸡蛋用文火煮熟;去壳后撒上干淀粉,再将鸡蛋和核桃仁放入油锅中炸成金黄色,把枸杞子、番茄酱等调味品加入即可服食。每日 1 次,连服数日。

【功效】主治肾阳不足型神经衰弱,症见头昏眼花、精神萎靡、怕冷肢凉等。

【来源】民间验方。

外敷外用方

偏方 36 茶叶枕头

【配方】泡饮后的茶叶(晒干),茉莉花茶(少量)。

【用法】2 物拌匀装入枕头,睡时枕之。

【功效】主治神经衰弱。

【来源】民间验方。

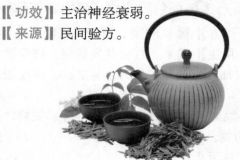

中草药方

偏方 ❶ 萝卜玉米须茶

【配方】萝卜 500 克，玉米须 100 克，白毛茶 100 克。

【用法】前 2 味共煎，然后下白毛茶，取汤代茶常饮。

【功效】主治水肿。

【来源】民间验方。

偏方 ❷ 茯苓蜜茶

【配方】绿茶 2 克，茯苓 10 克，蜂蜜 25 克。

【用法】茯苓研粉，加水 500 毫升，边煮边搅拌，待沸后加入茶叶、蜂蜜，分 2 次服，日服 1 剂。

【功效】主治水肿。

【来源】民间验方。

偏方 ❸ 薏苡仁酒

【配方】薏苡仁 60 克，白酒 500 毫升。

【用法】薏苡仁洗净布包，浸酒中制成药酒，酌量服用。

【功效】主治下肢浮肿。

【来源】民间验方。

偏方 ❹ 黄柑酒

【配方】黄柑 2 个，酒酿 1000 毫升。

【用法】黄柑放在酒酿中熬煮，连酒一起食用。

【功效】主治全身浮肿。

【来源】民间验方。

偏方 ❺ 黄精酒

【配方】黄精 20 克，酒 500 毫升。

【用法】黄精洗净切片，布包浸酒 30 天，

22 种偏方治疗 水肿

水肿是指水液泛滥于肌肤，引起眼睑、头面、四肢、腹背甚则全身浮肿的病证。《内经》称为"水"，《金匮要略》称为"水气"。根据临床表现可分为阳水、阴水两类。阳水发病较急，多从头面部先肿，肿势以腰部以上为著。阴水发病缓慢，多从足跗先肿，肿势以腰部以下为剧。

本病相当于现代医学的急、慢性肾炎，充血性心力衰竭，肝硬变，内分泌失调及营养障碍等疾病所出现的水肿。

水肿初期，应吃无盐饮食，肿势渐退后，可进少盐饮食，待病情好转后逐渐增加。水肿患者还应禁食辛辣、醋、虾、蟹及生冷食品，并应忌酒。注意摄生，起居有时，预防感冒，不宜过度疲劳，尤应节制房事。

随饮，每次 1 盅。

【功效】主治全身浮肿。

【来源】民间验方。

偏方 ❻ 桃花蜜

【配方】蜂蜜 600 克，鲜桃花 60 克，白糖 60 克。

【用法】将鲜桃花烘干，放入大口瓶中，然后倒入蜂蜜，搅拌 10 分钟，蜜上面再盖一层白糖，密封贮于阴凉处 10 日即可。去桃花瓣，开水冲服。日服 10 克，分 1~2 次服。

【功效】本方适用于水肿、便秘、小便不利等症。

【来源】《蜂产品治百病》。

偏方 ❼ 花生仁梅肉方

【配方】花生仁、梅肉各 45 克，大蒜 30 克。

【用法】上述诸物煮熟食用。

【功效】主治营养不良性水肿。

【来源】民间验方。

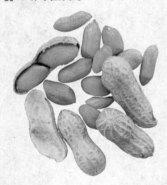

偏方 ❽ 黑豆酒

【配方】黑豆 200 克，酒 500 毫升。

【用法】黑豆加水 1000 毫升，煎至 500 毫升，入酒，再煎至 500 毫升，分 3 次温服。

【功效】主治全身浮肿。

【来源】民间验方。

偏方 ❾ 葫芦酒

【配方】葫芦、黄酒各适量。

【用法】黄酒调葫芦末服，若葫芦较大，把黄酒放入葫芦内煮 1 小时后，饮黄酒亦可。

【功效】主治全身浮肿。

【来源】民间验方。

偏方 ❿ 猪胆蜜酒方

【配方】猪胆 3 个，白蜜 120 克，葱白

3 寸，黄酒 250 毫升。

【用法】猪胆取汁，蜜调，再将酒、葱共煮两三沸后冲入蜜胆汁即可，每日 2 ~ 3 次分服。

【功效】主治水肿。

【来源】民间验方。

偏方 ⓫ 赤小豆药汁方

【配方】赤小豆 150 克，大蒜 3 头，生姜 15 克，商陆根 30 克。

【用法】上物共煮熟，去姜、蒜及商陆根，空腹服。

【功效】主治虚证水肿。

【来源】民间验方。

偏方 ⓬ 葱白麝香膏

【配方】葱白适量,商陆 25 克,麝香少许。

【用法】后 2 味共研细末，与葱白共捣如膏，敷于患者脐孔，盖以纱布，每日换药 1 次。敷药后 24 小时小便量即逐渐增多，3 ~ 5 日收效。

【功效】主治实证水肿。

【来源】民间验方。

偏方 ⓭ 蝼蛄附片方

【配方】蝼蛄 100 条(焙干),附片 50 克,干姜 30 克。

【用法】上方共研细末，分成 30 包，每日 2 次，每次 1 包。

【功效】主治顽固性水肿。

【来源】民间验方。

偏方 ⓮ 西瓜大蒜方

【配方】西瓜 1 个，大蒜 7 头，姜适量。

【用法】瓜顶切开，捣蒜泥放入，搅匀后用姜片盖好，用水煮，服尽瓜瓤。

【功效】主治水肿。

【来源】民间验方。

食疗药方

偏方 15 酒煮鲤鱼

【配方】鲤鱼1条，米酒1500毫升。

【用法】共煮，至酒干后食用，勿加任何调料。

【功效】主治全身水肿，小便少。

【来源】民间验方。

偏方 16 花生仁鲤鱼汤

【配方】花生仁100克，鲤鱼1条，酒适量。

【用法】花生仁和鱼炖烂，加入酒后食用。

【功效】主治营养不良水肿，小便多，头晕气喘。

【来源】民间验方。

偏方 17 清炖鹌鹑

【配方】鹌鹑2只(去毛及内脏)，酒少量。

【用法】鹌鹑用酒炖食，不加盐，每日1次，连用7日。

【功效】主治肾源性水肿。

【来源】民间验方。

偏方 18 酒煮老鸡

【配方】老母鸡1只，白酒1000毫升。

【用法】鸡去内脏，切成小块。酒烧热，下鸡块煮熟吃。

【功效】主治下肢浮肿。

【来源】民间验方。

偏方 19 茶蒸鲫鱼

【配方】上好茶叶60克，鲫鱼500克。

【用法】鲫鱼宰杀去内脏，将茶叶纳入鱼腹中，蒸熟吃。

【功效】主治全身水肿。

【来源】民间验方。

偏方 20 葱麻鲤鱼

【配方】鲜鲤鱼300克，葱白1把，麻子400克，盐、豆豉各适量。

【用法】麻子煎取汁和鱼、葱煮熟，再加少许盐、豆豉，空腹慢食。

【功效】主治全身浮肿。

【来源】民间验方。

偏方 21 葱白车前粥

【配方】葱白30克，鲜车前草叶60克，大米适量。

【用法】前2味洗净切碎，水煎去渣，放入大米煮为稀粥，早晚各食1次。

【功效】主治虚证水肿。

【来源】民间验方。

偏方 22 甜酒煮黄豆

【配方】黄豆250克，甜酒适量。

【用法】黄豆加水1000毫升，煮至250毫升，加入甜酒适量，每日分3次服。

【功效】主治营养不良性水肿。

【来源】民间验方。

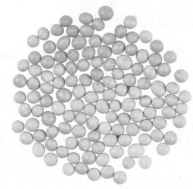

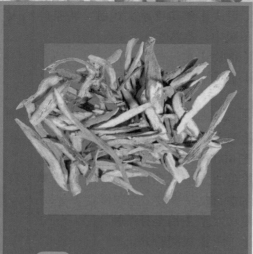

8 种偏方治疗
头痛

头痛是临床常见的症状之一，可由许多急慢性疾病引起。外感头痛多属实证，治疗以祛邪为主；内伤头痛多为虚证，治疗以扶正为主，或扶正与祛邪兼顾。对于一些有特殊证候的头痛，如伴有视力障碍，呕吐而不恶心，头痛剧烈难忍者，应及时请专科医生诊治，以免贻误病情。

中草药方

偏方 ❶ 蜂蜜水

【配方】蜂蜜 50 克。

【用法】饮酒前或饮酒后口服蜂蜜水 1 杯。

【功效】本方适用于预防及治疗酒醉头痛。

【来源】民间验方。

偏方 ❷ 柠檬蜜汁

【配方】蜂蜜 20 克，柠檬 1 个。

【用法】将柠檬榨汁，与蜂蜜混合，加入少量矿泉水，睡前服用。

【功效】本方适用于因喝酒过量引起的头晕、头痛。

【来源】《蜂产品治百病》。

偏方 ❸ 绿茶菊花蜜

【配方】蜂蜜 25 克，菊花 15 克，绿茶 1 克。

【用法】菊花加水 600 毫升，煮沸 5 分钟，加入绿茶、蜂蜜即可。每日服 1 剂，分 3 次服完。

【功效】本方适用于风热头痛。

【来源】《蜂产品治百病》。

食疗药方

偏方 ❹ 川芎白芷羊头汤

【配方】羊头（连脑）半个（约 500 克），川芎、白芷各 30 克，生姜 60 克。

【用法】羊头骨洗净、斩件，加姜及清水适量，小火煮 1~2 小时，去羊头骨，留汤备用。川芎、白芷洗净，与羊脑一齐放入锅内，加入羊头熬成的汤水，再煮 1 小时，调味供用，亦可加少量米酒调服。

【功效】本方适用于血虚寒凝之头晕眼花、头痛。

【来源】民间验方。

偏方 ❺ 稻豆首乌塘虱鱼汤

【配方】塘虱鱼肉 200 克，稻豆 60 克，首乌、龙眼肉各 15 克，珠兰少许。

【用法】稆豆洗净，清水浸 3 小时，将其与洗净的塘虱鱼、稆豆、首乌、龙眼肉、生姜一齐入锅，加稆豆水适量，大火煮沸后，小火煮 3 小时，加入珠兰再煮半小时，调味即可。

【功效】本方适用于偏头痛属于肝血不足者。

【来源】《煲汤治百病》。

【注意】珠兰为金粟兰科植物金粟兰的茎叶。味甘性温。《陆川本草》记载有"破积，止痛，止血"的作用。临床上不常用。

偏方 6 乌鸦蜂蜜汤

【配方】蜂蜜 200 克，黑乌鸦 1 只。

【用法】将黑乌鸦宰杀去毛及内脏，加入蜂蜜和清水适量，煎汤饮用，顿服。

【功效】本方养血安神，适用于头痛。

【来源】民间验方。

偏方 7 鲜鱼片粥

【配方】粳米 50 克，草鱼肉 100 克，碎瑶柱 15 克，大油、酱油、沙拉油、香菜、盐、胡椒粉、姜丝各适量。

【用法】粳米洗净，沥干水分，用少许盐腌拌；碎瑶柱浸开，撕成细条；草鱼肉洗净切薄片，用酱油、盐、沙拉油、姜丝等拌匀；锅内加入约 1500 毫升冷水煮沸，下粳米与瑶柱，先用旺火烧沸，然后改用小火熬煮约 40 分钟后，加盐调味，下草鱼片，待粥再滚起、鱼肉熟透时，即可盛起。顿服。

【功效】补虚劳，防治血虚头痛。

【来源】民间验方。

偏方 8 川芎三七鸡肉汤

【配方】鸡肉（切块）90 克，川芎 15 克，三七（打碎）6 克，当归 12 克，枸杞子 15 克。

【用法】全部用料洗净，一齐放入锅内，加清水适量，大火煮沸后，小火煮 2 小时，调味即可。

【功效】活血补血，止头痛。适用于偏头痛属于血虚血瘀者。

【来源】《煲汤治百病》。

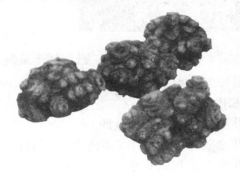

15 种偏方治疗 自汗、盗汗

自汗与盗汗是指人体在没有任何外来因素的情况下自行汗出的一种病理状态。凡不因劳动、穿衣、天气、药物等因素影响，白天时时汗出，动辄益甚者，为自汗；睡中汗出，醒来即止者，为盗汗。

自汗、盗汗是因为人体阴阳失调、腠理不固而引起，患者往往面黄肌瘦、疲惫不堪。现代医学中，以出汗为主要症状的疾病有甲亢、植物神经功能紊乱、结核病、低血糖等。

中草药方

偏方 ❶ 枣麦梅桑饮

【配方】红枣 10 枚，浮小麦 15 克，乌梅肉、桑叶各 10 克。
【用法】水煎服，每日 1 剂。
【功效】收敛止汗。主治自汗、盗汗。
【来源】民间验方。

偏方 ❷ 小麦赤豆饮

【配方】浮小麦、赤小豆、锦鸡儿根（土黄芪）各 30 克。
【用法】水煎，分 2 次服，每日 1 剂，
【功效】主治病后体虚引起的自汗、盗汗。
【来源】民间验方。

偏方 ❸ 浮小麦生地饮

【配方】浮小麦 24 克，生地黄 15 克，龙骨 15 克，地骨皮 9 克。
【用法】水煎服，每日 1 剂，分 2 次服。
【功效】收敛固涩。主治盗汗。
【来源】民间验方。

偏方 ❹ 羊脂酒

【配方】羊脂（或牛脂）、黄酒各适量。
【用法】羊脂温酒化服，频饮之。
【功效】主治汗出不止。
【来源】民间验方。

偏方 ❺ 枇杷叶红枣饮

【配方】炒枇杷叶 25 克，红枣 5 枚。
【用法】水煎，临睡前服之。
【功效】此方治无兼症之盗汗。
【来源】民间验方。
【说明】枇杷叶必炒才有效，红枣以体硕肉厚者为上选。

偏方 ❻ 麻黄根茶

【配方】绿茶 1 克，麻黄根 2 克。
【用法】茶叶预先放入茶杯。麻黄根洗净滤干，在小锅内用冷水半碗，中火烧开后立即将麻黄根及沸水一起冲入茶杯，加盖 5 分钟后可饮，头汁饮之将尽，可复泡续饮，至味淡为止。
【功效】主治自汗、盗汗。
【来源】民间验方。

偏方 ❼ 白参酒

【配方】白人参 30 克，白酒 500 毫升。
【用法】人参装纱布袋内与酒同煮，然后封固 7 日即可。每次饮 1 小盅，每日早、晚各饮 1 次。
【功效】主治自汗。
【来源】民间验方。

偏方 ❽ 豆豉酒

【配方】豆豉 250 克（炒香），米酒 1000 毫升。

【用法】豆豉在酒中浸 3 天，每次饮 2 匙，每日 2 次。

【功效】主治盗汗，心烦气躁。

【来源】民间验方。

偏方 ❾ 浮小麦汤

【配方】浮小麦适量。

【用法】将浮小麦用火炒为末，每服 7.5 克，米汤送下，每日 3 次，也可煎汤代茶。

【功效】主治自汗、盗汗。

【来源】民间验方。

偏方 ❿ 燕麦米糠饮

【配方】燕麦 30 克，米糠 15 克，饴糖适量。

【用法】前 2 物水煎去渣，分 2 次服，服食时可加饴糖。

【功效】主治自汗、盗汗。

【来源】民间验方。

偏方 ⓫ 甲鱼血酒

【配方】甲鱼 1 只，黄酒适量。

【用法】取甲鱼鲜血，以热黄酒冲服，当日服完，持续服之。

【功效】主治盗汗。

【来源】民间验方。

食疗药方

偏方 ⓬ 牡蛎蚬肉汤

【配方】干牡蛎、蚬肉各 60 克，韭菜根 30 克。

【用法】上物全部入锅，加水煮，熟后食用。

【功效】主治盗汗。

【来源】民间验方。

【说明】牡蛎、蚬均有滋阴作用，是治疗盗汗的良药，韭菜根则能帮助恢复体力。

偏方 ⓭ 米酒炖猪肉

【配方】猪肉 250 克，米酒 500 毫升，白糖、盐各适量。

【用法】猪肉与米酒同炖熟，加白糖适量，盐调味，1 天内吃完，连食 2 天。

【功效】主治盗汗。

【来源】民间验方。

【注意】湿热痰饮者慎食。

偏方 ⓮ 米酒炖泥鳅

【配方】泥鳅 250 克，米酒适量。

【用法】泥鳅洗净，加米酒炖服。

【功效】主治盗汗。

【来源】民间验方。

外敷外用方

偏方 ⓯ 药膏敷贴方

【配方】五倍子、郁金各等份，蜂蜜适量。

【用法】前 2 味混合研为末，加入蜂蜜调和成膏，取适量药膏分别敷贴于涌泉、灵墟、神阙穴，盖以纱布，胶布固定，每日换药 1 次，7 ~ 10 日为 1 疗程。

【功效】主治自汗。

【来源】民间验方。

【说明】涌泉位于足心稍前，神阙即肚脐，灵墟位于第三肋间隙中，前正中线旁开 2 寸处。

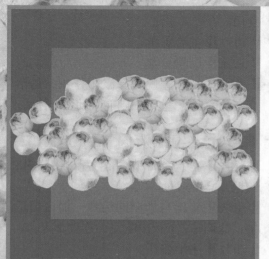

13 种偏方治疗 中暑

中暑是发生在夏季或高温作业下的一种急性病。正常人的体温由脑部的体温中枢来调节，借排尿、呼吸、流汗来维持体温的恒定。当环境温度过高，超过体温中枢的控制范围时，它就会丧失正常功能，体内产热大于散热或散热受阻，体内过量的热积蓄，则会出现体温急剧上升、皮肤发红、头晕头痛、恶心、全身无力、烦热思冷饮等现象。如果出现猝然昏厥、高热烦躁，这就是中暑。

发生中暑后，应迅速将患者放置在通风的环境下，并采取冷敷、酒精擦浴等措施。如出现循环衰竭、脱水、昏迷等严重病情时，应及时进行抢救。

中草药方

偏方 ① 藿香消暑茶

【配方】绿豆 60 克，鲜藿香叶 30 克，青蒿 30 克，白糖 20 克，茶叶 10 克。

【用法】将前 3 味药煎水冲茶叶、白糖，每次 1 碗，每日 3 次。

【功效】主治中暑烦闷不安、倦怠少食者，亦可用于预防暑热症。

【来源】《偏方妙用》。

偏方 ② 苦瓜茶

【配方】鲜苦瓜、茶叶各适量。

【用法】苦瓜截断去瓤，纳入茶叶，再拼合，悬于通风处阴干。水煎或开水冲泡，代茶饮，每次 6 ~ 10 克。

【功效】主治中暑发热。

【来源】民间验方。

偏方 ③ 干姜陈皮方

【配方】干姜 15 克，陈皮 10 克，甘草 6 克。

【用法】水煎去渣，徐徐灌服。

【功效】主治中暑昏倒。

【来源】民间验方。

偏方 ④ 丝瓜花绿豆汤

【配方】绿豆 60 克，鲜丝瓜花 6 ~ 8 朵。

【用法】绿豆煮熟，捞出绿豆，放入丝瓜花煮沸。一次服下。

【功效】清热解暑，主治中暑。

【来源】民间验方。

偏方 ⑤ 葡萄酒大麦茶

【配方】红葡萄酒、大麦茶各适量。

【用法】红葡萄酒掺入水，制成冰块，

放入大麦茶中饮用。

【功效】解暑降温，主治中暑。

【来源】民间验方。

偏方 ❻ 山楂决明茶

【配方】山楂 50 克，决明子 30 克（炒熟研碎），茶叶 10 克，白糖 15 克。

【用法】上药加水 1000 毫升，煎煮 20 分钟后加白糖，冷后饮用。

【功效】主治中暑头痛眩晕。

【来源】民间验方。

偏方 ❼ 黄瓜蜜条

【配方】黄瓜 1500 克，蜂蜜 100 克。

【用法】黄瓜洗净切条，放砂锅内加水少许，煮沸后去掉多余的水，趁热加蜜调匀，煮沸，随意食用。

【功效】主治中暑。

【来源】民间验方。

偏方 ❽ 藿香佩兰茶

【配方】茶叶 6 克，藿香、佩兰各 9 克。

【用法】沸水冲泡，代茶饮。

【功效】芳香化浊，主治暑热吐泻。

【来源】民间验方。

偏方 ❾ 枇杷叶饮

【配方】枇杷叶若干。

【用法】取枇杷叶 10 克，加水煎汁，一日分 3 次饮服。

【功效】本方可作为中暑者就医前采取的急救措施。

【来源】民间验方。

偏方 ❿ 百合蜂蜜膏

【配方】干百合 100 克，蜂蜜 150 克。

【用法】2 物同入大碗内蒸 1 小时，趁热调匀，待冷装瓶备用，可适量常服。

【功效】主治中暑。

【来源】民间验方。

偏方 ⓫ 荷叶蜂蜜饮

【配方】鲜荷叶、蜂蜜各 100 克。

【用法】水煎服，每日 1 剂，连服数日。

【功效】主治中暑。

【来源】民间验方。

外敷外用方

偏方 ⓬ 鼻嗅方

【配方】锈铁 1 块，醋适量。

【用法】将锈铁烧红，在患者鼻前淬醋熏之，以患者苏醒为度。

【功效】主治中暑神昏。

【来源】《中医内科急证诊治》。

偏方 ⓭ 烟熏法

【配方】沉香、檀香各适量。

【用法】将 2 药烧烟，令香气四溢。使患者窍透神醒。

【功效】主治中暑。

【来源】民间验方。

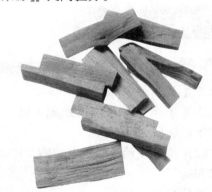

33 种偏方治疗眩晕

眩晕是一种症状，病人可感觉头晕眼花，严重时就好像坐在船上或车中摇晃不已，站立不稳，有时感觉房屋在旋转，眼前物体模糊不清，有的甚至不能睁开眼睛，否则就觉天昏地暗、恶心呕吐、出冷汗。

眩晕一症可见于许多疾病：耳源性眩晕多见于美尼尔氏综合征、中耳炎等；眼源性眩晕多见于屈光不正、眼肌瘫痪；颈源性眩晕多见于颈肌痉挛、颈椎病；神经源性眩晕可见于神经炎、癫痫、脑肿瘤等。脑动脉供血不足也能产生眩晕，其中以椎－基底动脉供血不足为多见，常见于 50 岁以上患有高血压、动脉硬化、糖尿病、高脂血症的人群。有些全身性疾病也可有眩晕症状，如心脏病、血管硬化、高血压、低血压、颈动脉窦过敏、更年期综合征、维生素缺乏、严重贫血等。

中草药方

偏方 ① 玉米须煎

【配方】玉米须 30 克。

【用法】玉米须加水两盅煎成 1 盅，空腹服下。连服 3 ~ 6 次。

【功效】本方主治头晕眼花、胸脘痞闷、少食多寐等。

【来源】民间验方。

偏方 ② 天麻绿茶饮

【配方】绿茶 2 克，天麻 3 ~ 5 克（切片）。

【用法】上 2 物放入茶杯中，用开水冲泡，立即加盖，5 分钟后可趁热饮，再泡再饮。

【功效】主治眩晕。

【来源】民间验方。

偏方 ③ 枸杞酒

【配方】枸杞子 60 克，白酒 500 毫升。

【用法】枸杞子密封浸泡在白酒中 7 天以上。每次 1 小杯，睡前服。

【功效】主治肝肾阴亏引起的眩晕。

【来源】民间验方。

偏方 ④ 甘味茯苓汤

【配方】茯苓 15 克，五味子 12 克，甘草 6 克。

【用法】上药水煎服，或泡茶饮用，每日 2 次。

【功效】主治低血压眩晕。

【来源】《神州秘方》。

偏方 ⑤ 牡蛎杞子饮

【配方】牡蛎 18 克，龙骨 18 克，枸杞子 12 克，制首乌 12 克。

【用法】先将牡蛎、龙骨加水先煎 20 分钟，再加枸杞子和制首乌煎水，取汁去渣。分顿饮服。

【功效】本方养肝明目，主治肝阳上亢型眩晕，症见头晕眼花、面颊潮红、心烦易怒、口渴口苦等。

【来源】民间验方。

偏方 ⑥ 芝麻蜂蜜蛋清方

【配方】黑芝麻 30 克（炒黄研细），米醋 30 毫升，蜂蜜 30 克，鸡蛋清 1 个。

【用法】上 4 味混合调匀，分作 6 份。每次服 1 份，开水冲服，每日 3 次。

【功效】主治肝肾不足所致的眩晕。

【来源】民间验方。

偏方 ❼ 蛋壳末方

【配方】鸡蛋壳（孵生过小鸡的）、黄酒各适量。

【用法】将蛋壳焙黄研末，黄酒冲服。每日 3 次，每次 9 克。

【功效】主治眩晕。

【来源】民间验方。

偏方 ❽ 杨梅酒

【配方】熟透鲜杨梅、米酒各适量。

【用法】用干净纱布绞取鲜杨梅汁液，加入等量米酒，拌匀即成。成人每次服 30 ~ 60 毫升，早晚各 1 次。

【功效】主治劳累过度引起的眩晕。

【来源】民间验方。

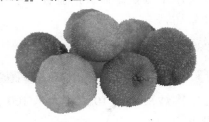

偏方 ❾ 杭菊花茶

【配方】杭菊花 30 克。

【用法】杭菊花置于杯中，将煮沸的白开水冲入，搅匀，将杯盖盖好，泡 10 分钟，饮服。可再泡再饮。

【功效】本方具有清热明目、平肝潜阳之功效，适用于肝阳上亢头晕眼花、面颊潮红、心烦易怒、口渴口苦者。

【来源】民间验方。

偏方 ❿ 茭白芹菜饮

【配方】鲜茭白 30 克，鲜芹菜 30 克。

【用法】将新鲜茭白、芹菜，分别剥壳，洗净，切成小段，放于锅内。加水适量，煎煮 10 分钟后，取汁去渣，饮服。

【功效】本方主治肝阳上亢型眩晕，症见头晕眼花、心烦易怒、大便秘结、小便黄赤等。

【来源】民间验方。

偏方 ⓫ 山药酒

【配方】山药 150 克，白酒 500 毫升。

【用法】将山药切碎，入酒中浸泡。每服 30 ~ 40 毫升，每日 2 次。

【功效】主治各型眩晕。

【来源】民间验方。

偏方 ⓬ 菊槐茶

【配方】绿茶、菊花、槐花各 3 克。

【用法】上 3 味放入杯中，沸水冲泡，频频饮用，每日数次。

【功效】主治眩晕，头昏眼花。

【来源】民间验方。

偏方 ⓭ 菊花汤

【配方】菊花、山楂、乌梅、白糖各 15 克。

【用法】前 3 味水煎，入白糖于药液中服用。

【功效】主治各型眩晕，一般服 2 ~ 3 剂即见效。

【来源】《四川中医》，1991（3）。

偏方 ⓮ 香蕉绿茶饮

【配方】香蕉肉 200 克，绿茶 1 克，蜂蜜 25 克，盐适量。

【用法】上述诸物共置大碗中，搅拌后

加开水 300 毫升，泡 5 分钟后服，每日服 1 剂。

【功效】主治眩晕。

【来源】民间验方。

偏方 ⑮ 竹笋饮

【配方】鲜竹笋 500 克，白糖适量。

【用法】将鲜竹笋洗净，切碎，挤汁，加白糖浓缩成膏状。口服，每次 1 匙。

【功效】本方通脉补虚，适用于用脑过度、眩晕失眠之症，胖人以及冠心病、高血压、糖尿病患者常服特别有益。

【来源】民间验方。

偏方 ⑯ 五味子酒

【配方】五味子 50 克，白酒 500 毫升。

【用法】五味子洗净装入瓶中，加白酒密封，每日振摇 1 次。半月后开始饮用，每日 3 次，每次 3 毫升，饭后服用，也可佐餐。

【功效】主治眩晕。

【来源】民间验方。

食疗药方

偏方 ⑰ 花生粥

【配方】花生 45 克，大米 60 克，冰糖适量。

【用法】将花生连衣捣碎，和洗净的大米一起放于锅内，加入适量水和冰糖，煮成粥即可。每日早晨空腹温热食之。

【功效】本方活血化瘀，主治眩晕。

【来源】民间验方。

偏方 ⑱ 杏子粥

【配方】鲜杏 5 ～ 10 枚，大米 100 克，

冰糖适量。

【用法】鲜杏洗净煮烂，去核备用。大米淘洗干净，和冰糖一起加水 600 ～ 800 毫升煮成粥。粥将熟时加入杏肉，微煮数沸即可。每日早、晚温热服食。

【功效】本方化痰降浊，主治痰浊上扰型眩晕。

【来源】民间验方。

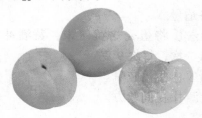

偏方 ⑲ 山楂粥

【配方】山楂 15 克，大米 50 克。

【用法】山楂浸泡，加水适量，煎煮15 分钟，取汁浓缩成 150 毫升。再加水 400 毫升，将洗净的大米放进汁水内，煮成粥。早晚各服 1 次。

【功效】本方祛瘀血、扩血管，用于治疗眩晕症。

【来源】民间验方。

偏方 ⑳ 决明子粥

【配方】炒决明子 10 克，大米 100 克，冰糖少许。

【用法】先将决明子加水煎煮 10 ～ 20分钟，取汁去渣。再加入洗净的大米和冰糖少许煮成粥，即可食用。

【功效】本方清热平肝明目，主治肝阳上亢型眩晕。

【来源】民间验方。

偏方 ㉑ 黄芪猪肝汤

【配方】猪肝 500 克，黄芪 60 克，盐适量。

【用法】将猪肝洗净，切成薄片，黄芪切片后用纱布包好，一同放于锅内，加水煨汤。熟后去黄芪，稍加盐调味，吃肝饮汤。

【功效】本方益气养血，适用于妇女产后气虚血少之眩晕。

【来源】民间验方。

偏方 22 桑参鱼翅羹

【配方】鱼翅100克，桑葚15克，西洋参6克，盐、味精、葱、姜各适量。

【用法】鱼翅水发，桑葚洗净，用水泡好，西洋参切成薄片。3物放于锅中加上原汁鲜汤适量及调料煮熟，用水淀粉勾芡成羹即可。

【功效】本方养阴柔肝，改善动脉硬化，疏通脉络，主治眩晕。

【来源】民间验方。

偏方 23 甲鱼烩乌鸡

【配方】甲鱼1只（500克左右），乌鸡1只，料酒、盐、葱、姜各适量。

【用法】将甲鱼和乌鸡洗净（去毛及内脏），分别切成块，放于砂锅中，加入水和调料，烩熟至酥便成。连肉带汁服食。

【功效】本方滋阴补肾、养血补虚，适用于体虚所致的眩晕。

【来源】民间验方。

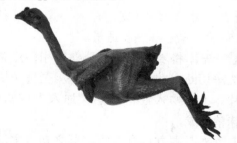

偏方 24 银杞干贝羹

【配方】银耳10克，枸杞子10克，干贝15克，盐、味精各适量。

【用法】银耳洗净，用水发好，枸杞子洗净，干贝水发。3物放于锅中加入鲜汤及调料，烩煮成羹，即可食用。

【功效】本方养阴柔肝，治疗眩晕。

【来源】民间验方。

偏方 25 珍菊鲜贝羹

【配方】鲜贝250克，青豌豆50克，白菊花6克，珍珠粉0.15克，淀粉、糖、盐、味精、黄酒各适量。

【用法】将鲜贝洗净后在沸水中浸泡5分钟，捞出待用。珍珠粉加水、淀粉少许拌和待用。白菊花洗净拍碎。起油锅炒熟豌豆后，加入菊花和鲜贝，略加翻炒，加入调料，再加入珍珠淀粉勾芡即成。

【功效】本方具有柔肝平肝、降血压之功效，主治血压偏高导致的眩晕。

【来源】民间验方。

偏方 26 鸽肉杞精煲

【配方】白鸽肉100克，枸杞子20克，黄精30克。

【用法】将白鸽肉洗净切块，放于砂锅内。加入枸杞子、黄精片，共炖成煲，适量放黄酒、盐、葱、姜、味精即可。分顿食用。

【功效】本方补益肝肾、养血明目，适用于肾精不足之眩晕。

【来源】民间验方。

偏方 27 羊头烩

【配方】羊头1个，葱、姜、盐、鸡精、黄酒各适量。

【用法】羊头洗净，放入盆内，上笼用武火蒸至熟透，取出稍冷，切成2厘米长、1.2厘米厚的块。放入锅内，加清水和调料，用武火烧至入味即成。

【功效】祛风眩，补虚赢。治虚风内动之眩晕。

【来源】民间验方。

偏方 28 香菇炒市耳

【配方】香菇 30 克，黑木耳 10 克，盐、味精各适量。

【用法】香菇洗净，黑木耳放于水中发好。二者放于油锅中炒熟，放适量盐、味精即成。

【功效】本方凉血止血，可降低血液黏稠度，治疗头晕眼花、少食多寐等症。

【来源】民间验方。

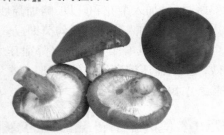

偏方 29 清蒸天麻鲫鱼

【配方】鲫鱼 1 条（500 克左右），天麻 5 克，葱、姜、盐、料酒、鸡精各适量。

【用法】将鲫鱼去鳞及内脏洗净，加入调料，盛放于盘中。将天麻洗净，切成片，放于鱼上或两侧，加少量水于笼中隔水蒸熟，即可食用。

【功效】主治肝阳上亢型眩晕，症见头晕眼花、面颊潮红、口渴口苦、血压偏高等。

【来源】民间验方。

偏方 30 当归猪蹄汤

【配方】猪蹄 1 对，当归 30 克。

【用法】将猪蹄去毛洗净，与当归同放于锅内，加水煮汤。熟后去当归，吃猪蹄饮汤，每日 2 ~ 3 次。

【功效】养血补虚，主治气血亏虚型眩晕。

【来源】民间验方。

偏方 31 拌猪脑

【配方】猪脑 100 克，葱 20 克，生姜 10 克，黄酒 10 克，香油、酱油、蒜泥适量。

【用法】将猪脑洗净，葱姜洗净切片，放于盘中。加入黄酒，旺火蒸 30 分钟。取出凉凉后加入其余调料拌和即可。

【功效】本方益肾填精补脑，适用于肾精不足之眩晕。

【来源】民间验方。

偏方 32 市耳烧豆腐

【配方】黑木耳 10 克，豆腐 1 块，盐、味精、辣油、胡椒粉、淀粉各适量。

【用法】先将黑木耳洗净放于水中发好，豆腐切成小块。黑木耳下油锅炒，再下豆腐，放入调味料，用水淀粉勾芡即可食用。

【功效】本方活血化瘀，主治头晕眼花、健忘失眠等。

【来源】民间验方。

偏方 33 麦冬炒芹菜

【配方】麦冬 10 克，芹菜、嫩竹笋各 150 克，盐、味精各适量。

【用法】将麦冬洗净，蒸熟待用，芹菜洗净切断成寸许长，嫩竹笋剥壳洗净切片。上 3 物入油锅炒熟，加入少许盐、味精即成。

【功效】本方具有养阴清肝之功，主治头晕眼花、血压偏高等。

【来源】民间验方。

中草药方

偏方 ❶ 翠衣凉茶

【配方】鲜西瓜皮9克，赤芍6克，炒栀子4克，黄连、甘草各1克，白糖10克。

【用法】先将西瓜皮切成小块，与其他药物一起放入锅中，加水一碗半，文火煮20分钟，滤渣取汁，放入白糖，搅匀即可。凉饮，每日2～3次。

【功效】主治津液耗伤型伤寒，症见高热口渴、烦躁不宁等。

【来源】民间验方。

偏方 ❷ 生藕茶

【配方】生藕500克。

【用法】将生藕捣汁口服，每日1次。

【功效】本方有清利湿热之功效，主治伤寒头痛身热。

【来源】民间验方。

偏方 ❸ 柿藕荠菜饮

【配方】柿饼30克，藕节30克，荠菜花15克，蜂蜜10克。

【用法】先将柿饼、藕节切碎，合荠菜花加水煮，去渣后待凉，加入蜂蜜，一次服完，每日1剂，连服15日为1疗程。

【功效】本方清热解毒、凉血止血，主治伤寒便血。

【来源】民间验方。

偏方 ❹ 当归地黄酒

【配方】生地黄50克，当归尾500克，黄酒500毫升。

【用法】将上药捣细碎，以黄酒煎煮，去渣即可。每日3次，每次温饮20毫升。

19 种偏方治疗 伤寒

伤寒是由伤寒杆菌引起的急性胃肠道传染病，潜伏期约2周，至少4周可痊愈。初起的表现是食欲锐减、浑身倦怠、失眠、脾肿、腹满、口渴、头痛等，体温高达39～41℃；第2周高热不退，伴便秘或泄泻，胸腹部有淡红色的玫瑰疹；第3周则易发生肠出血或肠穿孔；第4周神志渐清，各症渐退，已现痊愈之状。

伤寒患者注意事项：

（1）大量饮水。每日摄入量可达3000毫升，以利毒素排出，并补充因高热而消耗的水分。

（2）少吃多餐。伤寒患者刚要痊愈时，饭量会大增，这时就要忍耐，以免疾病复发，应该少量多餐，且选易消化的高蛋白饮食为主。

（3）腹胀或腹泻时，应少吃牛奶、蔗糖等食品。合并肠出血和肠穿孔时，则应禁食，待病情好转后，再由流汁饮食过渡到半流汁饮食和少渣软饭。热退后两三周可逐渐恢复普通饮食。

【功效】本方清热解毒、凉血止血，主治伤寒身热烦躁。

【来源】民间验方。

偏方 ❺ 芝麻葱姜饮

【配方】葱白60克，炒芝麻15克，生姜9克，细茶6克，黄酒适量。

【用法】上物用酒煎，去渣热服，令患者盖被而卧，一般汗出即愈。

【功效】适用于房劳引起的伤寒复发。

【来源】民间验方。

偏方 ⑥ 核桃壳姜茶

【配方】核桃壳、连须葱头各7个，细茶9克，生姜12克（捣烂）。

【用法】诸物共入大碗，沸水冲入，先熏头面，待温热时饮服。

【功效】主治伤寒。

【来源】民间验方。

偏方 ⑦ 葱醋饮

【配方】连须葱头1个，醋30毫升。

【用法】葱头切碎，与醋同煎后热服，覆被使汗出。

【功效】适用于伤寒初觉头痛身热者。

【来源】民间验方。

偏方 ⑧ 桑葚茶

【配方】桑葚15克。

【用法】以桑葚煮水代茶饮。

【功效】清热解毒，凉血止血。主治湿

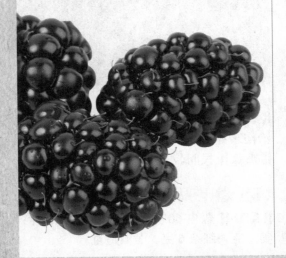

热型伤寒。

【来源】民间验方。

偏方 ⑨ 竹茅饮

【配方】淡竹叶、白茅根各10克。

【用法】将上药放在保温杯中，以沸水冲泡，盖严，温浸半小时。代茶频饮。

【功效】本方清热解毒，凉血止血，主治便血、烦躁之伤寒。

【来源】《江西草药》。

偏方 ⑩ 白术酒

【配方】白术30克，白酒300毫升。

【用法】将白术研碎，入酒煎至100毫升。每服20～30毫升。

【功效】本方清利湿热、理气和中，主治伤寒。

【来源】《奇效良方》。

偏方 ⑪ 花生衣红枣汤

【配方】花生衣30克，红枣30枚。

【用法】上2味加水适量煎煮，去渣，一次服完。每日1剂，5剂为1疗程。

【功效】主治湿热型伤寒，症见大便下血、身热烦躁等。

【来源】民间验方。

偏方 ⑫ 清暑茶

【配方】青蒿、薄荷叶、荷叶、藿香各300克，甘草90克。

【用法】将青蒿、薄荷、藿香切碎，用文火微炒；甘草另打粗块，然后与药混匀，过筛，分装，每袋13克。1次1包，每日2次，开水泡饮。

【功效】本方清热化湿、豁痰开窍，主治湿热型伤寒。

【来源】《中草药制剂方法》。

偏方 ⑬ 西瓜煨蒜瓣

【配方】大西瓜 1 个，大蒜适量。

【用法】西瓜切开蒂部，挖出瓤和子，装满大蒜瓣，仍以蒂盖好，用纸筋泥封固，埋于糠火中，煨透取出，研成细粉。每日 2 次，每次吞服 3 克。

【功效】本方清热泻火、甘寒生津，主治热邪内结之伤寒。

【来源】民间验方。

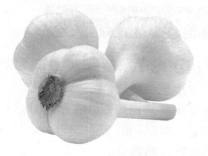

偏方 ⑭ 地黄酒

【配方】生地黄 10000 克，米酒 1500 克。

【用法】生地黄用木臼捣汁，绞去渣，用米酒和匀，放于瓷瓶中，蒸熟为度，瓷瓶盛贮。每次温饮 1 ~ 2 小杯，不拘时候。

【功效】主治伤寒属热邪内结者，症见高热口渴、烦躁不宁、唇焦齿燥等。

【来源】《本草纲目》。

食疗药方

偏方 ⑮ 山药粥

【配方】山药干粉、大米各适量。

【用法】大米煮稀粥，加山药干粉，比例为 1 : 4。顿服，每日 1 次。

【功效】主治伤寒，症见烦闷呕吐、身热口渴、小便短赤等。

【来源】《中国食疗学》。

偏方 ⑯ 薏苡仁粥

【配方】薏苡仁 50 克。

【用法】薏苡仁水煮成稀粥，每日 2 次，分服。

【功效】芳化宣透，清利湿热。主治湿热型伤寒。

【来源】民间验方。

偏方 ⑰ 赤小豆冬瓜汤

【配方】赤小豆 60 克，冬瓜 250 克。

【用法】上 2 味一并煮汤服用，每日 1 剂，分次服。

【功效】主治伤寒属湿热者，症见头痛恶寒、身重疼痛、胸闷不饥等。

【来源】民间验方。

偏方 ⑱ 粮豆点心

【配方】芡实、莲子、山药、白扁豆各等份，白糖适量。

【用法】前 4 味研磨成细粉，每次 30 ~ 60 克，加适当白糖，蒸熟，做点心吃。

【功效】本方清利湿热、理气和中，主治伤寒属脾胃不和者。

【来源】民间验方。

外敷外用方

偏方 ⑲ 吴茱萸敷贴方

【配方】吴茱萸 75 克，葱白、黄酒各适量。

【用法】吴茱萸研粗粉，葱白切碎，拌入黄酒，蒸热，布包熨脐及足心，药冷则再蒸再熨。

【功效】主治伤寒。

【来源】民间验方。

6 种偏方治疗 霍乱

霍乱是由霍乱弧菌引起的，以起病急骤、突然发作、上吐下泻、腹痛或不痛为特征的疫病。患者泻出之物，如淘米产生的白色"米泔"，此为霍乱最大的特点。霍乱四季皆有，只是在夏、秋两季较甚，都市人口集中处此病较易流行。见于现代医学的霍乱、副霍乱、细菌性食物中毒、急性胃肠炎等病。

为预防霍乱，人们平时要注意环境清洁、饮食卫生，常吃大蒜。若患此症要尽速医治，患者应隔离，以免传染他人。

中草药方

偏方 ① 肉豆蔻饮

【配方】肉豆蔻 6 克。

【用法】将肉豆蔻研为细末，以温水送服，每日 2 次。

【功效】主治寒性霍乱，除腹泻不止外，另见体温下降、四肢厥冷、两目深陷等。

【来源】民间验方。

偏方 ② 盐水饮

【配方】盐 30 克。

【用法】先将锅烧红，入盐炒至极焦，然后注入清水一碗，煎浓汤服用。

【功效】主治霍乱。

【来源】民间验方。

偏方 ③ 市瓜酒

【配方】木瓜、白酒适量。

【用法】木瓜蒸熟煮酒服。病愈即止，不宜久服。

【功效】主治霍乱。

【来源】民间验方。

外敷外用方

偏方 ④ 葱白敷贴方

【配方】葱白适量。

【用法】将葱白捣烂，在锅内炒热，敷于患处，盖以纱布，胶布固定，每日 1 次。

【功效】主治霍乱。

【来源】民间验方。

偏方 ⑤ 蒜醋外涂方

【配方】大蒜 3 瓣，黄醋适量。

【用法】大蒜捣碎成泥，加黄醋，涂足心，外以纱布覆盖，每日 1 次，3 次为 1 疗程。

【功效】主治霍乱。

【来源】民间验方。

偏方 ⑥ 生姜擦拭方

【配方】生姜 1 块，盐适量。

【用法】生姜切下 2 片，中夹盐，蘸水用力擦患者的胸口 15 分钟以止吐。再擦患者尾闾以上，脊骨两旁，即所谓"命门"一带，一般也是 15 分钟，以止泻。

【功效】主治霍乱。

【来源】民间验方。

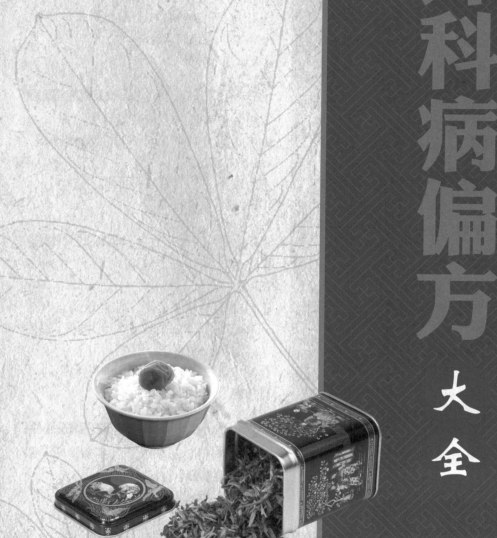

外科病偏方

大全

20 种偏方治疗 疔疮

疔疮发病迅速，初起如粟，坚硬根深，继则焮红发热，肿势渐增，疼痛剧烈，脓溃疔根出，则肿消痛止而愈。常见的疔疮有以下几种：

（1）蛇头疔，指疔毒发于手指末端，肿胀形如蛇头者。

（2）鱼脐疔，感染疫毒而发，又称疫疔，初起皮肤发痒，出现小红丘疹，后迅速增大，化脓、破溃，腐肉色黑或暗红，周围有灰绿色水疱，中间呈黑色凹陷，伴有发热，见于现代医学的皮肤炭疽。

（3）眼疔，长于眼珠中白黑边缘上，由于眼珠与眼皮时常摩擦，眼睛往往疼痛且泪流不止，尤其是睡醒后，眼屎结满眼圈，要用手将眼皮扳开才能睁眼。

（4）锁口疔，长于嘴角，初起时不痛不痒，只是肿胀，张口不便。

疔疮如治疗得当，三天内即可拔除脓头（疔脚）。疔疮初起切不可挤压，以免走黄，危及性命。疔疮忌食鸡、鸭、鱼、虾之类的鲜食。

中草药方

偏方 ❶ 核桃槐花饮

【配方】槐花（微炒）、核桃仁各60克，酒100毫升。

【用法】上3味加水适量煎服，每日2次。

【功效】主治疔疮肿毒及一切痈疽发背。

【来源】民间验方。

偏方 ❷ 荔枝海带饮

【配方】海带15克，荔枝干果5枚，黄酒适量。

【用法】上3味加水适量煎服，每日1剂。

【功效】主治疔毒。

【来源】民间验方。

偏方 ❸ 苦瓜叶酒

【配方】苦瓜叶、黄酒各适量。

【用法】苦瓜叶晒干研末，黄酒送服，每次10克。

【功效】主治疔毒痛不可忍。

【来源】民间验方。

偏方 ❹ 菊花童尿方

【配方】菊花叶（或菊花根）、童尿各适量。

【用法】菊花叶捣烂，取汁数滴，和童尿一起服下。病情较重时，用菊花根捣取汁，和童尿服下。

【功效】主治疔疮初起，肿痛未溃。

【来源】民间验方。

偏方 ❺ 冬菊酒

【配方】小朵菊花（又名冬菊，叶、根亦可），白酒适量。

【用法】酒入砂锅，煮菊花，饮至尽醉，渣敷患处。

【功效】主治一切恶疔初起。

【来源】民间验方。

偏方 ❻ 南瓜蒂散

【配方】南瓜蒂、黄酒适量。

【用法】南瓜蒂焙焦存性，研末，每次2.5克，以黄酒冲服，每日2次，另加醋调外敷。

【功效】主治疔疮、疖肿。

【来源】民间验方。

偏方 7 葱白明矾方

【配方】葱白、明矾各适量。

【用法】明矾研为细末，葱白煨熟，捣和为丸，如梧桐子大，每服6克，温酒送下，每日2次。

【功效】主治疔疮肿毒。

【来源】民间验方。

【注意】久病者及孕妇不可服。

外敷外用方

偏方 8 芋艿外敷方

【配方】生芋艿头、盐各适量。

【用法】将生芋艿头加盐少许，捣烂敷于患处，1日2次。

【功效】主治蛇头疔。

【来源】民间验方。

【注意】如有皮肤过敏者，以生姜捣汁，轻轻擦拭可解。

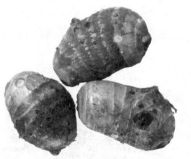

偏方 9 大蒜敷贴方

【配方】独头蒜2个，香油适量。

【用法】独头蒜磨碎，以香油搅匀，厚厚贴在患处，干了再贴，至愈为度。

【功效】主治蛇头疔。

【来源】民间验方。

偏方 10 荞麦面除疔方

【配方】荞麦面500克。

【用法】将面揉好，患者脱掉上衣坐好，以揉好的面在其前胸后背用力揉搓，面上掺有丝状的细线毛，细长如羊毛，这便是羊毛疔。此时再换1块荞麦面继续揉搓，约揉过10块后，让患者安睡，一觉而愈。

【功效】主治羊毛疔。

【来源】民间验方。

偏方 11 葱白猪胆方

【配方】葱白、猪胆（风干）适量。

【用法】上2味共捣烂如膏状，敷于患处，盖以纱布，胶布固定，每日换药1次。

【功效】主治疔疮。

【来源】民间验方。

偏方 12 黄朴外搽方

【配方】雄黄、朴硝等份，猪胆、香油适量。

【用法】雄黄、朴硝共为细末，调猪胆、香油搽于患部。

【功效】主治蛇头疔。

【来源】民间验方。

偏方 13 葱蜜敷贴方

【配方】葱、蜜、醋各适量。

【用法】刺破疔疮挤去败血，葱、蜜共捣，敷于患处，2小时后用微温醋汤洗去。

【功效】主治疔疮恶肿。

【来源】民间验方。

【注意】颜面部禁用。

偏方 ⑭ 半边莲外敷方

【配方】半边莲根、白酒各适量。

【用法】半边莲根洗净，捣烂如泥，入酒和匀再捣，敷患处，每日 2～3 次，连用 3～5 日。

【功效】主治蛇头疔。

【来源】民间验方。

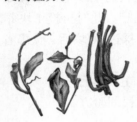

偏方 ⑮ 葱头雄黄敷方

【配方】葱头 60 克，雄黄 30 克。

【用法】上药捣烂敷患处。

【功效】主治蛇头疔。

【来源】民间验方。

偏方 ⑯ 艾灸方

【配方】生姜 1 块，石雄末、艾绒、枣肉适量。

【用法】生姜切片，中心挖一圆孔，敷于肿处，以石雄末和艾绒捻成艾炷，置姜孔处灸 49 壮，再取枣肉敷之。

【功效】主治疔疮初起。

【来源】民间验方。

【注意】若已成脓，用剪刀（消毒）剪去脓尖，再用此方。颜面部勿用。

偏方 ⑰ 菊叶敷贴方

【配方】菊花叶、黑糖各适量。

【用法】菊花叶与等量黑糖同捣成泥状，贴于患部，至多 3～5 次。

【功效】主治膝盖毒疔。

【来源】民间验方。

偏方 ⑱ 祛疔法

【配方】蜂巢 1 小片，乳香、没药、白芷、三黄（黄芩、黄柏、大黄）各 3 克。

【用法】蜂巢烧灰存性，后几味研末，将诸药混匀，调成药末调擦患处。每日 2 次。

【功效】本方用于治疗膝盖毒疔，有一定疗效。

【来源】民间验方。

偏方 ⑲ 蒜醋膏

【配方】新鲜大蒜、醋各适量。

【用法】将蒜捣成糊状，包入消毒纱布中拧汁，和等量醋放入锅内，用小火熬成膏状，敷患处。每日 1 次。

【功效】本方一般在疔疮未化脓时效果较佳，但也可治疗已化脓的疔疮。轻者 3 天，重者 7 天左右为 1 疗程。

【来源】《葱姜蒜治百病》。

偏方 ⑳ 葱韭丝瓜方

【配方】连须葱白、丝瓜叶、韭菜各适量。

【用法】上 3 味洗净共捣烂，以酒调和，病在左手贴左腋下，在右手贴右腋下，在左足贴左胯，在右足贴右胯，盖以纱布，胶布固定。

【功效】主治鱼脐疔初起。

【来源】民间验方。

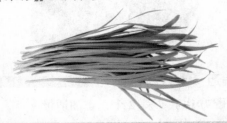

中草药方

偏方 ❶ 银花茶

【配方】茶叶2克，干金银花1克。

【用法】上2味用沸水冲泡6分钟后饮用。饭后饮1杯。

【功效】排毒消肿。主治脓熟破溃，伴头痛、心烦口渴、便秘等症。

【来源】民间验方。

偏方 ❷ 三花绿茶方

【配方】玫瑰花6克，茉莉花3克，金银花9克，绿茶9克，陈皮6克，甘草3克。

【用法】上6物放茶杯内，加沸水盖盖浸泡10～20分钟后，洗涤患处，每日分3～5次。

【功效】主治痈疮等各种皮肤感染。

【来源】民间验方。

偏方 ❸ 二草茶

【配方】绿茶3克，甘草10克，白花蛇舌草100克（鲜品250克），酒适量。

【用法】先将后2味加水浸过，加酒，文火煎至100毫升，捞出渣后，加入绿茶。分4次服，日服1剂。

【功效】清热解毒，活血祛瘀。主治痈疮初起。

【来源】民间验方。

偏方 ❹ 萝卜盐水茶

【配方】白萝卜100克，茶叶5克，盐适量。

【用法】白萝卜洗净切片，加盐煮烂，掺入茶叶，每日服2次。

【功效】主治痈疮、疖肿等。

21 种偏方治疗 痈疮

痈是指多个相邻的毛囊及皮脂腺的化脓性感染，有时由一个疖或多个疖发展而成，常发生于较粗厚的皮肤处，如颈后部、腰背部等。临床表现为局部炎症发展迅速，中央坏死、溃烂或出现多个脓头，周围红肿范围较大，无明显界限，局部呈大片酱红色，高出体表，坚硬，有时可大于手掌，形成很多脓栓，久久不能脱落，病变中心凹陷，有带脓血的分泌物，伴有发热、恶寒、头痛等全身症状。

本病相当于现代医学的蜂窝组织炎、急性脓肿等病。

【来源】民间验方。

偏方 ❺ 螃蟹浸酒

【配方】螃蟹数只，白酒适量。

【用法】螃蟹洗净捣烂，加白酒浸1小时，然后加热内服。

【功效】主治痈疽疔疮。

【来源】民间验方。

偏方 ❻ 忍冬酒

【配方】忍冬草嫩苗一把，甘草24克，酒1500毫升。

【用法】前2药同研，入酒煎煮去滓，温服，再以滓敷肿毒上。

【功效】本方有清热解毒之功，适用于痈疮初起者。

【来源】《三因极一病证方论》。

偏方 ❼ 槐花酒

【配方】槐花120克，黄酒500毫升。

【用法】将槐花微炒黄，趁热入酒，煎10余沸，去渣。取汁热服。

【功效】适用于痈疮初起。

【来源】《证治准绳》。

偏方 ❽ 金银花酒

【配方】金银花50克，甘草10克，酒适量。

【用法】上药用水2碗，煎取半碗，再入酒半碗，略煎。分3份，早、午、晚各服1份，重者1日2剂。

【功效】本方清热解毒，适用于痈疮溃脓初期。

【来源】《医方集解》。

食疗药方

偏方 ❾ 绿豆糯米粥

【配方】绿豆、糯米各50克。

【用法】先将绿豆煮烂，再入糯米以武火煮成稀粥，吃时可加糖调味，早晚餐服食。每日1次，连服数日。

【功效】本方具有培补气血之功效，适用于痈疮收口期。

【来源】民间验方。

偏方 ❿ 三豆排脓粥

【配方】赤小豆20克，绿豆、黑豆各10克，甘草5克。

【用法】上药共放砂锅内，加水煎煮。待豆烂熟后，吃豆喝汤。

【功效】清热解毒，排毒消肿。主治痈疮溃脓伴有头痛、心烦口渴、便秘者。

【来源】民间验方。

偏方 ⓫ 攒鸡儿

【配方】肥鸡1只，面条100克（亦可用龙须面），调料适量。

【用法】先用水把鸡炖熟，再用鸡汤煮面条，放入姜、葱等调料，另切鸡肉丝放入面中食之。

【功效】培补气血。适用于痈疮收口期。

【来源】《饮膳正要》。

偏方 ⓬ 蒲公英银花粥

【配方】蒲公英50克（或鲜品全草80克），金银花100克，大米100克。

【用法】将蒲公英洗净切碎，同金银花煎取药汁，去渣，入大米同煎成稀粥。1日分2次温服，3～5日为1疗程。

【功效】主治痈疮初起伴恶寒发热、头痛、饮食减少者。

【来源】民间验方。

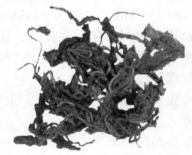

外敷外用方

偏方 ⓭ 鲜百合敷贴方

【配方】鲜百合、盐各适量。

【用法】鲜百合洗净，加盐少许，捣烂如糊状，敷于患处，每日更换 2 次，至消退为止。

【功效】用于痈疽未溃者。

【来源】民间验方。

偏方 ⑭ 干姜米醋方

【配方】干姜、米醋各适量。

【用法】将干姜炒紫，研为细末，用米醋调如泥状，敷于四周留头，药干则换。

【功效】主治外痈初起。

【来源】民间验方。

偏方 ⑮ 葱蜜外敷方

【配方】生葱、蜜糖各适量。

【用法】上药捣烂如泥状，外敷患处，用敷料或绷带固定，每日 1 次，10 日为 1 疗程。

【功效】本方清热解毒、活血祛瘀，主治痈疮初起，症见局部红肿热痛，伴有恶寒发热、头痛、饮食减少等。

【来源】民间验方。

偏方 ⑯ 猪脂敷贴方

【配方】猪脂（又称猪板油）1 块。

【用法】猪脂投入冷水中，约 3 小时后去膜，切片敷患处，热则换。

【功效】主治痈疮，一般数日后即可消除。

【来源】民间验方。

偏方 ⑰ 红花蛋清膏

【配方】红花 10 克，鸡蛋 1 个。

【用法】红花研末，用蛋清合调成膏。外敷患处，每日 2 次。

【功效】清热解毒，活血祛瘀。主治痈疮初起。

【来源】民间验方。

偏方 ⑱ 葱头糯米膏

【配方】连须葱头、糯米饭各适量。

【用法】2 味共捣如膏状，敷于患处，盖以纱布，肢布固定，每日换药 1 次。

【功效】主治牛头痈（指生于膝上的痈疮）。

【来源】民间验方。

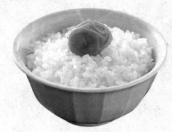

偏方 ⑲ 醋糊敷贴方

【配方】葱白、米粉、米醋各适量。

【用法】前 2 味炒黑，研为细末，以醋调如糊状。敷于患处，盖以纱布、胶布固定，每日换 4 次。

【功效】主治外痈肿硬无头、不变色者。

【来源】民间验方。

偏方 ⑳ 排脓茶油末

【配方】蛇蜕 9 克，百草霜 3 克。

【用法】上药共研细末，入茶油和匀，涂患处，每日 3 ～ 5 次，连涂 3 ～ 5 日。

【功效】本方清热、解毒、消肿，适用于痈疮溃脓期。

【来源】民间验方。

偏方 ㉑ 蒜油敷贴方

【配方】独头蒜 3 ～ 4 枚，香油适量。

【用法】独头蒜捣烂，入香油和研，厚贴肿处，干则换之。

【功效】主治痈疮及一切肿毒。

【来源】民间验方。

11 种偏方治疗 丹毒

丹毒是由乙型溶血性链球菌引起的皮肤黏膜网状淋巴管炎，又称急性淋巴管炎。因患处皮肤红赤，如丹涂脂染，故名丹毒。

丹毒好发于面部和下肢，发于头面的中医称其为"抱头火丹"或"大头瘟"，生于小腿的叫"流火"，游行于全身的则多发于婴儿，是由胎火所致，称为"赤游丹毒"。丹毒起病急，初起时呈片状红晕，患处肿痛，以后游走蔓延，红肿向四周扩大，疼痛加剧，红晕之上出现黄水疱，溃破流水，痒痛并作，同时伴寒战、高热、头痛、骨节痛等全身症状。

中草药方

偏方 ❶ 蒲公英茶

【配方】 鲜蒲公英 30 克（干品 20 克）。

【用法】 蒲公英洗净，加水适量，煎汤代茶。

【功效】 清血热，祛风毒。主治抱头火丹，伴恶寒发热、头痛、口渴咽干者。

【来源】《实用中医外科学》。

偏方 ❷ 马齿苋茶

【配方】 鲜马齿苋 30 克（干品 20 克）。

【用法】 马齿苋洗净，加水适量，煎汤代茶饮。

【功效】 主治抱头火丹。

【来源】《实用中医外科学》。

偏方 ❸ 荔枝海带酒

【配方】 海带 15 克，荔枝干果 5 枚，黄酒适量。

【用法】 前 2 味以黄酒和水适量煎服。

【功效】 清热利湿。适用于小腿丹毒发作初期。

【来源】 民间验方。

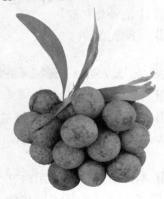

食疗药方

偏方 ❹ 丝瓜粥

【配方】 嫩丝瓜 1 条，大米 50 克，白糖适量。

【用法】 如常法煮米做粥，半熟时放入洗净切成粗段的丝瓜，待粥熟去丝瓜，加糖，顿服。

【功效】 本方清热解毒，主治抱头火丹。

【来源】 民间验方。

外敷外用方

偏方 ❺ 姜蜜外敷方

【配方】 干姜、蜂蜜各适量。

【用法】干姜研为细末,蜜调如泥敷患处,盖以纱布,每日换药1次。

【功效】主治丹毒。

【来源】民间验方。

偏方 ❻ 槐花茶调散

【配方】绿豆粉、槐花各等份,细茶30克。

【用法】将绿豆粉与槐花同炒,如象牙色为度,研末备用;另将细茶加水适量,煎汤汁1碗,露一夜,备用。每次以槐花与绿豆粉末9克,用露夜茶汁调敷患处,每日1次。

【功效】主治小腿丹毒,症见头痛骨痛、小腿肿痛、皮肤发亮等。

【来源】《摄生众妙方》。

偏方 ❼ 芙蓉膏

【配方】干木芙蓉花或叶、凡士林适量。

【用法】木芙蓉花研极细末,过120目筛,在粉中加入凡士林,按1:4比例配方,调匀贮瓶备用。用此方涂敷患处,涂敷面宜超过患处边缘1~2厘米,每日涂敷3~4次。

【功效】主治丹毒。

【来源】《浙江中医杂志》,1991(10)。

偏方 ❽ 油菜方

【配方】油菜适量。

【用法】将油菜捣烂,用洁净纱布绞汁1小杯(约30毫升)。饮用,每日3次,连服3~5日。并用油菜叶捣烂敷患处。每日更换2次,连敷4~5日。

【功效】本方具有清热解毒之功,主治头面部丹毒。

【来源】民间验方。

偏方 ❾ 乌龙膏

【配方】陈小麦(愈久愈好)、米醋各适量。

【用法】陈小麦研粉,炒至黄黑色,冷定研末,以陈米醋调成糊,熬如黑漆,瓷罐收之。

【功效】清血热,祛风毒。主治抱头火丹。

【来源】民间验方。

偏方 ❿ 豆腐樟脑方

【配方】豆腐250克,樟脑末3克。

【用法】豆腐与樟脑末调成糊状,涂敷在患处,豆腐变干时更换,每日5~6次。

【功效】主治下肢丹毒。

【来源】民间验方。

偏方 ⓫ 茶叶散

【配方】茶叶5克。

【用法】茶叶用开水冲泡后,捣烂或嚼烂即可。外敷患处,每日换药1次。

【功效】本方清热利湿,适用于小腿丹毒初期。

【来源】《中国民间小单方》。

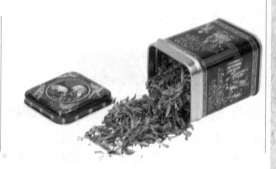

6 种偏方治疗 踝关节扭伤

踝关节负重较大，故受伤机会较多。由高处下跳，落足点不当，下楼梯时，地面不平或着地不稳，都可造成踝关节突然跖屈，过度内翻或外翻，造成踝关节周围软组织损伤，临床上以外踝部韧带损伤多见。急性损伤会立即出现疼痛、肿胀、活动受限、行走困难等症状。

关节扭伤应及时处理，原则是制动和消肿散瘀，使损伤组织得到良好修复。关节积血较多，应在无菌条件下及时抽出，以免造成关节内粘连。

中草药方

偏方 ① 甜瓜子酒

【配方】甜瓜子9克，黄酒适量。

【用法】甜瓜子研细末，用黄酒1盅送服，每日2次。

【功效】主治踝关节扭伤。

【来源】民间验方。

外敷外用方

偏方 ② 市瓜大黄方

【配方】大黄150克，木瓜、蒲公英各60克，栀子、地鳖虫、黄柏、乳香、没药各30克。

【用法】上药研细末，凡士林调敷，每

日1次，3~5次为1疗程。

【功效】主治踝关节扭伤。

【来源】民间验方。

偏方 ③ 糯稻秆敷贴方

【配方】糯稻秆灰、酒精（75%）各适量。

【用法】将糯稻秆灰用75%的酒精调成膏药状，敷于患处。

【功效】主治踝关节扭伤。

【来源】民间验方。

偏方 ④ 大葱敷贴方

【配方】大葱适量。

【用法】大葱捣烂，炒熟后敷贴患处，凉则换，每次20~40分钟，每日1~2次，3~5次为1疗程。

【功效】主治踝关节扭伤。

【来源】民间验方。

偏方 ⑤ 败酱草糊剂

【配方】鲜败酱草、盐各适量。

【用法】将败酱草用清水洗净，加少许盐，捣成稀糊，直接敷于扭伤处，用纱布或绷带包扎即可。每日换药1次。

【功效】主治踝关节扭伤，症见局部肿痛、皮下瘀血、踝关节活动受限等。

【来源】《四川中医》，1991（7）。

偏方 ⑥ 韭菜敷贴方

【配方】鲜韭菜250克，盐3克，白酒30克。

【用法】将韭菜切碎，加盐拌匀，捣成菜泥，外敷于损伤表面，以清洁纱布包住并固定，再将酒分次倒在纱布上，保持纱布湿润。敷3~4小时后去掉韭菜泥和纱布，第2日再敷1次。

【功效】主治足踝部软组织损伤。

【来源】民间验方。

中草药方

偏方 ❶ 鳖甲酒

【配方】鳖甲、黄酒各适量。

【用法】鳖甲炒后研末，热黄酒送服，每服3克，每日2次。

【功效】主治闪腰疼痛。

【来源】民间验方。

偏方 ❷ 葡萄神曲方

【配方】葡萄、神曲各30克，黄酒适量。

【用法】葡萄、神曲烧灰，用黄酒送服，酌量服用。

【功效】主治急性腰扭伤。

【来源】民间验方。

偏方 ❸ 补骨脂桃仁饮

【配方】核桃仁30克，补骨脂15克。

【用法】上2味加水适量，煎汤饮服，将核桃仁细嚼吃下。每日1次，7~10日为1疗程。

【功效】本方壮腰补肾，主治急性腰扭伤。

【来源】民间验方。

偏方 ❹ 赤豆金针饮

【配方】赤小豆30克，金针菜鲜根10克，黄酒适量。

【用法】前2味水煎，去渣，冲入黄酒，适量温服。

【功效】主治腰扭伤，瘀肿疼痛。

【来源】民间验方。

偏方 ❺ 韭菜根饮

【配方】韭菜根30克，黄酒100毫升。

【用法】韭菜根切细，用黄酒煮熟，过

15 种偏方治疗
腰扭伤

急性腰扭伤是指腰部肌肉、韧带、关节囊、筋膜等部位的急性损伤，俗称"闪腰岔气"。常见表现是腰部强直疼痛，前后俯仰及转动受限，行走困难，咳嗽时疼痛加重，腰肌紧张，压痛点明显。

急性腰扭伤多为突然遭受间接外力所致，如搬运重物、用力过度或体位不正。扭伤急性期应卧床休息，压痛点明显者可做痛点封闭治疗，并辅以物理疗法。也可局部敷贴活血、散瘀、止痛药膏。症状减轻后，可逐渐开始腰背肌锻炼。

滤取汁，趁热饮，每日1~2次。

【功效】主治急性腰扭伤。

【来源】民间验方。

偏方 ❻ 土鳖黄酒方

【配方】土鳖虫4个，黄酒适量。

【用法】土鳖虫瓦上焙黄，研为细末，黄酒送服。每日早晚各1次，2次服完。

【功效】主治腰扭伤。

【来源】民间验方。

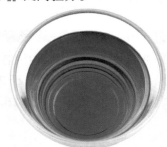

偏方 ⑦ 老丝瓜方

【配方】老丝瓜 1 个，白酒适量。

【用法】将老丝瓜切片晒干，于铁锅内用文火焙炒成棕黄色，研末，用白酒冲服。每服 3 克，每日 2 次，连用 3 日。

【功效】活血止痛，治疗腰扭伤。

【来源】民间验方。

偏方 ⑧ 赤小豆酒

【配方】赤小豆 50 克，白酒适量。

【用法】赤小豆炒热，加酒拌匀，日服 2 次，每次 1 剂，服时把豆嚼碎连酒一起咽下。

【功效】主治急性腰扭伤。

【来源】民间验方。

偏方 ⑨ 葡萄干汤

【配方】葡萄干、酒各适量。

【用法】葡萄干用酒煎成汤剂，饮服，每日 1 剂，连用 2 ~ 3 剂。

【功效】主治急性腰扭伤。

【来源】民间验方。

偏方 ⑩ 冬瓜皮酒

【配方】冬瓜皮 30 克，白酒适量。

【用法】将冬瓜皮煅炭存性，研末，白酒送服，每日 1 次，3 ~ 5 日为 1 疗程。

【功效】本方理气、活血、止痛，主治腰扭伤。

【来源】民间验方。

偏方 ⑪ 西瓜皮方

【配方】西瓜皮 100 克，盐、白酒各适量。

【用法】将西瓜皮切片阴干，研末，以盐、白酒饭后调服。每日 3 次，每次 3 克，连用 3 日。

【功效】主治急性腰扭伤。

【来源】民间验方。

偏方 ⑫ 菠菜汁酒

【配方】菠菜 500 克，黄酒适量。

【用法】菠菜去根洗净，捣烂，用纱布绞汁 100 毫升，用黄酒冲服，每日 2 次。

【功效】主治急性腰扭伤。

【来源】民间验方。

偏方 ⑬ 酒煮核桃仁

【配方】核桃仁 60 克，红糖 30 克，黄酒 30 毫升。

【用法】核桃仁与黄酒一起煮熟，加入红糖。睡前服用。

【功效】主治急性腰扭伤。

【来源】民间验方。

偏方 ⑭ 茶醋方

【配方】浓茶汁 200 毫升，米醋 100 毫升。

【用法】上 2 物共放锅内烧热，1 次服完。

【功效】主治闪挫腰痛。

【来源】民间验方。

食疗药方

偏方 ⑮ 红花炒鸡蛋

【配方】红花 10 克，鸡蛋 2 个。

【用法】将鸡蛋打在碗内，放入红花，搅拌均匀，用油炒熟（不加盐），每日 1 次。

【功效】主治急慢性腰扭伤。

【来源】民间验方。

中草药方

偏方 ❶ 甜瓜子蟹末饮

【配方】甜瓜子 100 克，螃蟹 1 只，黄酒适量。

【用法】将甜瓜子、螃蟹共研为末。黄酒、温水各半冲服，每服 9 克，日服 2 次。

【功效】促进骨折愈合。

【来源】民间验方。

偏方 ❷ 骨碎补酒

【配方】骨碎补 60 克，白酒 500 毫升。

【用法】骨碎补泡酒，7 日后服用，每日 2 次，每次 1 小杯。

【功效】促进骨折愈合。

【来源】民间验方。

偏方 ❸ 玫瑰花根饮

【配方】玫瑰花根 25 克，黄酒适量。

【用法】玫瑰花根洗净，用黄酒煮，每日早、晚服用。

【功效】主治骨折、跌打损伤。

【来源】民间验方。

偏方 ❹ 川断碎补酒

【配方】川断 15 克，骨碎补 15 克，枸杞子 6 克，杜仲 10 克，白酒 500 毫升。

【用法】上药放入白酒中，浸半月后开始服用。每日 1 ~ 2 次，每次适量。

【功效】补肝肾，壮筋骨。适用于老年骨折体质虚弱、肝肾不足者。

【来源】民间验方。

偏方 ❺ 川芎酒

【配方】川芎 30 克，白酒 500 毫升。

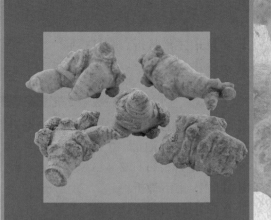

25 种偏方治疗 骨折

　　骨折是由于遭受外力的伤害，使骨骼的完整性或连续性遭到破坏。骨折的诊断除病史和症状外，应结合 X 线摄片检查确诊，以了解骨折的移位情况，为治疗提供参考。

　　一旦发生骨折，骨折部位会产生疼痛、肿胀、瘀斑和功能障碍，检查时还可听到骨断端相互摩擦的声音。若伴有血管和神经损伤，可使肢体远端产生缺血或麻木等现象。骨折后因剧烈疼痛，出血过多，或并发头、胸、腹部脏器损伤时可产生休克。

　　发生骨折后不宜过早恢复工作。骨折病人由于出血及组织损伤带来的肿痛，体内组织蛋白质的分解加速，若不给患者补充营养，则会耗用自体的肌肉和脂肪。因此，除积极采用中西医疗法进行必要的复位、固定与药物治疗外，必须给予适当的饮食、药膳调理，使骨折能顺利康复。

【用法】川芎泡酒，7 天后服用，每次 10 ~ 20 毫升，每日 2 ~ 3 次。

【功效】主治骨折、跌打疼痛。

【来源】民间验方。

偏方 ❻ 三七酒

【配方】三七 10 ~ 30 克，白酒 500 毫升。

【用法】三七泡酒，7 日后服用，每次 5 ~ 10 毫升，每日 2 ~ 3 次。

【功效】主治骨折。

【来源】民间验方。

偏方 ❼ 全蟹黄酒饮

【配方】全蟹（焙干）、黄酒各适量。

【用法】全蟹研末，黄酒送服，每次 9 ~ 12 克。

【功效】主治骨折。

【来源】民间验方。

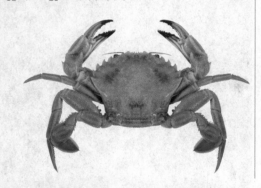

偏方 ❽ 红花苏归饮

【配方】红花、苏木、当归各 10 克，红糖、白酒各适量。

【用法】先煎红花、苏木，后入当归、白酒再煎，去渣取汁，兑入红糖。食前温服，每日 2 ~ 3 次，连服 3 ~ 4 周。

【功效】活血化瘀，通络止痛。适用于骨折血肿疼痛之症。

【来源】民间验方。

偏方 ❾ 接骨草酒

【配方】接骨草叶 500 克，白酒适量。

【用法】将接骨草叶捣烂，加少许白酒炒至略带黄色，然后用文火煎 6 ~ 8 个小时，搓挤出药汁过滤，配成 45% 酒精浓度的药酒 500 毫升。用时将接骨草酒浸湿夹板下纱布即可，每日 2 ~ 3 次。

【功效】消肿止痛，促进患部毛细血管扩张，改善局部血液循环，有助骨折愈合。

【来源】民间验方。

偏方 ❿ 牛蹄甲酒

【配方】牛蹄甲 50 克，黄酒适量。

【用法】牛蹄甲文火煮 3 ~ 4 小时，冲入黄酒少许。日服 2 次，每日 1 剂。

【功效】止血，消瘀，接骨。主要用于骨折初期。

【来源】民间验方。

偏方 ⓫ 茶叶枸杞叶方

【配方】茶叶、枸杞叶各 500 克，面粉适量。

【用法】上 2 味共晒干研末，加适量面粉糊黏合，压成小方块（约 4 克），烘干即得。每服 1 块，成人每日 2 ~ 3 次，沸水冲泡饮用。

【功效】主治骨折。

【来源】民间验方。

偏方 ⓬ 壮骨散

【配方】麻皮、糯米、黑豆、栗子各等份，白酒适量。

【用法】前 4 味烧灰为末，白酒调服。

【功效】本方活血止痛，适用于骨折初期。

【来源】民间验方。

偏方 ⑬ 月季花汤

【配方】开败的月季花4朵,冰糖30克。

【用法】月季花洗净,加水2杯,文火煎至1杯。加冰糖,候温顿服。每日1～2次,连服3～4周。

【功效】本方活血化瘀,适用于骨折初期兼气血不调者。

【来源】民间验方。

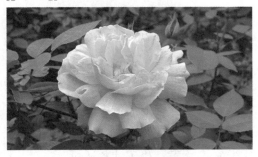

偏方 ⑭ 鸭血黄酒方

【配方】鸭血、黄酒各适量。

【用法】鲜鸭血注入热黄酒,饮服。

【功效】主治骨折、跌打损伤。

【来源】民间验方。

偏方 ⑮ 生地桃仁酒

【配方】桃仁(炒)、牡丹(去心)、桂枝(去粗皮)各25克,生地黄汁250毫升,黄酒500毫升。

【用法】前3味共研细末,与后2味同煎,去渣温饮1盏,不拘时,未愈再饮。

【功效】主治跌打损伤、瘀血在腹。

【来源】民间验方。

食疗药方

偏方 ⑯ 羊脊羹

【配方】白羊脊骨1具,粟米500克,

羊肾2个,红糖适量。

【用法】将白羊脊骨捣碎,同粟米加水适量,煮至骨熟,入羊肾,再煮候熟。将羊肾取出切片放入锅中,加调料适量,再煨作羹,待温食用。可分5～6次服食,每日1～2次,连服3～4周。

【功效】补肾,强筋,壮骨。适用于骨折中、后期。

【来源】民间验方。

偏方 ⑰ 蟹肉粥

【配方】新鲜河蟹2只,大米适量。

【用法】大米煮粥,粥成时入蟹肉,再配以适量姜、醋和酱油,即可食用。每日服1～2次,连服1～2周。

【功效】益气养血,接骨续筋。对不耐药苦,脾胃功能较弱的小儿骨折患者尤为合适。

【来源】民间验方。

偏方 ⑱ 酒煮乌鸡

【配方】雌乌鸡1只,白酒2500毫升。

【用法】乌鸡去毛及内脏,洗净,置酒中共煮,至酒熬至一半即可。每日早、晚各饮服20～30毫升,连服10～15天。

【功效】补益肝肾,活血通络。适合骨折中、后期使用。

【来源】民间验方。

偏方 ⑲ 归参羊肉羹

【配方】羊肉500克,当归、党参、黄芪各25克,调味料适量。

【用法】先将羊肉洗净放铁锅内,另将当归、黄芪、党参装入纱布袋中,扎口,放入锅中,再放葱、姜、盐、料酒,加适量水,武火煮沸,文火慢炖至羊肉烂熟即成。吃肉喝汤,可分2～3次用,每日服 1 ~ 2 次，连服 2 ~ 3 周。

【功效】补血益气，强筋壮骨。适用于骨折恢复期肝肾亏损者。

【来源】民间验方。

偏方 ⑳ 归芪鸡汤

【配方】当归 20 克，黄芪 100 克，嫩母鸡 1 只。

【用法】当归、黄芪与嫩母鸡共煮成汤。每日 2 次，连服 2 ~ 3 周。

【功效】本方大补气血，适用于骨折后体质虚弱、气血两亏者。

【来源】民间验方。

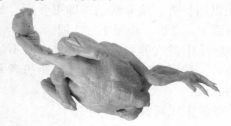

偏方 ㉑ 三七蒸鸡

【配方】鸡肉 250 克，三七粉 15 克，冰糖（捣细）适量。

【用法】将三七粉、冰糖与鸡肉片拌匀，隔水密闭蒸熟。1 日内分 2 次食用，连服 3 ~ 4 周。

【功效】活血化瘀，消肿止血。适用于老年体弱之骨折初期患者。

【来源】民间验方。

偏方 ㉒ 黄芪粥

【配方】生黄芪 30 ~ 60 克，大米 100 克。

【用法】生黄芪浓煎取汁，加入大米煮粥。早、晚各服用 1 次。

【功效】本方益气养阴，促进骨折康复。

【来源】民间验方。

偏方 ㉓ 猪骨消肿汤

【配方】新鲜猪长骨 1000 克，黄豆 250 克，丹参 50 克。

【用法】先将丹参洗净，加水煮汁，其汁与猪骨、黄豆同煮，待烂熟，加入少量桂皮、盐即成。每日服 1 ~ 2 次，连服 1 ~ 2 周。

【功效】补虚益胃，消肿止痛。适用于骨折肿痛明显、胃纳较差者。

【来源】民间验方。

外敷外用方

偏方 ㉔ 大黄生姜方

【配方】大黄、生姜汁各适量。

【用法】大黄研细末，以生姜汁调如糊状。敷患处，盖以纱布，胶布固定。

【功效】主治骨折。

【来源】民间验方。

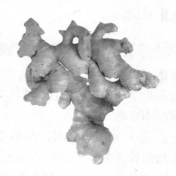

偏方 ㉕ 葱糖敷贴方

【配方】葱白、白糖各适量。

【用法】上 2 味共捣烂如泥，敷于患处，盖以敷料，以纱布固定，每日更换 1 次。

【功效】主治跌打肿痛、骨折。

【来源】民间验方。

中草药方

偏方 ❶ 乌梢蛇黄酒方

【配方】干燥乌梢蛇（去头、皮研细末）1条，黄酒适量。

【用法】每次取蛇末3克，黄酒冲服，每日3次，5周为1疗程。

【功效】主治骨结核。

【来源】民间验方。

偏方 ❷ 葡萄根方

【配方】葡萄根或藤60～90克，白酒适量。

【用法】葡萄根或藤加酒、水合煎服，并以鲜根皮捣烂敷患处。

【功效】主治寒性脓疡、风毒流痰。

【来源】民间验方。

食疗药方

偏方 ❸ 黄芪虾肉方

【配方】活虾肉7～10只，生黄芪10克。

【用法】上2味同煮为汤，吃虾喝汤，每日1次。

【功效】主治骨结核，对寒性脓疡、久不收口者也有效。

【来源】民间验方。

外敷外用方

偏方 ❹ 鲜姜敷方

【配方】鲜姜适量。

【用法】姜洗净捣烂，加水煮沸1个小

6 种偏方治疗 骨结核

骨结核是由结核杆菌侵入骨或关节而引起的化脓性破坏性骨病。祖国医学因其病发于骨或关节，消耗气血津液，致使后期形体羸瘦，正气衰败，缠绵难愈，故名"骨痨"。

发病部位多在负重大、活动多、容易发生劳损的骨或关节，其中脊柱最多，其次是膝、髋、肘、踝等关节，四肢骨、胸骨、肋骨、颅骨等则很少发病。

时，毛巾浸入后拧半干，敷患处，如此反复至局部发红为度，每日早、晚各1次。

【功效】本方用治骨结核未溃时，可散瘀止痛。

【来源】《葱姜蒜治百病》。

偏方 ❺ 乌赤肉桂方

【配方】草乌50克，赤芍20克，肉桂25克，白酒适量。

【用法】前3味共研细末，酒调敷患处。

【主治】适用于骨结核初期。

【来源】民间验方。

偏方 ❻ 温灸方

【配方】附子12克，艾绒30克，黄酒适量。

【用法】附子研细捣烂，黄酒调拌，外敷患处，然后温灸。

【功效】主治骨结核。

【来源】民间验方。

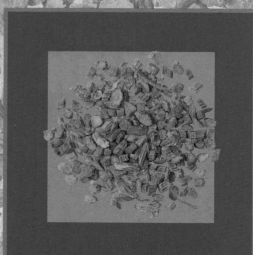

10 种偏方治疗
肠梗阻

肠梗阻是指肠内容物阻于肠道不能顺利通过而导致的急腹症。其临床表现是阵发性腹部绞痛，腹胀明显，叩之可闻及咚咚的声音，病人呕吐不止，可呕出胃的内容物和胆汁，有时呕出类臭样肠内容物，排气和排便停止等。由于剧烈呕吐和毒素吸收，病人可出现脱水和休克。绞榨性肠梗阻如不及时解除，可很快导致肠坏死和穿孔，发生严重的腹膜炎和全身中毒，因此必须积极救治。

中草药方

偏方 1 大蒜饮

【配方】大蒜 2 ~ 3 头。

【用法】将大蒜捣烂，用开水冲入，在疼痛欲发或已发时服。

【功效】行气健胃，消炎杀虫。主治蛔虫性肠梗阻。

【来源】民间验方。

偏方 2 萝卜芒硝饮

【配方】鲜萝卜片 1000 克，芒硝 60 克。

【用法】上 2 味加水 500 毫升，煎取 200 毫升，口服，1 次 1 剂，每日 2 ~ 3 次。

【功效】主治肠梗阻。

【来源】民间验方。

偏方 3 姜蜜豆油方

【配方】鲜生姜 30 克，蜂蜜 60 毫升，豆油 50 ~ 100 毫升。

【用法】生姜捣碎绞取汁，与蜂蜜、豆油（或花生油）调匀，此为 1 剂。其中的豆油，14 岁以下用 50 毫升，14 岁以上用 100 毫升。服用量为：15 岁以下 1/4 ~ 2/3 剂，15 岁以上 1 剂，每日 3 次。

【功效】主治蛔虫性肠梗阻。

【来源】民间验方。

偏方 4 葱汁香油方

【配方】葱白 60 克，香油 40 毫升。

【用法】葱白用凉开水洗净，捣烂，置消毒纱布中挤汁，加入香油拌匀备用。成人每次服 40 毫升，15 岁以下儿童每次服 20 毫升，每 6 小时服 1 次。

【功效】主治蛔虫性肠梗阻。

【来源】民间验方。

偏方 5 五味通肠饮

【配方】当归 15 克，乌药 9 克，桃仁、青皮、陈皮各 6 克。

【用法】上 5 味加水 500 毫升，煎取 200 毫升。口服，每日 1 剂，分 2 次服。

【功效】主治肠梗阻。

【来源】民间验方。

偏方 ❻ 黄姜豆霜丸

【配方】大黄、干姜各60克，豆霜20克，蜂蜜适量。

【用法】上药为末，炼蜜为丸，如绿豆大。成人每服15～20丸，开水送下。

【功效】主治肠梗阻。

【来源】民间验方。

偏方 ❼ 牛膝市瓜酒

【配方】木瓜、牛膝各50克，白酒500毫升。

【用法】木瓜、牛膝浸于白酒中，7日后便可饮用。每晚睡前饮1次，每次饮量可根据个人酒量而定，以能耐受为度。上述药量可连续浸泡3次。

【功效】本方活血通络，主治粘连性肠梗阻。

【来源】民间验方。

偏方 ❽ 黄米粉合剂

【配方】生大黄粉15克，炒米粉9克，蜂蜜60克。

【用法】将大米炒香（勿焦）研成粉末，合大黄粉调入蜂蜜内，加适量的温开水搅匀备用。每日服1汤匙，分12次服完，服至排出蛔虫为止。若服完1剂未见排出，可以再服。

【功效】主治蛔虫性肠梗阻。

【来源】《中医杂志》1965；（8）。

外敷外用方

偏方 ❾ 辛皂药条

【配方】细辛、皂角各等份。

【用法】上药共研细末，炼蜜至滴水成珠，将两者按3：7混合调匀，制成通便药条塞入肛门。一般30分钟可见排便、排虫。

【功效】主治蛔虫性肠梗阻。

【来源】《常见病中草药外治疗法》。

偏方 ❿ 丁香敷脐法

【配方】丁香30～60克，酒精（75%）适量。

【用法】将丁香研成细末，加酒精调和，将药敷于脐及脐周，直径6～9厘米。外用纱布和塑料薄膜覆盖，周围用胶布固定，以减少酒精挥发。

【功效】本方温中降逆、行气宽肠，有利于肠梗阻的康复。

【来源】民间验方。

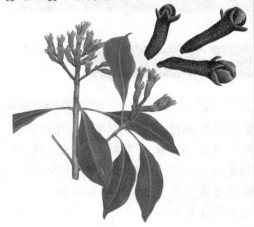

14 种偏方治疗 疝气

疝气，指腹腔内容物从腹壁薄弱或缺损处向体表突出而使小腹及阴囊等部位肿痛的一种病证。腹外疝的发病原因有腹壁强度降低和腹内压力增高两大因素。腹壁强度降低最常见于某些组织穿过腹壁的部位。此外，手术切口愈合不良、外伤感染、腹壁神经损伤、手术、久病、肥胖所致肌肉萎缩等也常是腹壁强度降低的原因。腹内压增高的常见原因有慢性咳嗽、便秘、排尿困难、腹水、妊娠、举重、啼哭等。患有疝气的人，下腹会有胀痛的感觉，尤其在天冷的时候更容易发作。

本病相当于现代医学的腹股沟斜疝，睾丸肿瘤，睾丸鞘膜积液，阴囊象皮疝及急、慢性睾丸炎等。

中草药方

偏方 ❶ 橘核茴香酒

【配方】橘核、小茴香各等份，黄酒适量。
【用法】前 2 味分别炒香研末，混匀，每次 5 ~ 10 克，临睡前以热黄酒送服。
【功效】主治小肠疝气、睾丸肿痛。
【来源】民间验方。

偏方 ❷ 治疝蛋壳酒

【配方】孵出小鸡后的蛋壳若干，黄酒适量。
【用法】蛋壳煅炭存性研末，每服 9 克，黄酒送下。
【功效】主治小肠疝气。
【来源】民间验方。

偏方 ❸ 黄芪小枣方

【配方】黄芪、小红枣各 100 克。
【用法】黄芪捶烂，拆成丝状，再加入小红枣，置于瓷罐中，放上一锅水，用文火煨 2 ~ 3 小时，不可间断，待枣子裂开时，熄火，吃枣，黄芪煨干成渣弃之。
【功效】主治疝气。
【来源】民间验方。

偏方 ❹ 生姜茴香丸

【配方】生姜（连皮）120 克，大茴香 60 克，盐 30 克，黄酒适量。
【用法】上药共捣烂，置砂锅中浸 24 小时，文火炒干，研为细末，水泛为丸如梧桐子大。每服 30 ~ 50 粒，空腹温酒送下。
【功效】主治小肠疝气。
【来源】民间验方。

偏方 ❺ 茴香桃仁酒

【配方】小茴香、桃仁各 9 克，黄酒适量。
【用法】前 2 味共研末，黄酒送下。
【功效】主治小肠疝气。
【来源】民间验方。

偏方 ❻ 天花粉酒

【配方】天花粉 18 克，黄酒适量（约 1 碗）。
【用法】天花粉用黄酒浸约 6 小时后慢火微煎滚，露 1 夜，次晨饮下。
【功效】主治偏疝。
【来源】民间验方。

偏方 7 茱萸生姜酒

【配方】吴茱萸 14 克，生姜 7 克，黄酒 200 毫升。

【用法】前 2 味药研碎，酒煎温服。

【功效】主治疝气。

【来源】民间验方。

偏方 8 荔枝核茴香方

【配方】大茴香（生姜汁浸一宿晒干）、荔枝核（盐炒）各等份。

【用法】上药共研为细末，每服 6 克，每日 3 次，米汤送下。

【功效】主治疝气肿痛。

【来源】民间验方。

偏方 9 山楂糖浆

【配方】野山楂 15 ~ 30 克，红糖适量。

【用法】野山楂水煎后加红糖，每日 2 ~ 3 次分服。

【功效】主治小肠疝气。

【来源】民间验方。

外敷外用方

偏方 10 姜汁浸浴方

【配方】鲜生姜（捣汁）250 毫升。

【用法】洗澡，待周身出汗，将姜汁倒入碗中，把阴囊浸入姜汁内。

【功效】主治小肠疝气。

【来源】民间验方。

偏方 11 脐中温灸方

【配方】盐、醋、艾绒各适量。

【用法】盐炒热，醋调涂脐中，上用艾绒搓成黄豆大，燃火灸之。

【功效】主治疝气导致的尿闭不通。

【来源】民间验方。

偏方 12 葱姜蒜外敷方

【配方】生姜 120 克，葱 10 根，大蒜 1 个，麸皮适量。

【用法】前 3 味共捣烂如泥，敷于患处，再将麸皮炒热，于敷药外烘之。

【功效】主治诸疝初起。

【来源】民间验方。

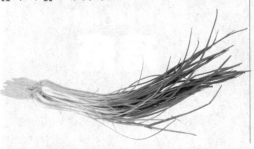

偏方 13 椒蛋外敷方

【配方】鸡蛋 1 个，白胡椒粉适量，药棉 1 块。

【用法】鸡蛋去蛋黄，铺于药棉上，用白胡椒粉铺匀于蛋白上，包裹患处，用纱布或胶布固定，每日换 1 次，至愈为止。

【功效】主治疝气。

【来源】民间验方。

偏方 14 葱糊方

【配方】葱汁、白面各适量。

【用法】2 物混合，调如糊状，涂于阴囊上。

【功效】主治疝气，阴囊肿痛。

【来源】民间验方。

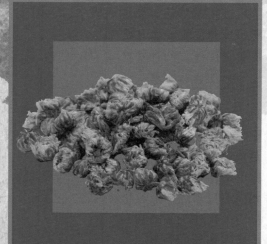

33 种偏方治疗 痔疮

痔疮是指直肠末端黏膜下和肛管皮下的静脉丛发生扩大曲张所形成的柔软静脉团，包括内痔、外痔及混合痔。症状为便血、直肠脱垂、肿痛、大便习惯改变、局部分泌物增多，甚则流脓流水。

造成痔疮的原因很多，如饮酒无度，过食辛辣刺激食物，或久坐久立，缺乏运动，房事过度，妊娠生产，泻痢过久或长期便秘等。

痔疮患者注意事项：久坐久站的人，要适当改变体位，积极锻炼身体；饮食要节制，多食蔬菜、水果，少吃刺激性食物；保持大便通畅，养成定时排便的习惯，不宜在排便时看书、读报或过分用力；便后用温水清洗肛门，除能使肛门清洁外，并可改善局部血液循环，患病时或手术后还可坐浴，以使肿胀消退，痛苦减轻，促进疮口愈合；如大便干燥，可使用缓泻剂。

中草药方

偏方 ❶ 白糖炖鱼胶

【配方】鱼胶 30 克，白糖 60 克。

【用法】鱼胶与白糖加清水放在瓦罐内，隔水炖。每日 1 次，连服数次。

【功效】主治痔疮。

【来源】民间验方。

偏方 ❷ 金针菜红糖水

【配方】金针菜、红糖各 120 克。

【用法】先将金针菜用水 2 碗煎成 1 碗，加入红糖调拌，待温服下。

【功效】适用于痔疮初起。

【来源】民间验方。

偏方 ❸ 丹皮饼

【配方】牡丹皮、糯米各 500 克。

【用法】上药共为细末，和匀。每日 100 克，以清水调和，捏成拇指大小饼，用菜油炸成微黄色，早晚 2 次分服，连用 10 日为 1 疗程。若嫌硬，可稍蒸软后再吃，一般连用 1~2 个疗程。

【功效】主治痔疮。

【来源】《四川中医》，1987（3）。

偏方 ❹ 蕹菜汁蜜膏

【配方】蕹菜 2000 克，蜂蜜 250 克。

【用法】蕹菜洗净，切碎捣汁。菜汁放入锅内，先以武火后以文火煎煮浓缩。较稠厚时加入蜂蜜，再煎至稠黏如蜜时，停火，待冷装瓶备用。每次服 1 汤匙，以沸水冲化饮用，每日 2 次。

【功效】本方清热止血，适用于外痔。

【来源】民间验方。

偏方 ❺ 薏仁菱角茶

【配方】菱角 60 克，薏苡仁 30 克，绿茶 1 克。

【用法】前 2 味加水 600 毫升，煮沸 30 分钟，加入绿茶。分 3 次服，可复煎续服，日服 1 剂。

【功效】适用于痔疮伴眩晕耳鸣、心悸乏力者。

【来源】民间验方。

偏方 ❻ 市耳芝麻茶

【配方】黑木耳、黑芝麻各 60 克。

【用法】上 2 味各分二份，一份炒熟，一份生用。然后生熟混合。每服 15 克，以沸水冲泡，焖 15 分钟，代茶频频饮之，每日 1 ～ 2 次。

【功效】主治内痔黏膜糜烂、下血不止。

【来源】《医学指南》。

偏方 ❼ 市槿花茶

【配方】木槿花适量（鲜品 30 ～ 60 克，干品 6 ～ 9 克）。

【用法】木槿花去杂质，加水适量，煎汤代茶。每日 1 剂，不拘时服。

【功效】本方活血祛瘀，主治痔核初发，症见黏膜瘀血、肛门不适等。

【来源】《本草纲目》。

偏方 ❽ 茄子酒

【配方】大茄子 3 个，酒 1000 克。

【用法】将茄子用湿纸裹，于灰火内煨熟取出，入瓷罐内，趁热用酒沃之，以蜡纸封口，经 3 宿去茄子。空腹温服，随量，上药为 1 疗程量。

【功效】适用于痔疮便血日久、眩晕耳鸣、心悸乏力者。

【来源】《圣济总录》。

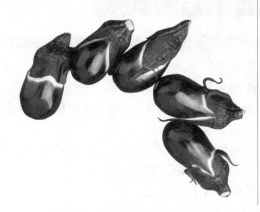

偏方 ❾ 糖酒方

【配方】白酒 100 毫升，红糖 100 克。

【用法】上 2 味放入铁锅内熬成褐色糖稀状。1 剂分 2 日服，每日早、晚各 1 次，用温开水送服。

【功效】主治痔核初发。

【来源】民间验方。

偏方 ❿ 愈痔酒

【配方】血三七 30 克，白酒 1000 克。

【用法】三七入酒浸泡 1 周，每晚临睡前服 15 ～ 20 毫升。

【功效】活血止痛，适用于湿热下注型痔疮。

【来源】民间验方。

偏方 ⓫ 健脾益气粉

【配方】山药、薏苡仁、莲子、红枣各 100 克，糯米 500 克，白糖适量。

【用法】前 5 味炒熟后，共为细末。每次取 50 克，加适量白开水和白糖调匀后服食，每日 2 次。

【功效】补益气血，适用于痔疮下血。

【来源】民间验方。

食疗药方

偏方 ⑫ 金樱子粥

【配方】大米 100 克，金樱子 30 克。

【用法】将金樱子洗净，加水煮汁 30 分钟，去渣取汁。以汁煮大米成粥，粥熟，加白糖服食。

【功效】本方固精涩肠，适用于中气不足所致之痔疮、脱肛。

【来源】民间验方。

偏方 ⑬ 黄芪粥

【配方】黄芪 30 克，大米 200 克。

【用法】黄芪切细，与大米一起加水 1000 克煮粥，煎成约 750 克去渣，空腹食之。

【功效】本方有补血、止血之功效，主治痔疮下血不止。

【来源】民间验方。

偏方 ⑭ 无花果粥

【配方】无花果 6 枚，大米 100 克，蜂蜜 50 克。

【用法】先将大米煮粥，加入无花果（去皮）、蜂蜜，再煮沸 5 分钟即可。温热服食，每日 1 次，10 日为 1 疗程。

【功效】主治痔疮便血。

【来源】民间验方。

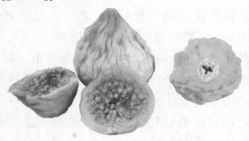

偏方 ⑮ 参糖鸡蛋汤

【配方】鸡蛋 2 个，苦参、红糖各 60 克。

【用法】以苦参煎汁，取汁与鸡蛋、红糖同煮至蛋熟，去壳，汤蛋同服，每日 1 剂。

【功效】本方清热、利湿、止血，主治痔疮引起的肛门坠胀灼痛、便血、大便干结等。

【来源】《家用便方》。

偏方 ⑯ 菠菜猪红汤

【配方】鲜菠菜 500 克，猪血 250 克。

【用法】将菠菜洗净切断，猪血切成块状，加清水适量，煮汤，调味后服食，亦可佐餐食用。每日或隔日 1 次，连服 2 ~ 3 次。

【功效】适用于湿热性痔疮、便秘。

【来源】民间验方。

偏方 ⑰ 砂锅甲鱼

【配方】活甲鱼 1 只（重约 400 克），熟火腿肉、水发香菇各 15 克，清汤 1000 克，调料适量。

【用法】将甲鱼宰杀，去甲剁块，下入清汤锅中炖煮，纳入调料，至七八成熟时，加入火腿肉及香菇，炖至酥烂入味，即可上桌食用。

【功效】适用于痔疮便血兼中气不足者。

【来源】民间验方。

偏方 ⑱ 黑木耳糯米粥

【配方】黑木耳、糯米各 100 克。

【用法】黑木耳煮后取汁，与糯米煮成粥，顿服。

【功效】适用于内痔炎症期的治疗，症见肛门坠胀灼痛、便血、口干、口苦等。

【来源】民间验方。

偏方 ⑲ 荸荠汤

【配方】鲜荸荠 500 克，红糖 90 克。

【用法】荸荠加红糖及适量水，煮沸 1 小时，取荸荠汤分次服完，可连服 3 天。亦可每日生吃鲜荸荠 120 克，分 1~2 次服。

【功效】主治湿热引发的痔疮出血。

【来源】民间验方。

偏方 ⑳ 槐花煮猪肠

【配方】猪大肠 1 条，槐花少许，米醋适量。

【用法】猪大肠洗净阴干，槐花炒为末，填入肠内，扎紧两头，用米醋将其煮烂，去槐花食大肠。分 2~3 次 1 日之内食完。

【功效】适用于湿热下注型痔疮。

【来源】民间验方。

偏方 ㉑ 炒蚌肉

【配方】鲜蚌肉 250 克，生姜 10 克，花生油少许。

【用法】蚌肉先用花生油炒，入切碎的生姜，加水适量，煮烂，盐调味，空腹 1 次食完。隔天 1 次，7 次为 1 疗程。

【功效】主治痔疮。

【来源】民间验方。

偏方 ㉒ 僵蚕藕汤

【配方】鲜藕 500 克，白僵蚕 7 个，红糖 120 克。

【用法】将藕洗净切片，与僵蚕、红糖放在锅中加水煎煮，吃藕喝汤。每日 1 次，连服 7 日。

【功效】主治痔疮出血。

【来源】民间验方。

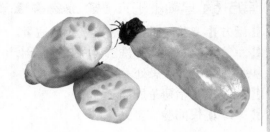

偏方 ㉓ 红枣乌鱼汤

【配方】乌鱼 500 克，红枣 50 克，盐、姜少许。

【用法】红枣去核，同乌鱼用砂锅炖至烂熟，放盐、姜调味即可。

【功效】本方补益气血，适用于痔疮体虚者。

【来源】民间验方。

偏方 ㉔ 韭菜蒸鲫鱼

【配方】鲫鱼 1 条，韭菜适量，酱油、盐少许。

【用法】将鱼开膛去杂物留鳞，鱼腹内纳入韭菜，放入盘内，加酱油、盐，盖上盖，蒸半小时即成。食鱼肉喝汤，每日 1 剂。

【功效】本方凉血利肠，主治内外痔。

【来源】民间验方。

外敷外用方

偏方 ㉕ 芫荽熏洗方

【配方】芫荽、芫荽子、醋各适量。

【用法】用芫荽煮汤熏洗，同时醋煮芫荽子，布浸后趁热敷患部。

【功效】本方活血祛瘀，主治痔核初发，症见肛门轻微出血、瘀阻作痛等。

【来源】民间验方。

偏方 26 乌梅枇杷方

【配方】乌梅、枇杷叶（蜜炙）各适量。

【用法】乌梅煎汤外洗。再将 2 物焙干，共为细末，外敷患处。

【功效】主治痔疮肿痛。

【来源】民间验方。

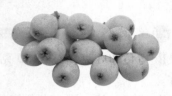

偏方 27 南瓜子熏剂

【配方】南瓜子 1000 克。

【用法】加水煎煮，趁热熏肛门。每日最少 2 次，连熏数日。

【功效】主治内痔。

【来源】民间验方。

偏方 28 茶叶蜈蚣散

【配方】茶叶、蜈蚣各适量。

【用法】上 2 味炙香，捣细过筛，用甘草水洗疮口，将药末敷上。

【功效】主治痔疮属气血瘀滞者。

【来源】民间验方。

偏方 29 丝瓜敷贴方

【配方】老丝瓜 1 根（约 250 克），石灰、雄黄各 15 克。

【用法】老丝瓜烧成灰，石灰、雄黄研为细末，加猪胆汁、鸡蛋清及香油各适量，调敷患处，每日 2 次。

【功效】主治痔漏脱肛。

【来源】民间验方。

偏方 30 无花果叶方

【配方】无花果叶 40 克。

【用法】上药水煎取 1000 毫升，趁热熏肛门，待水温降至约 38℃时，淋洗患处，每日 1 次，5 ～ 10 次为 1 疗程。

【功效】主治痔疮下血、便血。

【来源】民间验方。

偏方 31 蒲公英熏洗方

【配方】鲜蒲公英全草 100 ～ 200 克（干品 50 ～ 100 克）。

【用法】每日 1 剂，水煎服。止血则炒至微黄用，对内痔嵌顿及炎性外痔配合水煎熏洗。

【功效】主治痔疮有良效。

【来源】《陕西中医》，1987（8）。

偏方 32 坐浴法

【配方】生杉树根 500 克。

【用法】上药加水 3000 毫升，煎至 2000 毫升，将药水倒入盆内，待水温降至 40℃左右时坐浴。1 日 2 ～ 3 次，每次 10 分钟。

【功效】主治外痔、混合痔。

【来源】民间验方。

偏方 33 鱼腥草洗液

【配方】干鱼腥草 100 克（鲜者 250 克）。

【用法】上药水煎后倒入盆内，患者坐于上，先用蒸汽熏，待水蒸气少、水温接近体温时，再用纱布洗患处，每日 2 ～ 3 次。

【功效】主治痔疮及肛门瘙痒，一般 2 ～ 3 日即可止痛消肿。

【来源】《浙江中医杂志》，1991（4）。

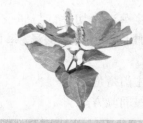

皮肤科病偏方

大全

5 种偏方治疗 斑秃

斑秃是指突然发生的局限性斑片状脱发。现代医学认为可能与自身免疫或内分泌功能障碍有关。本病可归属于祖国医学的"油风"等范畴，其病因病机为肝肾阴虚、情志不畅、肝气郁结、气滞血瘀等。

本病患者一般都是突然发病，因无自觉症状常被他人无意中发现。患处皮损特点为脱发处呈圆形或椭圆形，界线清楚，表面无炎症现象。脱发区数目不定，大小不一。

中草药方

偏方 ❶ 归子丸

【配方】当归、柏子仁各 500 克。

【用法】将上药共研细末，炼蜜为丸如黄豆大，每日服 3 次，每次 9 克，饭后服。

【功效】主治斑秃。

【来源】《陕西中医》，1987（9）。

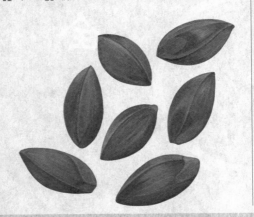

食疗药方

偏方 ❷ 酥蜜粥

【配方】酥油 20 ~ 30 克，蜂蜜 15 克，大米 100 克。

【用法】先将大米洗净，加水煮粥，烧沸后加入酥油和蜂蜜，至熟即可食用。宜温服。

【来源】民间验方。

【注意】大便溏薄、身体肥胖者不宜多服。

偏方 ❸ 龙眼蜜糖方

【配方】龙眼肉 400 克，蜜糖适量。

【用法】将龙眼肉放入锅内干蒸 30 分钟后取出，置阳光下晒 2 个小时，第二天按上法再蒸再晒，如此重复 5 次，然后加适量水和蜂蜜，用文火炖熟后服用。

【功效】主治斑秃。

【来源】民间验方。

外敷外用方

偏方 ❹ 姜片搽头皮

【配方】新鲜老姜 1 块。

【用法】老姜切片搽头皮，每日 2 ~ 3 次。

【功效】主治斑秃，症见头发局部脱落、短时间内出现脱发斑等。

【来源】民间验方。

偏方 ❺ 花椒酒涂搽方

【配方】花椒 120 克，酒精 500 毫升。

【用法】花椒浸酒中 7 日后搽患处，每日 3 次。

【功效】主治斑秃。

【来源】民间验方。

中草药方

偏方 ❶ 七花煎

【配方】月季花、鸡冠花、凌霄花、红花、金银花、野菊花、生槐花各 10 克。

【用法】每日 1 剂，水煎分早、中、晚 3 次服。

【功效】主治酒糟鼻。

【来源】《浙江中医杂志》，1990（10）。

偏方 ❷ 枇杷叶蜜

【配方】鲜枇杷叶 5 千克，蜂蜜适量。

【用法】鲜枇杷叶洗净去毛，加水 40 升，煎煮 3 小时后过滤去渣，再浓缩成膏 1.5 千克，兑入蜂蜜，混匀，贮存备用。每服 10 ~ 15 克，每日 2 次。常用有效。

【功效】主治酒糟鼻。

【来源】民间验方。

外敷外用方

偏方 ❸ 硫黄酒

【配方】硫黄 120 克，白酒 1500 毫升。

【用法】上 2 味同煮干，取出，每用少许，将水放手上，化开敷涂外用。

【功效】主治酒糟鼻。

【来源】民间验方。

偏方 ❹ 百部酒

【配方】百部、白酒各适量。

【用法】以百部 1 克、白酒 2 毫升为比例，浸泡 5 ~ 7 日后搽用，每日 2 ~ 3 次，1 个月为 1 疗程。

【功效】主治酒糟鼻，症见鼻部皮肤潮红、红斑、油腻光滑等。

5 种偏方治疗 酒糟鼻

酒糟鼻又称酒渣鼻、玫瑰痤疮和赤鼻，是发于鼻部的一种慢性炎症性皮肤病，多发生在中年人。通常表现为外鼻皮肤发红，以鼻尖最为明显，这是由于血管明显扩张的结果，有时透过皮肤可看到扩张的小血管呈树枝状。由于局部皮脂腺分泌旺盛，鼻子显得又红又亮。病情进一步发展，皮肤可增厚，甚至长出皮疹或小脓疮，外观粗糙不平，像酒糟样，故名酒糟鼻。有的人鼻尖皮肤增厚特别显著，犹如长了肿瘤。

【来源】民间验方。

偏方 ❺ 大黄搽剂

【配方】大黄粉、硫黄各 15 克，蒸馏水 100 毫升。

【用法】将大黄粉、硫黄加蒸馏水拌匀密封 1 周后使用。每日早、中、晚各搽 1 次。

【功效】主治酒糟鼻。

【来源】《湖北中医》，1985（5）。

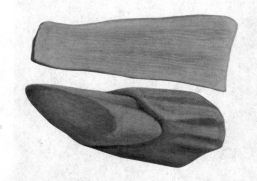

17 种偏方治疗 皮炎

皮炎是一种常见而顽固的疾病，反复性大，有的患者十余年甚至更长时间不愈，在治疗上颇为棘手。皮炎最为常见的特征是瘙痒、流水、脱屑等。常见的皮炎有神经性皮炎、脂溢性皮炎、接触性皮炎等。

神经性皮炎是一种神经官能性皮肤病，它以皮肤苔藓样变和阵发性剧痒为特征。临床表现为局部瘙痒，因不断搔抓使局部出现扁平丘疹。有少数患者，因局部搔抓出现糜烂渗液，急性期后形成局限性肥厚斑块。

脂溢性皮炎是在皮脂溢出过多的基础上发生的一种慢性渗出性皮肤炎症。可分为湿性脂溢性皮炎和干性脂溢性皮炎两种。其病因多与体质、内分泌失调或细菌感染、气候变化、刺激性食物及外伤等有关。主要发于皮脂腺较多处，皮损处有干燥或油腻的鳞屑，大小不等的略带黄色结痂的斑片，有不同程度的瘙痒。严重者可泛发全身，有糜烂、渗出。

接触性皮炎是因接触某一特定致病物质引起的皮肤炎症，炎症局限于某一特定部位并常有清晰、明确的边界。

中草药方

偏方 ❶ 银花甘草煎

〖配方〗金银花、生甘草各 10 克。

〖用法〗上药水煎后冷却，含漱口腔。

〖功效〗主治剥脱性皮炎伴口腔糜烂者。

〖来源〗《中医外科学》。

偏方 ❷ 蒲公英银花饮

〖配方〗蒲公英 90 克，金银花 60 克，甘草 30 克。

〖用法〗上药加水 2000 毫升，煎至 1200 毫升，去渣备用。每次服 200 毫升。初期每 2 小时服 1 次，待浮肿等症状减轻后改为 4 小时服 1 次。

〖功效〗清热解毒，利湿消肿。主治日光性皮炎（接触性皮炎的一种）。

〖来源〗民间验方。

偏方 ❸ 生地白茅根汤

〖配方〗生地黄 30 克，白茅根 90 克，仙鹤草、藕节炭各 10 克，红枣 4 枚。

〖用法〗上药水煎服，每日 1 剂，20 日为 1 疗程。

〖功效〗主治紫癜性苔藓样皮炎。

〖来源〗《陕西中医》，1986（7）。

偏方 ❹ 猪蹄甲酒

〖配方〗新鲜猪蹄甲、黄酒各适量。

〖用法〗蹄甲焙干，研细末，每次 15～30 克，以黄酒 60～90 毫升冲服，服后盖被取汗。每周 1～2 次，10 次为 1 疗程。

〖功效〗主治神经性皮炎。

〖来源〗民间验方。

偏方 ❺ 菖蒲酒方

【配方】菖蒲(切细)500克,大米200克。

【用法】上药加水1.5升,煮取0.3升,去渣,然后加大米,如常法酿酒。每于食前温饮20毫升。

【功效】本方养血祛风,主治血虚风燥型皮炎,症见患处剧痒、皮损渐呈苔藓样等。

【来源】《圣济总录》。

外敷外用方

偏方 ❻ 醋蒜擦洗方

【配方】鲜蒜瓣、米醋各适量。

【用法】将蒜瓣捣烂,用纱布包扎浸于醋内,2~3小时后取出,擦洗患处,每日2~3次,每次10~20分钟。

【功效】清热祛风。主治风热交阻型皮炎,症见肤表丘疹或红斑、局部瘙痒阵发等。

【来源】民间验方。

偏方 ❼ 艾叶茶姜蒜方

【配方】陈茶叶(1年以上)、陈艾叶各25克,老姜(捣碎)50克,紫皮大蒜2头(捣碎)盐适量。

【用法】上药水煎,加盐少许,分2次外洗。

【功效】主治神经性皮炎。

【来源】民间验方。

偏方 ❽ 醋疗方

【配方】醋500毫升(瓶装陈醋为佳)。

【用法】将醋入锅中熬至50毫升。患部用温开水洗净,以醋搽之,每日早、晚

各1次。

【功效】主治皮炎。

【来源】民间验方。

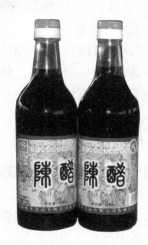

偏方 ❾ 红皮蒜敷贴方

【配方】红皮蒜适量。

【用法】红皮蒜去皮捣烂如泥状,敷患处,约5毫米厚,盖以纱布,胶布固定,每日换药1次,连用7日。

【功效】主治神经性皮炎。

【来源】民间验方。

偏方 ❿ 韭菜糯米浆

【配方】韭菜、糯米各等份。

【用法】上药混合捣碎,局部外敷,以敷料包扎,每日1次。

【功效】主治接触性皮炎。

【来源】《四川中医》,1990(3)。

偏方 ⓫ 醋巴豆方

【配方】醋、巴豆各适量。

【用法】醋倒入粗土碗内,用去壳的巴豆仁磨浆。患处先用1%的盐水或冷开水洗净揩干,再擦药。每周1次。

【功效】适用于皮炎早期,皮肤上见丘

疹红斑, 局部瘙痒阵发。

【来源】民间验方。

偏方 ⑫ 小苏打浴

【配方】小苏打适量。

【用法】用小苏打溶于热水中洗浴, 全身浴用小苏打 250 ~ 500 克, 局部浴用 50 ~ 100 克。

【功效】主治神经性皮炎。

【来源】民间验方。

偏方 ⑬ 松树皮方

【配方】水浸松树皮、醋适量。

【用法】采集水浸松树皮 (去粗皮, 最好用浸在水中的年久的松树桩皮), 研极细末, 调醋搽患处。

【功效】清营凉血, 消风止痒。主治血热风盛所致的顽固皮炎。

【来源】民间验方。

偏方 ⑭ 鲜姜搽剂

【配方】鲜姜 250 克, 10% 盐水 1000 毫升。

【用法】将鲜姜捣碎, 用布包拧取全汁盛杯内, 再用盐水洗净患处, 擦干, 用棉签蘸姜汁反复涂搽, 至姜汁用完为止。每周 1 次。头部有感染时可用复方新诺明 1 克, 每日 2 次, 连服 5 日, 待炎症消失后再用上方。

【功效】本方治疗头部脂溢性皮炎。

【来源】《四川中医》, 1987 (5)。

【注意】涂姜汁后患处有时剧痛, 一般不用服止痛药物, 3 日后疼痛即可消失。

偏方 ⑮ 陈醋木鳖酊

【配方】木鳖子 (去外壳) 30 克, 陈醋 250 毫升。

【用法】将木鳖子研成细末, 放陈醋内浸泡 7 日, 每日摇动 1 次。用小棉签或毛刷浸蘸药液涂擦患处, 每日 2 次, 7 日为 1 疗程。

【功效】主治皮炎。

【来源】《陕西中医》, 1988 (7)。

偏方 ⑯ 醋蛋外用方

【配方】新鲜鸡蛋 3 ~ 5 个, 醋适量。

【用法】鸡蛋醋浸 10 ~ 14 天后, 取出蛋打开, 将蛋清、蛋黄搅和, 涂患处, 经 3 ~ 5 分钟, 稍干再涂 1 次, 每日 2 次。

【功效】主治皮炎、皮肤瘙痒等。

【来源】民间验方。

【注意】如涂药期间皮肤发生过敏现象, 应减少涂药次数。

偏方 ⑰ 丝瓜叶方

【配方】鲜丝瓜叶适量。

【用法】将丝瓜叶搓碎, 在患处涂擦, 以患处发红为止。每日 1 次, 2 次为 1 疗程。

【功效】主治血热风盛型皮炎。

【来源】民间验方。

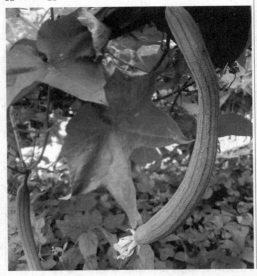

中草药方

偏方 ❶ 百部根浸酒方

【配方】百部根 4 ～ 5 寸，米酒适量。

【用法】百部根火炙，切碎，以米酒适量浸 5 ～ 7 日即成。空腹饮之，每日 2 ～ 3 次，每次 1 杯。

【功效】主治疥癣。

【来源】《普济方》。

偏方 ❷ 龟板酒

【配方】炙龟板 50 克，酒 500 毫升。

【用法】龟板锉末，酒浸 10 ～ 15 日。每饮 1 ～ 2 杯，每日 1 ～ 2 次，酒尽可再添酒浸之。

【功效】本方有补肾健骨之功，主治疥癣死肌。

【来源】民间验方。

偏方 ❸ 苦参酒

【配方】苦参 50 克，酒 250 毫升。

【用法】苦参浸酒中 5 ～ 7 日，每饮 25 毫升，每日 1 次，空腹大口咽下，果蔬过口。

【功效】主治疥疮。

【来源】民间验方。

食疗药方

偏方 ❹ 绿豆炖白鸽

【配方】幼白鸽 1 只，绿豆 150 克，调料适量。

【用法】将白鸽去内脏后纳入绿豆，炖熟调味食用，每日 1 次。

【功效】主治干湿疥癣，发痒异常。

12 种偏方治疗 疥疮

疥疮是一种由疥虫引起的慢性接触性皮肤病，多发于皮肤细嫩、皱褶处，奇痒难忍，传染性极强。疥疮的发生，大多是因个人卫生不良，或接触疥疮之人而被传，也有的是因风、湿、热、虫郁于肌肤而引起。一般都是由手指发生，渐渐蔓延到全身，只有头面不易波及，若瘙痒过度，会使皮肤破裂，流出血水，结成干痂。日久化脓，又痛又痒，难过至极。

疥疮患者注意事项：

（1）注意个人与家庭每个人的身体卫生，以免疥虫蔓延。

（2）疥疮传染力极强，患者的衣服要和家人衣服分开洗。

（3）疥疮治好后，要将换洗衣服用热水消毒洗过，以免再传染。

【来源】民间验方。

外敷外用方

偏方 ❺ 鱼藤醋洗方

【配方】鱼藤 15 克，食醋 100 毫升。

【用法】鱼藤以水 500 毫升浸 2 小时后捶烂，洗出乳白色液体，边捶边洗，反复多次，用纱布过滤去渣，再加入食醋 100 毫升，装瓶备用。嘱患者洗澡后，在患部皮肤外擦鱼藤水，每日 2 ～ 3 次，连用 3 ～ 4 日为 1 疗程。

【功效】主治干疥。
【来源】民间验方。
【注意】糜烂渗液较多、脓液结痂较严重者应禁用。

偏方 ❻ 红椒外涂方

【配方】鲜红椒 10 克，白酒（或 75% 的酒精）100 毫升。
【用法】鲜红椒洗净去子切碎，泡在白酒或酒精中，1 周后取出涂擦患处。
【功效】主治疥疮。
【来源】民间验方。

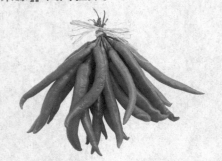

偏方 ❼ 治疥油

【配方】硫黄末 50 克，花椒末 20 克，桐油 90 克。
【用法】先将桐油煎沸，再加硫黄末、花椒末入油内，再煎 10 分钟，待温贮瓶备用。用时先将药油煎热，用鸡毛擦涂患处，待疮愈再更换内衣。衣用开水烫洗杀虫。1 剂可用 10 人次。
【功效】此方治疗疥疮，一般擦 1 次即见效。
【来源】《四川中医》，1983（3）。

偏方 ❽ 花椒大蒜方

【配方】花椒、去皮大蒜各 15 克，熟猪油 75 克。
【用法】上 3 味混合均匀，制成油膏状，

每日涂患处 2 次。
【功效】主治疥疮。
【来源】民间验方。

偏方 ❾ 青蒿参矾洗剂

【配方】青蒿、苦参各 30 克，明矾 20 克。
【用法】上药水煎 2 次，用第 2 次煎液洗擦身体后，再用棉签蘸第 1 次煎液擦疥疮局部，每日 3～4 次。
【功效】主治疥疮。
【来源】《浙江中医杂志》，1988（2）。

偏方 ❿ 海带水洗浴方

【配方】海带 50～100 克。
【用法】先洗去海带上的盐和杂质，用温开水泡 3 小时，捞去海带，加温水洗浴。
【功效】主治疥疮。
【来源】民间验方。

偏方 ⓫ 蜈蚣外敷方

【配方】老黑醋 2500 毫升，五倍子粉 600 克，蜈蚣 10 条，蜂蜜 3000 克，冰片 5 克。
【用法】醋入砂锅加蜜煮沸，入五倍子粉，搅匀，改文火熬成糊状，待冷加入蜈蚣、冰片（均研末），调匀备用，外敷患处，3～5 日换药 1 次。
【功效】主治疥疮。
【来源】民间验方。

偏方 ⓬ 吴茱萸泥膏

【配方】吴茱萸适量。
【用法】将吴茱萸风干粉碎过筛，配成 10%～15% 的泥膏备用。用时洗净患部皮肤，搽以药膏。
【功效】主治疥疮。
【来源】《四川中医》，1987（5）。

中草药方

偏方 ❶ 黄精酒

【配方】黄精 20 克，白酒 500 毫升。

【用法】黄精洗净切片，装入纱布袋内，扎紧袋口，浸入白酒中，盖好封口，10 日即成。随饮，每次 1 小盅。

【功效】主治血虚肝旺型皮肤瘙痒，此症多见于老年人。

【来源】民间验方。

偏方 ❷ 红枣姜桂饮

【配方】红枣 10 枚，干姜 9 克，桂枝 6 克。

【用法】将 3 味共煎汤服，每日 1 剂，1 周为 1 疗程。

【功效】本方疏风散寒，主治风寒袭表型皮肤瘙痒，此症以冬季发病为多，部位多见于大腿内侧、小腿屈侧及关节周围等。

【来源】《常见病饮食疗法》。

食疗药方

偏方 ❸ 苦菜煮大肠

【配方】猪大肠、绿豆、苦菜干（即败酱草干）、盐各适量。

【用法】绿豆先煮 20 分钟，然后装入洗净的猪大肠内，两端用线扎牢，同苦菜干一起煮熟，盐调味，分顿食用，隔 1 ~ 2 日服 1 剂。

【功效】主治风热所致的皮肤瘙痒。

【来源】民间验方。

偏方 ❹ 红枣泥鳅汤

【配方】红枣 15 克，泥鳅 30 克，盐适量。

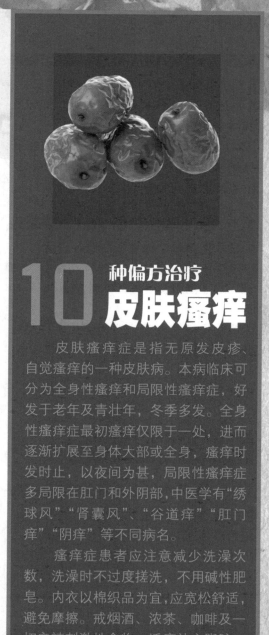

10 种偏方治疗 皮肤瘙痒

皮肤瘙痒症是指无原发皮疹、自觉瘙痒的一种皮肤病。本病临床可分为全身性瘙痒和局限性瘙痒症，好发于老年及青壮年，冬季多发。全身性瘙痒症最初瘙痒仅限于一处，进而逐渐扩展至身体大部或全身，瘙痒时发时止，以夜间为甚，局限性瘙痒症多局限在肛门和外阴部，中医学有"绣球风""肾囊风""谷道痒""肛门痒""阴痒"等不同病名。

瘙痒症患者应注意减少洗澡次数，洗澡时不过度搓洗，不用碱性肥皂。内衣以棉织品为宜，应宽松舒适，避免摩擦。戒烟酒、浓茶、咖啡及一切辛辣刺激性食物，适度补充脂肪。

【用法】将红枣与泥鳅煎汤，加盐少许调味服食。每日 1 剂，连用 10 日。

【功效】本方养血润燥，主治血虚肝旺型皮肤瘙痒，伴头晕眼花、心慌失眠等症。

【来源】《饮食疗法》。

偏方 **5** 绿豆炖白鸽

【配方】幼白鸽 1 只，绿豆 150 克。

【用法】将白鸽除去毛及内脏，加绿豆和酒少许炖熟吃。

【功效】清热利湿。主治湿热所致皮肤瘙痒，此症多发生在女阴、阴囊、肛门等处。

【来源】民间验方。

偏方 **6** 海带绿豆汤

【配方】海带、绿豆、白糖各适量。

【用法】将海带洗净切碎，与绿豆、白糖一起煮汤服食。每日 1 剂，连服 6 ~ 10 剂。

【功效】清热利湿。主治湿热下注型皮肤瘙痒症，症见局部瘙痒不止、白带增多、口苦胸闷等。

【来源】民间验方。

外敷外用方

偏方 **7** 醋水外洗方

【配方】醋 150 毫升，水 200 毫升。

【用法】醋加水烧热洗头，每日 1 次。

【功效】本方清热祛风，主治头部皮肤瘙痒。

【来源】民间验方。

偏方 **8** 密陀僧粉末

【配方】密陀僧、醋各适量。

【用法】将密陀僧放炉火中烧红后，立即投入醋中，俟冷后将药捞取。如此反复 7 次后，将药研为细末。同时加茶油调匀，涂患处。

【功效】主治皮肤瘙痒兼有血虚证者。

【来源】民间验方。

偏方 **9** 油醋涂擦方

【配方】酱油、醋各等量。

【用法】将上 2 味混合，涂擦患处。

【功效】清热祛风。主治风热外袭所致皮肤瘙痒，症见瘙痒剧烈、热后更甚、抓后呈条状血痂等。

【来源】民间验方。

偏方 **10** 花椒明矾汤

【配方】花椒 30 克，明矾 15 克。

【用法】将 2 味同煎汤，待稍凉后，洗患部，每日 1 ~ 2 次。

【功效】本方疏风散寒，主治风寒袭表型皮肤瘙痒。

【来源】民间验方。

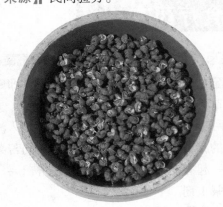

中草药方

偏方 ❶ 绿豆鱼腥草汤

【配方】绿豆 30 克，海带 20 克，鱼腥草 15 克，白糖适量。

【用法】将海带、鱼腥草洗净，同绿豆一起煮熟。喝汤，吃海带和绿豆，每日 1 剂，连服 6 ~ 7 日。

【功效】适用于急性湿疹，症见皮损潮红，瘙痒剧烈，伴胸闷纳差。

【来源】民间验方。

偏方 ❷ 双汁饮

【配方】冬瓜、西瓜各 500 克。

【用法】冬瓜去皮、瓤，切条，以水 3 碗煮至 1 碗，去渣待凉。再将西瓜去皮、子，将瓜肉包裹绞汁，加入冬瓜汁内冷饮之。每日 1 剂，连服 1 周。

【功效】本方清热除湿，主治湿疹。

【来源】民间验方。

偏方 ❸ 土豆汁

【配方】鲜土豆 1000 克。

【用法】将鲜土豆洗净榨汁，饭前服 2 汤匙。

【功效】本方健脾和胃，适用于湿阻型皮肤湿疹。

【来源】民间验方。

偏方 ❹ 马齿苋汁

【配方】鲜马齿苋 250 ~ 500 克。

【用法】洗净切碎，煎汤服食。每日 1 剂，连服 5 ~ 7 剂。

【功效】适用于急性湿疹。

【来源】民间验方。

26 种偏方治疗 湿疹

湿疹是一种特殊类型的变态反应性皮肤疾患，临床表现为集簇性的丘疱疹，且皮损处糜烂流水。古代称之为"浸淫疮"。这种病很常见，发病率约占皮肤科各类疾病的 10%。湿疹可以发生在身体的任何部位，但在头面、耳郭、乳房、会阴、四肢的屈侧更为常见。一般分为急性、慢性、亚急性三种情况。急性湿疹经过治疗，一般在 1 ~ 2 周可以痊愈，若治疗不当，就转为亚急性或慢性，也有些一开始就是慢性的。

急性湿疹发病突然，皮损形态多样，有弥漫性的红斑、集簇的丘疹或丘疱疹、水疱、脓疱、渗水、糜烂、结痂等，边界不清，范围有大有小，分布有一定的对称性，瘙痒剧烈，反复发作。慢性湿疹的皮肤损害比较局限，病情发展缓慢，皮损处皮肤肥厚，有时有皲裂及色素沉着，边界清楚。亚急性湿疹介于急性湿疹和慢性湿疹之间。

得了湿疹，对患病部位要加以保护，不要搔抓，忌用肥皂洗、热水烫。忌食葱、韭菜、茴香、无鳞鱼、羊肉、鸡蛋、螃蟹等发物。要注意寻找各种可能引起湿疹的原因，对各种慢性病灶如慢性扁桃体炎、鼻窦炎、龋齿、下肢静脉曲张等要及时治疗，分析食物、药物、用具以及接触的动植物、化学品中可能的致敏物质，并加以清除。避免精神过度紧张。

偏方 ❺ 市棉花饮

【配方】木棉花50克，白糖适量。

【用法】木棉花加清水2碗半，加白糖，煎至1碗，去渣饮用。

【功效】清热利湿。适用于湿疹。

【来源】民间验方。

偏方 ❻ 桑葚百合枣果汤

【配方】桑葚30克，百合30克，红枣10枚，青果9克。

【用法】水煎服，每日1剂，连服10～15剂。

【功效】本方养血祛风，主治慢性湿疹。

【来源】民间验方。

偏方 ❼ 蜜酒

【配方】蜂蜜120克，糯米饭120克，干曲150克，开水1.5升。

【用法】将蜂蜜同糯米饭、干曲、开水共入瓶内，封7日成酒，去渣即可饮用。每次食前温服1盏，每日3次。

【功效】本方健脾除湿，主治脾虚湿盛型湿疹。

【来源】《本草纲目》。

偏方 ❽ 松叶酒

【配方】松叶500克，酒1500毫升。

【用法】松叶切细，以酒1500毫升煮取500毫升。日夜服尽，处温室中，汗出即愈。

【功效】养血祛风。主治血虚风燥型湿疹。

【来源】《圣济总录》。

偏方 ❾ 地龙荸荠酒

【配方】地龙5条，荸荠20克，黄酒适量。

【用法】将地龙洗净，与荸荠同绞取汁，加适量黄酒同煎数沸，候温，去渣顿服。

【功效】本方清热利湿，主治急性湿疹。

【来源】民间验方。

食疗药方

偏方 ❿ 玉米须莲子羹

【配方】去心莲子50克，玉米须10克，冰糖15克。

【用法】先煮玉米须20分钟后捞出，纳入莲子、冰糖后，微火炖成羹即可。

【功效】本方清热除湿健脾，适用于皮损色暗、滋水浸淫之湿疹。

【来源】民间验方。

偏方 ⓫ 蛇肉汤

【配方】大乌梢蛇1～2条。

【用法】将蛇去头宰杀，做菜煮汤，吃肉喝汤。连食3～4次。

【功效】适用于血热型湿疹反复发作者。

【来源】民间验方。

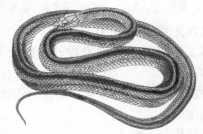

偏方 ⓬ 茅根薏仁粥

【配方】薏苡仁300克，鲜白茅根30克。

【用法】先煮白茅根，20分钟后，去渣留汁，纳入薏苡仁煮成粥。

【功效】本方清热凉血、除湿利尿，适用于湿热型湿疹。

【来源】民间验方。

偏方 ⑬ 鲤鱼赤豆汤

【配方】鲤鱼1条（约500克），赤小豆30克，调料适量。

【用法】先煮赤小豆20分钟，加入洗净的鲤鱼同煮。待鱼熟豆烂后，纳调料即可。

【功效】健脾除湿，滋阴润燥。适用于湿疹。

【来源】民间验方。

偏方 ⑭ 山药茯苓糕

【配方】生山药200克（去皮），茯苓100克，红枣100克，蜂蜜30克。

【用法】山药蒸熟，捣烂。红枣煮熟，去皮核留肉。茯苓研细粉，与枣肉、山药拌匀，上锅同蒸成糕，熟后淋上蜂蜜即可。

【功效】主治皮损色暗，水疱不多但滋水浸淫之湿疹。

【来源】民间验方。

偏方 ⑮ 陈皮蒸鲫鱼

【配方】鲫鱼1条（约重300克），陈皮、生姜各10克，调料适量。

【用法】鲫鱼去肠杂，收拾干净；陈皮、生姜切丝，放入鲫鱼肚内，加调料、清汤，同蒸至熟烂即可。

【功效】健脾除湿。适用于湿疹。

【来源】民间验方。

偏方 ⑯ 甘蔗粥

【配方】甘蔗500克，大米适量。

【用法】甘蔗切成小段，劈开，加大米及清水煮粥食用。

【功效】主治湿疹。

【来源】民间验方。

偏方 ⑰ 牡蛎烧慈菇

【配方】牡蛎肉100克（切片），鲜慈菇200克（切片），调料适量。

【用法】将牡蛎肉煸炒至半熟，加入鲜慈菇后同煸，纳调料，加清汤，武火烧开，文火焖透，烧至汤汁稠浓即可。

【功效】清热凉血，除湿解毒。适用于湿热型湿疹。

【来源】民间验方。

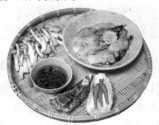

偏方 ⑱ 冬瓜莲子羹

【配方】冬瓜300克（去皮、瓤），莲子200克（去皮、心），调料适量。

【用法】先将莲子泡软，与冬瓜同煮成羹。待熟后加调料。每日1剂，连服1周。

【功效】本方清热利尿，主治湿疹。

【来源】民间验方。

偏方 ⑲ 薏仁山药饼

【配方】小麦粉150克，薏苡仁粉、山药粉各100克，发酵粉适量。

【用法】将前3者调匀，入发酵粉后，加水调匀，烙饼，每重50～60克。每日2个，连服5日。

【功效】本方健脾除湿、清热利尿，主治湿疹。

【来源】民间验方。

偏方 ⑳ 三仁饼

【配方】小麦粉200克，核桃仁15克（研

碎），花生 20 克（去皮、研碎），茯苓粉
100 克，发酵粉适量。

【用法】先将小麦粉、茯苓粉和匀，加
水调成糊状。再入发酵粉，拌匀后将核桃
仁、松子仁、花生仁撒于面团内，制成饼。

【功效】本方养血润燥、滋阴除湿，适
用于血燥型湿疹。

【来源】民间验方。

外敷外用方

偏方 21 黄连蛋清方

【配方】黄连 12 克，鸡蛋清适量。

【用法】黄连研细末，调鸡蛋清，敷患处。

【功效】本方清热利湿，主治急性湿疹，
症见红斑水疱、瘙痒难忍，伴口苦、便结等。

【来源】民间验方。

偏方 22 野菊花洗剂

【配方】野菊花全草 250 克，陈石灰粉
适量。

【用法】野菊花全草切碎置铝锅中，加
水 2000 毫升，文火煎至 800 毫升，过滤，
趁热熏洗患处 15 分钟后，立即用洁净的
陈石灰粉扑之，每日 2 次。

【功效】主治湿疹。

【来源】《四川中医》，1987（4）。

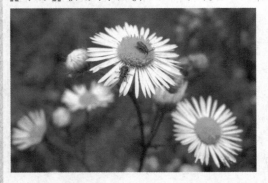

偏方 23 仙鹤草洗剂

【配方】鲜仙鹤草 250 克（干品
50 ~ 100 克）。

【用法】上药加水适量,用砂锅煎煮（勿
用金属器皿），用毛巾或软布条浸药液烫
洗患处，每日早、晚各 1 次，每次 20 分
钟。每剂药可用 2 ~ 3 日。

【功效】主治渗出型湿疹。

【来源】《山东中医杂志》，1988（4）。

【注意】每次烫洗必须重新煮沸，烫洗
后应保持患处干燥，勿接碱性水液。

偏方 24 明矾茶外用方

【配方】茶叶、明矾各 60 克。

【用法】上 2 味入 500 毫升水中浸泡 30
分钟，然后煎煮 30 分钟即可。外用，每
次用此茶水浸泡 10 分钟，不用布擦，使
其自然干燥。

【功效】清热利湿。主治急性湿疹，痒
痛兼作，伴口苦、尿短、便结等。

【来源】《宁波市科技简报》。

偏方 25 绿豆香油膏

【配方】绿豆粉、香油各适量。

【用法】将绿豆粉炒至色黄，晾凉，用
香油调匀涂患处，每日 1 次。

【功效】本方健脾除湿，主治脾虚湿盛
引起的急性湿疹，症见皮损暗红不鲜，
表面水泡渗液，面、足浮肿等。

【来源】民间验方。

偏方 26 胆汁黄柏敷贴方

【配方】猪胆汁、黄柏各适量。

【用法】上药晒干，研末，外敷患处。

【功效】适用于湿疹，症见皮损潮红、
水疱、糜烂等。

中草药方

偏方 ❶ 三黑汁

【配方】黑芝麻9克，黑枣9克，黑豆30克。

【用法】水煎服，每日1剂。

【功效】补益肝肾。适用于妇女冲任不调型风疹块。

【来源】民间验方。

偏方 ❷ 姜醋红糖饮

【配方】醋50毫升，红糖50克，生姜10克。

【用法】水煎，分2次服，每日1剂。

【功效】健脾胃，脱敏。适用于荨麻疹。

【来源】民间验方。

偏方 ❸ 菊花冬瓜茶

【配方】冬瓜皮（经霜）20克，黄菊花15克，赤芍12克，蜜蜂少许。

【用法】水煎代茶饮，每日1剂，连服7～8剂。

【功效】主治风疹。

【来源】民间验方。

偏方 ❹ 玉米须酒酿

【配方】玉米须15克，发酵好的酒酿100克。

【用法】玉米须放入锅内，加水适量，煮20分钟后捞出玉米须，再加酒酿，煮沸食用。

【功效】适用于风湿型风疹块。

【来源】民间验方。

偏方 ❺ 参枣五味汤

【配方】红枣15克，党参9克，五味子6克。

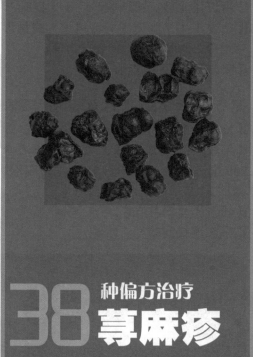

38 种偏方治疗 荨麻疹

　　荨麻疹俗称"风疹块""风疙瘩"，是一种常见的过敏性皮肤病，在接触过敏源的时候，会在身体不特定的部位冒出一块块形状、大小不一的红色斑块，这些产生斑块的部位，会出现发痒的情形。荨麻疹可以分为急性和慢性两种。急性荨麻疹为暂时性的过敏反应，只要遵照医师指示治疗，大多可在数日内痊愈。而慢性荨麻疹则可持续反复发作数月至数年。

　　本病可因外界冷热刺激，或因食物、药物、生物制品、病灶感染、肠寄生虫或精神刺激等因素而诱发。中医学认为，本病是由于风寒、风热、风湿之邪侵犯人体肌肤而成。

　　荨麻疹患者应留意引起疾病的过敏原，避免基础致敏原，忌食辛辣等刺激性食物，注意保持大便通畅。

【用法】水煎，饮汤吃枣，每日 1 剂。

【功效】主治脾胃虚弱型风疹，症见形寒怕冷、胸脘胀闷、神疲乏力等。

【来源】民间验方。

偏方 ❻ 蝉蜕糯米酒

【配方】蝉蜕 3 克，糯米酒 50 毫升。

【用法】蝉蜕研细末，糯米酒加清水 250 毫升煮沸，再加蝉蜕粉搅匀温服，每日 2 次。

【功效】主治荨麻疹。

【来源】民间验方。

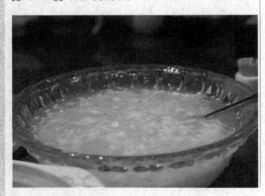

偏方 ❼ 糯米汤

【配方】连壳糯米 60 克。

【用法】将糯米放铁锅中，文火烤至开花，然后加清水适量，放瓦盅内隔水炖服（可加盐少许）。每日 1 次，连服 3 ~ 5 日。

【功效】补脾暖胃。适用于慢性荨麻疹。

【来源】民间验方。

偏方 ❽ 槐叶酒

【配方】槐叶 60 克，白酒适量。

【用法】槐叶入白酒中浸泡 15 ~ 30 日。成人每次 10 毫升，小孩每次 1 ~ 2 毫升，日服 3 次，饭后服。也可在患处擦抹，每日数次。

【功效】清热利湿，活血消疹。适用于湿热型荨麻疹。

【来源】民间验方。

偏方 ❾ 牛蒡蝉蜕酒

【配方】牛蒡根（或子）500 克，蝉蜕 30 克，黄酒 1500 克。

【用法】将牛蒡根切片（若为子则打碎），同蝉蜕一起置干净容器中，以酒浸泡，经 3 ~ 5 日后开封，去渣即可。食后饮 1 ~ 2 盅。

【功效】本方疏风、清热、解表，主治风热引起的荨麻疹。

【来源】民间验方。

偏方 ❿ 石楠肤子酒

【配方】石楠叶（去粗茎）、地肤子、当归、独活各 50 克，酒 1 杯（约 15 毫升）。

【用法】前 4 味捣碎，每次取 5 ~ 6 克，用酒 1 杯煎数沸，候温，连末空腹饮服，每日 3 次。

【功效】本方疏风、解表、止痒，适用于风寒引起的荨麻疹。

【来源】民间验方。

偏方 ⓫ 姜醋木瓜方

【配方】鲜木瓜 60 克，生姜 12 克，米醋 100 毫升。

【用法】上药共入砂锅煎煮，醋干时，取出木瓜、生姜，早、晚 2 次服完，每日 1 剂，以愈为度。

【功效】疏风，解表，止痒。主治荨麻疹遇冷加剧者。

【来源】民间验方。

偏方 ⓬ 荸荠清凉饮

【配方】荸荠 200 克，鲜薄荷叶 10 克，白糖 10 克。

【用法】荸荠洗净去皮，切碎捣汁。鲜薄荷叶加白糖捣烂，放入荸荠汁中，加水 500 毫升煎至 200 毫升，频饮。

【功效】祛风清热。适用于风热型风疹，症见风疹色红，遇热则剧，得冷则减。

【来源】民间验方。

偏方 ⑬ 松叶酒

【配方】松叶 90 克，黄酒 600 毫升。

【用法】松叶切细，入黄酒中，文火煮沸，候温去渣，分 3 次温服，饮后处温室中注意避风，覆被取汗，未愈再服。

【功效】主治风疹经年不愈。

【来源】民间验方。

偏方 ⑭ 黑芝麻糖酒方

【配方】黑芝麻、黄酒、白糖各适量。

【用法】黑芝麻微炒，研末备用。每次用黑芝麻与黄酒各 3 汤匙，调匀，放入碗中隔水炖，水开 15 分钟后，加白糖适量即可。晨起空腹或饭后 2 小时服下，每日 2 次。

【功效】本方补益肝肾，适用于妇女冲任不调型风疹块，该型风疹块常在月经前 2~3 日发作，月经后逐渐减轻或消失。

【来源】民间验方。

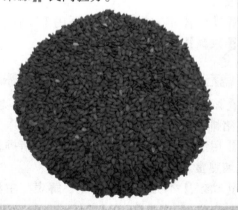

偏方 ⑮ 艾叶酒

【配方】生艾叶 10 克，白酒 100 毫升。

【用法】上 2 味共煎至剩 50 毫升左右，顿服，每日 1 次，连服 3 日。

【功效】主治荨麻疹。

【来源】《浙江中医杂志》，1990（6）。

偏方 ⑯ 椒盐桃仁

【配方】桃仁 300 克，花椒盐少许。

【用法】桃仁洗净，晾干，去皮尖，油炸后，放入花椒盐拌匀。适量服食。

【功效】活血化瘀。适用于风疹。

【来源】民间验方。

偏方 ⑰ 全蝎蛋

【配方】全蝎 1 只，鸡蛋 1 个。

【用法】在鸡蛋顶部开 1 小孔，将全蝎洗净塞入，小孔向上，放容器内蒸熟，弃蝎食蛋，每日 2 次，5 日为 1 疗程。

【功效】主治荨麻疹。

【来源】《浙江中医杂志》，1987（8）。

偏方 ⑱ 枸橘酒

【配方】枸橘 60 克，麦麸适量，酒 500 毫升。

【用法】枸橘细切，麦麸炒黄为末，每取 6 克，酒浸少时，饮酒，每次 50 毫升，每日 1 次。

【功效】主治风疹遍身瘙痒。

【来源】民间验方。

偏方 ⑲ 珍珠粉莲子汤

【配方】莲子 18 克，珍珠粉 2 克，红糖适量。

【用法】莲子去心，加红糖适量煮熟，食莲子，汤冲珍珠粉 2 克服。每日 1 剂，连服 7 ~ 8 剂。

【功效】适用于风疹，伴恶心呕吐、腹胀腹痛、神疲乏力等。

食疗药方

偏方 ⑳ 芫荽鸡汤

【配方】鸡骨架 1 具，胡椒粉 2 克，芫荽 15 克。

【用法】鸡骨架煮汤，熟后放入芫荽末、胡椒粉即可。

【功效】散风寒，补气血。主治荨麻疹。

【来源】民间验方。

偏方 ㉑ 胡萝卜炒笋丝

【配方】胡萝卜、竹笋各 50 克，黄花菜 15 克，鲜金银花 10 克。

【用法】竹笋、胡萝卜洗净切丝，与黄花菜同炒。待起锅后，拌入鲜金银花即可。佐餐食用。

【功效】本方有清热凉血之功，适用于荨麻疹，症见风疹色红，遇热则剧，得冷则减，或兼咽喉肿痛等。

【来源】民间验方。

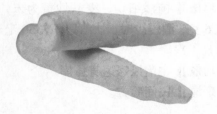

偏方 ㉒ 黄芪狗肉粥

【配方】狗肉 300 克，黄芪 50 克，大米 500 克。

【用法】狗肉剁烂成泥，黄芪煮水去渣，入大米煮成粥，待半熟时入狗肉泥及调

料，煮熟即可。

【功效】本方益气固卫，适用于脾气不足型荨麻疹。

【来源】民间验方。

偏方 ㉓ 韭菜粥

【配方】韭菜 80 克，大米 100 克。

【用法】大米煮粥，加入韭菜（切碎），加入油、盐、姜丝再煮片刻。趁热服食，每日服 1 次，3 日为 1 疗程。

【功效】本方温中活血，适用于风寒型荨麻疹。

【来源】民间验方。

偏方 ㉔ 黄芪栗子鸡

【配方】栗子 100 克，黄芪 50 克，老母鸡 1 只，葱白 20 克，姜 10 克。

【用法】母鸡开膛洗净去内脏，栗子去皮洗净，葱白切段，与黄芪同炖。

【功效】祛风固表。适用于风寒型荨麻疹。

【来源】民间验方。

偏方 ㉕ 糖醋拌银耳

【配方】银耳 12 克，白糖、食醋适量。

【用法】银耳泡发，再用开水冲洗，掰成小块，放在盘内，加白糖和醋拌匀后食用。

【功效】本方凉血消炎，适用于荨麻疹。

【来源】民间验方。

偏方 ㉖ 芋头猪排汤

【配方】芋头茎（干茎）30 ~ 60 克，猪排骨适量。

【用法】将芋头茎洗净，加适量猪排骨炖熟食。每日服 1 次。

【功效】本方疏风、清热、解表，主治

风热型荨麻疹，伴发热、恶寒、咽喉肿痛等症。

【来源】民间验方。

偏方 ② 生地甲鱼汤

【配方】生地黄18克，甲鱼1只，苏叶适量。

【用法】将甲鱼洗净，与生地黄炖熟，放苏叶稍煮片刻即成。喝汤吃肉，每日1剂，连服8～10剂。

【功效】适用于血虚型荨麻疹。常见于老年人或久病之后，风疹色淡红，日轻夜重，或疲劳时加重。

【来源】民间验方。

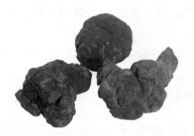

偏方 ② 野兔肉

【配方】野兔肉250克，茶油、调味品适量。

【用法】将野兔肉切成块，加茶油炒熟，加调味品后食用。每隔15日食1次，共食3次。

【功效】主治慢性荨麻疹。

【来源】《浙江中医杂志》，1988（8）。

偏方 ② 南瓜炒牛肉

【配方】牛肉300克，南瓜500克。

【用法】牛肉炖至七成熟，捞出切条。南瓜去皮、瓤，洗净切条，与牛肉同炒至熟。

【功效】本方具有补益脾胃之功效，适

用于荨麻疹伴恶心呕吐、腹胀腹痛者。

【来源】民间验方。

偏方 ③ 清炒蕹菜

【配方】蕹菜400克，鲜黄菊花10克。

【用法】先煎菊花，取汁15～20毫升。蕹菜炒熟后，将菊花汁淋其上，加调料即可。佐餐食用。

【功效】本方清热凉血，适用于荨麻疹伴咽喉肿痛者。

【来源】民间验方。

偏方 ③ 桂花鲜桃

【配方】鲜桃300克，红糖、桂花酱各20克。

【用法】鲜桃洗净，去皮、核，切条，加入桂花酱、红糖，当点心吃。

【功效】本方活血散瘀，适用于荨麻疹。

【来源】民间验方。

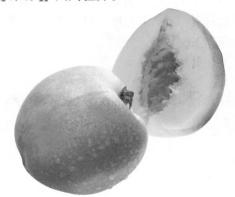

偏方 ② 鲜藕方

【配方】鲜藕300克，红糖10克。

【用法】鲜藕洗净切片，开水焯过后，入调料及红糖，拌匀即可。当点心吃。

【功效】本方活血通络，适用于荨麻疹，症见风疹黯红、面色晦暗、口唇色紫等。

【来源】民间验方。

偏方 33 山楂炒肉丁

【配方】山楂 30 克，猪瘦肉 300 克，红花 10 克。

【用法】山楂洗净，猪瘦肉切丁，红花油炸后去渣，加入肉丁煸炒，加作料后入山楂，炒熟即可。适量服食。

【功效】本方活血通络，适用于荨麻疹，症见风疹黯红、面色晦暗、口唇色紫等。

【来源】民间验方。

外敷外用方

偏方 34 芫荽酒

【配方】芫荽 120 克，酒 2 杯。

【用法】将芫荽细切，酒煮 1 ~ 2 沸，入芫荽再煎数沸，候温，收瓶备用。每次含 1 大口，从项至足微喷之，勿喷头面。

【功效】主治荨麻疹，伴发热、恶寒、胸闷气短、口干口苦等。

【来源】《证治准绳》。

偏方 35 大蒜煎洗液

【配方】大蒜（打碎）15 克，盐 15 克，明矾 12 克。

【用法】上药水煎，趁热洗患处。

【功效】主治荨麻疹。

【来源】民间验方。

偏方 36 麦麸醋外擦方

【配方】麦麸 250 克，醋 500 毫升。

【用法】上药混合搅匀，入铁锅炒热，装入布袋，搓擦患处。

【功效】主治风寒型荨麻疹。

【来源】民间验方。

偏方 37 韭菜外擦方

【配方】鲜韭菜 1 把。

【用法】将韭菜放火上烤热，涂擦患部，每日数次。

【功效】疏风，清热，解表。主治荨麻疹，伴发热恶寒、咽喉肿痛等。

【来源】民间验方。

偏方 38 芝麻根水

【配方】芝麻根 1 把。

【用法】洗净后加水煎，趁热烫洗。

【功效】祛风止痒，适用于荨麻疹。

【来源】民间验方。

外敷外用方

偏方 ❶ 香黄百部酒

〖配方〗丁香、雄黄、百部各 10 克，酒 300 毫升。

〖用法〗前 3 味浸酒中 1 周后去渣，外搽患处。

〖功效〗主治汗斑。

〖来源〗民间验方。

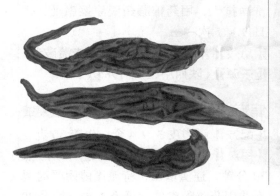

偏方 ❷ 密陀僧苦瓜方

〖配方〗苦瓜 2 条，密陀僧 10 克。

〖用法〗将密陀僧研细末，去尽苦瓜的心、子。取密陀僧末灌入苦瓜内，放火上烧熟，切片，擦患处，每日 1～2 次。

〖功效〗主治汗斑。

〖来源〗《四川中医》，1984（3）。

偏方 ❸ 山姜米醋方

〖配方〗鲜山姜 20 克，米醋 100 毫升。

〖用法〗将山姜捣碎，放入米醋内浸泡 12 小时，密封保存备用。先以肥皂水洗净患处，用棉签蘸药水涂擦患处，每日 1 次，连用 3 日。

〖功效〗本方适用于汗斑。

5 种偏方治疗 汗斑

汗斑，又称紫白癜风、花斑癣，是一种慢性非炎性皮肤浅部真菌病，初起为大小不等紫黑或灰白色斑点，可扩大相互融合成片，表面光滑而有光泽，边缘清楚，搔之稍有细屑，有时微痒，皮肤损害以淡白色与褐色为主，好发于颈、胸、背与腰等多汗部位，常因自觉症状不明显而被忽视治疗。

由于汗斑夏发冬隐，因此在夏季到来之前就应进行预防性治疗；防止过度出汗；常冲凉、勤换衣；进行日光浴也有一定效果；被单、毛巾与衣服等日用品应经常漂洗、消毒。

〖来源〗《葱姜蒜治百病》。

偏方 ❹ 紫皮蒜涂擦方

〖配方〗紫皮蒜 2 个。

〖用法〗捣烂涂擦患处，以局部发热伴轻微刺痛为度。

〖功效〗主治汗斑。

〖来源〗民间验方。

偏方 ❺ 生姜陀僧方

〖配方〗老生姜 1 块，蜜陀僧 1.5 克。

〖用法〗生姜挖空，入蜜陀僧，黄泥封固，火煅存性，取姜外擦患处。

〖功效〗主治汗斑。

〖来源〗民间验方。

13 种偏方治疗 冻疮

冻疮是冬季极为常见的皮肤病，是由于冬季气候寒冷，外露皮肤长时间受到寒冷刺激，皮下小动脉发生痉挛收缩，血液瘀滞，使局部组织缺氧，组织细胞损害所致。此外，还与患者体质较差不耐寒冷及少动久坐、过度劳累等因素有关。

冻疮好发于手、脚、耳郭等部位，一般只有红、肿、痛等症状，个别严重者可能起水泡，甚至出现局部坏死。

预防冻疮的办法是：在室外锻炼或劳动时，要注意做好身体裸露部分的保暖工作，可在皮肤上涂些油脂，以减少皮肤的散热。若是站岗值勤或野外作业，应适当增加手脚的活动，以促进血液循环。穿鞋子不要过紧，因为过紧会影响局部血液循环，从而易发冻疮。平时若能做到用冷水洗手、洗脚和洗脸，就能增强身体的抗寒能力，不易得冻疮。

外敷外用方

偏方 ❶ 茄芫液

【配方】干茄子梗茎 100 克（切碎），芫花、当归、川椒、生姜各 15 克，冰片 5 克，75%酒精 1000 毫升。

【用法】前 6 物置于酒精中浸泡 1 周，用纱布过滤，取药液贮瓶备用。使用前将患部洗净拭干，用药棉蘸药液涂擦局部（未溃烂者），每日 4 ~ 5 次。

【功效】治疗冻疮。

【来源】《湖南中医杂志》，1989（1）。

偏方 ❷ 当归红花酊

【配方】当归、红花、王不留行各 50 克，干姜、桂枝、干辣椒各 30 克，细辛、冰片、樟脑各 10 克，95%酒精 750 毫升。

【用法】前 9 物浸泡于酒精中，1 周后以纱布过滤，贮瓶备用。使用前将局部洗净拭干，用药棉蘸药液涂擦患处，每日 3 ~ 5 次。

【功效】本方适用于冻疮初起未溃破者。

【来源】《陕西中医》，1985（2）。

偏方 ❸ 橘皮生姜方

【配方】鲜橘皮 3 ~ 4 个，生姜 30 克。

【用法】上药加水约 2000 毫升，煎煮 30 分钟，连渣取出，待温度能耐受时浸泡并用药渣敷患处，每晚 1 次，每次 30 分钟。如果冻疮发生在耳轮或鼻尖时，可用毛巾浸药热敷患处。

【功效】主治冻疮。

【来源】民间验方。

偏方 ❹ 辣椒酒涂搽方

【配方】辣椒 6 克，白酒 30 毫升。

【用法】辣椒在酒中浸 10 日，去渣，频搽患处，每日 3 ~ 5 次。

【功效】主治冻疮初起，局部红肿发痒。

【来源】民间验方。

偏方 ❺ 茄梗辣椒梗方

【配方】茄梗、辣椒梗、荆芥各 60 ~ 80 克。

【用法】上药加水 2000 ~ 3000 毫升，煮沸后趁热洗患处，每日 1 次。

【功效】治疗冻疮。
【来源】《四川中医》，1984（1）。

偏方 ❻ 凡士林蜂蜜软膏

【配方】熟蜂蜜、凡士林等量。
【用法】2味调和成软膏，薄涂于无菌纱布上，敷盖于疮面，每次敷2～3层，敷前先将疮面清洗干净，敷药后用纱布包扎固定。
【功效】主治冻疮。
【来源】民间验方。

偏方 ❼ 蒜椒猪油膏

【配方】大蒜、花椒各15克，猪油70克。
【用法】将大蒜去皮捣烂，花椒研末，放入炼好的猪油中搅匀，制成膏剂，敷于受冻未破处，每日1次，用纱布包好。
【功效】防治冻疮。
【来源】民间验方。

偏方 ❽ 河蚌散

【配方】河蚌壳适量。
【用法】将河蚌壳煅后研末，敷患处，每日1次。
【功效】治疗冻疮溃烂。
【来源】《辽宁中医杂志》，1988（3）。

偏方 ❾ 生姜涂搽方

【配方】生姜1块。
【用法】生姜在热灰中煨热，切开搽患处。
【功效】适用于冻疮未溃者。
【来源】民间验方。

偏方 ❿ 云南白药方

【配方】云南白药、白酒各适量。
【用法】将云南白药和白酒调成糊状外

敷于冻伤部位。破溃者可用云南白药干粉直接外敷，消毒纱布包扎。
【功效】主治冻疮。
【来源】民间验方。

偏方 ⓫ 猪油蛋清方

【配方】猪油、蛋清各适量。
【用法】以猪油和蛋清按1：2的量混合，轻轻地擦抹患部10～20分钟，每晚睡前擦1次。
【功效】主治冻疮。
【来源】民间验方。

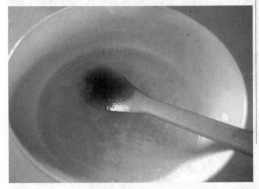

偏方 ⓬ 山楂细辛膏

【配方】山楂适量，细辛2克。
【用法】取成熟的北山楂若干枚（据冻疮面积大小而定），用灰火烧焦存性捣如泥状；细辛研细末，和于山楂泥中。上药摊布于敷料上，贴于患处，每日换药1次。
【功效】治疗冻疮。
【来源】《四川中医》，1990（10）。

偏方 ⓭ 丁香酒热敷方

【配方】丁香15克，酒150毫升。
【用法】丁香用酒煎，热敷患处，每日早、晚各1次。
【功效】适用于冻疮久治不愈者。

17 种偏方治疗 赘疣

疣由人类乳头瘤病毒选择性感染皮肤或黏膜所引起的表皮良性赘生物。临床分为 4 型，即寻常疣、扁平疣、跖疣及尖锐湿疣。

寻常疣俗称刺瘊、千日疮。皮疹为黄豆大或更大的灰褐色、棕色或正常皮色的丘疹，表面粗糙，角化过度，坚硬，呈乳头状，好发于手背、手指、足缘等处。

跖疣是发生于足底的寻常疣。初起为角质小丘疹，逐渐增至黄豆大或更大，因在足底受压而形成角化性淡黄或褐黄色胼胝样斑块或扁平丘疹，表面粗糙不平，中央微凹，边缘绕以稍高的角质环，疼痛明显。

扁平疣好发于青少年。皮疹为帽针头至黄豆大小扁平光滑丘疹，呈圆形或椭圆形，肤色正常或淡褐。皮疹数目较多，散在或密集分布。病程呈慢性经过，多数患者需 1～2 年或更久方自行消退，但可复发。

尖锐湿疣是由人类乳头瘤病毒感染所致的生殖器、会阴、肛门等部位（少数发生在腋窝、乳房、口腔、耳朵、咽喉等部位）的表皮瘤样增生。尖锐湿疣常无自觉症状，易糜烂出血。有肝脏病变或女性患者妊娠期间，疣体迅速增大，皮损长期不愈。

中草药方

偏方 ❶ 白果薏仁饮

【配方】白果（去壳）10 枚，薏苡仁 60 克，白糖 50 克。

【用法】薏苡仁、白果水煎至熟，加入白糖即成。温热服，日服 1 次，10 日为 1 疗程。

【功效】适用于扁平疣。

【来源】民间验方。

食疗药方

偏方 ❷ 鸡蛋浸醋方

【配方】鲜鸡蛋 7 个，食醋 70 毫升。

【用法】鸡蛋煮熟去壳，用竹筷刺若干小孔后切成 4 等份装入杯中，加入食醋，拌匀加盖放置 6 小时。空腹连蛋带醋 1 次服尽，每周 1 次。

【功效】主治寻常疣。

【来源】民间验方。

【注意】忌盐、酱油及碱性食物、药物。

偏方 ❸ 黄豆芽汤

【配方】黄豆芽适量。

【用法】黄豆芽入锅内，加水适量，煮熟即可，吃豆芽喝汤。

【功效】适用于寻常疣。

【来源】民间验方。

偏方 ❹ 青壳鸭蛋方

【配方】青壳鸭蛋 7 个，米醋适量。

【用法】鸭蛋用醋浸 5～7 日后，蛋壳变软，每日煮食（生食更佳）1 个，以愈为度。

【功效】主治扁平疣。

【来源】民间验方。

外敷外用方

偏方 ❺ 丝瓜叶搽剂

【配方】鲜丝瓜叶数张。

【用法】鲜丝瓜叶洗净后反复擦搓患处，以叶片搓烂、水汁渗出为度，每日2次，每次10分钟左右。

【功效】此方治疗寻常疣。

【来源】《浙江中医杂志》，1992（7）。

偏方 ❻ 茄子外擦方

【配方】茄子适量。

【用法】将茄子切开，用切口擦患部，每日1～2次。

【功效】主治赘疣。

【来源】民间验方。

偏方 ❼ 雄黄散

【配方】雄黄、鲜茄子各适量。

【用法】茄子切片，雄黄研细末。患部用温水洗净，用刀将疣表面修平，以不出血为度。用茄片蘸雄黄末擦2～3分钟，每日1次。

【功效】主治寻常疣。

【来源】《四川中医》，1984（3）。

偏方 ❽ 天南星方

【配方】天南星适量，醋少许。

【用法】天南星研末，以醋调为膏，贴涂患处，每日1～2次。

【功效】主治寻常疣。

【来源】民间验方。

偏方 ❾ 薏苡仁霜

【配方】薏苡仁100克，雪花膏适量。

【用法】薏苡仁研末，用雪花膏调和，洗脸后用此霜涂擦患处，每日早、晚各1次。

【功效】主治扁平疣。

【来源】《浙江中医杂志》，1986（8）。

偏方 ❿ 芝麻花搽剂

【配方】新鲜芝麻花适量。

【用法】以芝麻花揉搽患处，每日3次，连用7～10日。如为干品，可用水浸泡30分钟后煎沸，冷却后以汁涂擦患处。

【功效】主治寻常疣。

【来源】《湖北中医杂志》，1988（3）。

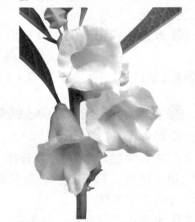

偏方 ⓫ 鱼香草搽剂

【配方】鱼香草、75%酒精各适量。

【用法】先用酒精消毒疣体及周围皮肤，用消毒刀片将疣的表面削去一部分，后取适量鲜鱼香草（土薄荷）搓绒擦疣体表面，每日3次。

【功效】此方治疗寻常疣。

【来源】《四川中医》，1983（2）。

【说明】鱼香草为唇形科植物圆叶薄荷的茎叶或嫩枝头，性凉味辛，有散风热、消肿毒之功。

偏方 ⑫ 鲜半夏搽剂

【配方】鲜半夏（7～9月间采挖的最佳）适量。

【用法】将疣局部用温水泡洗 10～20 分钟，用消毒刀片轻轻刮去表面角化层；再将鲜半夏洗净去皮，在疣表面涂擦 1～2 分钟，每日 3～4 次。

【功效】主治寻常疣。

【来源】《山东中医杂志》，1991（4）。

偏方 ⑬ 鸡内金搽剂

【配方】生鸡内金 20 克。

【用法】上药加水 200 毫升，浸泡 2～3 日，外搽患处，每日 5～6 次。

【功效】此方治疗扁平疣，10 日为 1 个疗程。

【来源】《浙江中医杂志》，1987（1）。

偏方 ⑭ 蟾蜍汤洗剂

【配方】蟾蜍 1 只。

【用法】将蟾蜍置开水中煮 10 分钟，去蟾蜍，用水洗疣，每日数次。每只蟾蜍煮沸液可洗 2～3 日。

【功效】本方治疗寻常疣、扁平疣。

【来源】《四川中医》，1987（10）。

偏方 ⑮ 牙膏外擦方

【配方】牙膏、冷茶（茶根）适量。

【用法】先用牙膏擦于患部，2～3 分钟后再用剩余冷茶及茶叶洗掉牙膏，再以清洁毛巾擦净，连续数日。

【功效】主治赘疣。

【来源】民间验方。

偏方 ⑯ 红花鸡内金方

【配方】红花 6 克，鲜鸡内金 1 个。

【用法】红花开水冲泡内服。用鲜鸡内金反复外擦皮损处 5～10 分钟。若为干鸡内金，可用温水泡软后使用。1 个月为 1 疗程，连用 2～3 个疗程。

【功效】主治扁平疣。

【来源】《浙江中医杂志》，1990（5）。

偏方 ⑰ 香术煎剂

【配方】香附、木贼、大青叶、板蓝根各 30 克。

【用法】上药加水 500 毫升，煎沸 3～5 分钟，先熏，待温后用力擦患处，每晚 6 次，每次 20 分钟。每服药可用 3 日，9 日为 1 疗程。

【功效】主治扁平疣。

【来源】《陕西中医》，1986（9）。

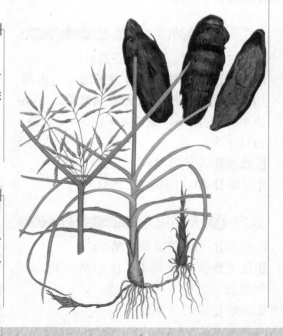

外敷外用方

偏方 ❶ 大蒜葱白方

【配方】葱白 1 根，紫皮大蒜 1 个。

【用法】上 2 物共捣烂，敷鸡眼，绷带固定，每 2 天换药 1 次，连用 3 ～ 5 次。

【功效】主治鸡眼。

【来源】民间验方。

偏方 ❷ 银杏叶方

【配方】银杏叶 20 ～ 30 片，米饭少量。

【用法】银杏叶放入平底锅中用文火烧，然后把烧焦的叶子研成粉，加入饭粒使之带黏性，将其敷于患处，以纱布扎牢，几天后换去。

【功效】主治鸡眼，连用几次即可见效。

【来源】民间验方。

偏方 ❸ 花茶敷贴方

【配方】一级茉莉花茶 1 ～ 2 克。

【用法】花茶嚼成糊状，敷鸡眼，胶布固定，每 5 日换 1 次，3 ～ 5 次为 1 疗程。

【功效】主治鸡眼。

【来源】民间验方。

偏方 ❹ 乌桕叶柄汁

【配方】乌桕嫩叶（春季采）适量。

【用法】折断乌桕叶柄，取断叶柄渗出之乳白色汁液直接搽鸡眼，每只鸡眼搽 5 分钟，每日上午搽 2 次（因上午其汁最多），晚上用热水泡脚，并刮去软化之角质，连用 10 ～ 15 日。

【功效】主治鸡眼。

【来源】《湖南中医杂志》，1989（3）。

6 种偏方治疗 鸡眼

　　鸡眼就是局部皮肤角质层增生，常常发生在脚心前 5 趾下方或脚趾间，初生时往往会误认为是鞋底摩擦所长的老皮，稍久会有不平的感觉，且渐粗硬，行走时如垫脚般很不方便，甚而疼痛不已。其形状透明浑圆，中有绿豆般大小的颗粒，左右脚常对称发生。

偏方 ❺ 韭菜汁涂擦方

【配方】韭菜（连茎带根者）适量。

【用法】韭菜切碎，用研钵磨过，再以纱布过滤，绞出黏液，涂擦患部，每日 1 次。

【功效】主治鸡眼，10 日左右即可见效。

【来源】民间验方。

偏方 ❻ 乌梅方

【配方】乌梅 4 ～ 6 克，食醋 20 ～ 30 毫升。

【用法】将乌梅放在小玻璃瓶内，加醋浸泡 7 日。用时取乌梅外层皮肉，研碎成糊状。用热水浸洗患处后，用刀削平表层角化组织，以有血丝渗血为度。视病灶大小，取胶布 1 块，中间剪 1 小孔，贴在皮肤上，暴露病变部位；取乌梅肉糊敷在患处，外盖一层胶布封闭。3 日换 1 次。

【功效】主治鸡眼。

【来源】《陕西中医》，1984（1）。

4 种偏方治疗 牛皮癣

牛皮癣是一种常见的慢性皮肤病。通常表现为红色或棕红色斑丘疹或斑块，表面覆盖着银白色鳞屑，边界清楚，故又称"银屑病"。牛皮癣多发生于头皮、四肢。鳞屑刮去后可见透明薄膜，除掉此膜，有点状出血现象，并有不同程度的瘙痒。皮疹数目、大小不定。患者指（趾）甲可以变厚，失去光泽，表面有点状小凹陷。发于头部者，毛发可呈束状，且不断脱落。

牛皮癣病程较长，反复发作，而且冬季重于夏季。但是，久病之后则无明显季节性。其病因与病毒或链球菌感染、创伤、遗传、代谢或免疫功能障碍、内分泌失调等因素有关，环境寒冷潮湿、季节变换、情绪变化亦可诱发本病。

中草药方

偏方 ❶ 土茯苓煎

【配方】土茯苓 60 克。

【用法】土茯苓研粗末，包煎，每日 1 剂，分早、晚 2 次服，15 日为 1 疗程。

【功效】清热利湿，主治牛皮癣。

【来源】民间验方。

偏方 ❷ 蝮蛇酒

【配方】蝮蛇 1 条，人参 15 克，白酒 1000 毫升。

【用法】将蛇置于净器中，用酒醉死，加入人参，经 7 日后取饮。不拘时频饮，随量。

【功效】本方活血通络，主治血燥型牛皮癣。

【来源】《中医临证备要》。

偏方 ❸ 老茶树根方

【配方】老茶树根 30 ~ 60 克。

【用法】茶树根切片，加水浓煎。每日 2 ~ 3 次，空腹服。

【功效】本方清热凉血，适用于牛皮癣进行期。

【来源】民间验方。

外敷外用方

偏方 ❹ 鸡蛋黄去癣方

【配方】鸡蛋 5 个，硫黄、花椒各 50 克，香油适量。

【用法】将鸡蛋去清留黄，硫黄、花椒混放鸡蛋内，焙干后同蛋一同研末，加香油调成糊状，外贴患处。

【功效】主治牛皮癣。

【来源】民间验方。

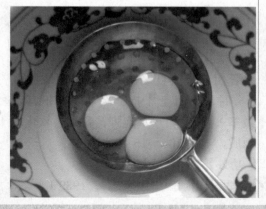

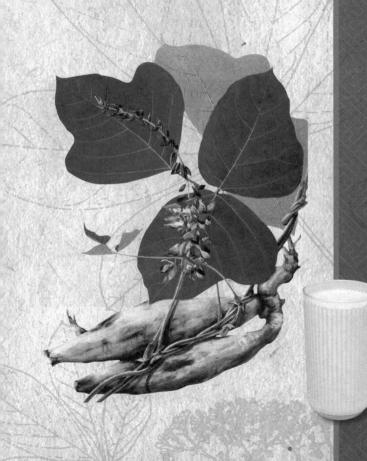

五官科病偏方

大全

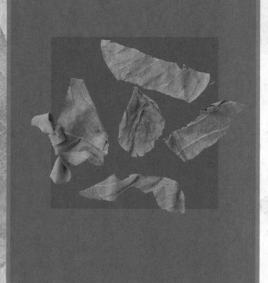

3 种偏方治疗

结膜炎

结膜炎，是结膜组织在外界和机体自身因素的作用而发生的炎性反应的统称，是一种眼科常见病。由于结膜大部分与外界直接接触，因此容易受到周围环境中感染性（如细菌、病毒及衣原体等）和非感染性因素（外伤、化学物质及物理因素等）的刺激，而且结膜的血管和淋巴丰富，容易发炎、过敏。虽然结膜炎本身对视力影响并不大，但是当炎症波及角膜或引起其他并发症时，可导致视力的损害。

急性结膜炎发病急，易互相传染，甚至引起广泛流行。本病类似于中医的"天行赤眼"和"暴风客热"等。

中草药方

偏方 ❶ 两根汤

【配方】板蓝根、白茅根各 60 克（小儿药量减半）。

【用法】每日 1 剂，水煎，早、晚饭后服。小儿则少量频服。禁忌辛辣。

【功效】主治结膜炎。

【来源】《黑龙江中医药》，1989（2）。

偏方 ❷ 槐菊洗剂

【配方】槐花 10 克，菊花 6 克。

【用法】上药煎汤，熏洗双眼。

【功效】主治流行性结膜炎。

【来源】《辽宁中医杂志》，1992（11）。

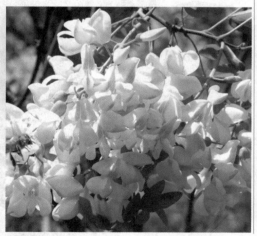

偏方 ❸ 谷精草蜜茶

【配方】蜂蜜 25 克，谷精草 12 克，绿茶 12 克。

【用法】将后 2 味加水 250 毫升煮沸 5 分钟，去渣，加蜂蜜，分 3 次饭后服，每日 1 ~ 2 剂。

【功效】本方适用于急性结膜炎。

【来源】《蜂产品治百病》。

中草药方

偏方 ① 姜枣红糖茶

【配方】生姜、红枣各 10 克,红糖 60 克。

【用法】前 2 味煮沸加红糖,当茶饮。

【功效】主治急性鼻炎,流清涕。

【来源】民间验方。

偏方 ② 苍耳子茶

【配方】苍耳子 12 克,辛荑、白芷各 9 克,薄荷 4.5 克,葱白 2 根,茶叶 2 克。

【用法】上药共为粗末。每日 1 剂,当茶频饮。

【功效】宣肺通窍,主治慢性鼻炎。

【来源】民间验方。

偏方 ③ 刀豆酒

【配方】老刀豆(带壳)约 30 克,黄酒 1 盅。

【用法】老刀豆焙焦,研细末,用黄酒调服。每日 1 ~ 2 次。

【功效】活血通窍,主治慢性鼻炎。

【来源】民间验方。

食疗药方

偏方 ④ 丝瓜藤猪肉汤

【配方】丝瓜藤(取近根部者)2 ~ 3 节,瘦猪肉 60 克,盐少许。

【用法】将丝瓜藤洗净,切成数段,猪肉切块,同放锅内加水煮汤,临吃时加盐调味。饮汤吃肉,5 次为 1 疗程,连用 1 ~ 3 疗程。

【功效】主治萎缩性鼻炎。

【来源】民间验方。

12 种偏方治疗鼻炎

鼻炎是鼻腔黏膜和黏膜下层的急慢性炎症。主要表现为鼻塞,鼻流浊涕,嗅觉减退,并伴有发热、喷嚏、头痛、头胀、咽部不适等症。

鼻炎有急性鼻炎、慢性鼻炎、萎缩性鼻炎、过敏性鼻炎之分。急性鼻炎即通常讲的"伤风"。慢性鼻炎大多由急性鼻炎反复发作、迁延不愈引起。萎缩性鼻炎是鼻腔黏膜、鼻甲萎缩的疾病。过敏性鼻炎是身体对花粉、药物等过敏而引起的鼻部异常反应。

鼻炎患者平素应加强身体锻炼,以提高机体抵抗力,改善心、肺功能,促进鼻黏膜的血液循环,对预防和治疗鼻炎都有帮助。

偏方 ⑤ 芥菜粥

【配方】芥菜头适量,大米 50 克。

【用法】将芥菜头洗净,切成小片,同大米煮粥。作早餐食。

【功效】本方健脾开胃、通鼻利窍,主治急、慢性鼻炎。

【来源】民间验方。

偏方 ⑥ 辛夷花乌鱼汤

【配方】辛荑花 3 朵,鲜乌鱼 1 尾(约 500 克),豌豆苗 50 克,鸡汤适量,盐、味精、葱、姜、酒等调味品各适量。

【用法】将辛荑花切成丝。洗净的乌鱼

两侧各剁直刀，放入沸水中煮沸，去皮，再入油锅略煸，加入鸡汤，入调味品煮熟，再撒上辛荑花，淋上鸡油即可。吃鱼喝汤。

【功效】健脾补虚，通鼻窍，主治慢性鼻炎。

【来源】民间验方。

外敷外用方

偏方 ❼ 玉米须烟

【配方】玉米须(干品)6克，当归尾3克。

【用法】2物共焙干切碎，混合装入烟斗，点燃吸烟，让烟从鼻腔出。每日5～7次，每次1～2烟斗。

【功效】本方活血通窍，主治慢性鼻炎，鼻塞流涕，语言带鼻音，咳嗽多痰。

【来源】民间验方。

偏方 ❽ 辛夷花吹鼻法

【配方】辛夷花30克。

【用法】将辛夷花研末，瓶贮备用。用时取药适量吹鼻，每日3～5次，3日为1疗程。

【功效】主治急性鼻炎。

【来源】民间验方。

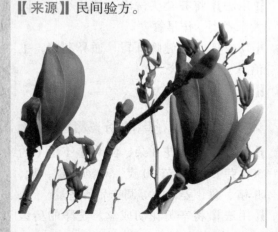

偏方 ❾ 葱白汁

【配方】葱白10根。

【用法】葱白捣烂绞汁，涂鼻唇间；或用开水冲后，乘温熏口鼻。

【功效】本方通鼻利窍，主治气滞血瘀型慢性鼻炎，症见鼻塞、涕黄稠或黏白、嗅觉迟钝、咳嗽多痰等。

【来源】民间验方。

偏方 ❿ 蜂蜜涂鼻腔

【配方】蜂蜜适量。

【用法】先用温水洗去鼻腔内的结痂和分泌物，充分暴露鼻黏膜后，再用棉签蘸蜂蜜涂患处，每日早晚各涂1次。至鼻腔无痛痒、无分泌物、无结痂、嗅觉恢复为止。

【功效】本方养血润燥消炎，主治萎缩性鼻炎。

【来源】民间验方。

偏方 ⓫ 香油滴鼻腔

【配方】香油适量。

【用法】将油置锅内以文火煮沸15分钟，待冷后迅速装入消毒瓶中。初次每侧鼻内滴2～3滴，习惯后渐增至5～6滴，每日3次。滴药后宜稍等几分钟让药液流遍鼻腔。一般治疗2周后显效。

【功效】本方清热、润燥、消肿，主治鼻炎。

【来源】民间验方。

偏方 ⓬ 桃树叶塞鼻法

【配方】嫩桃树叶1～2片。

【用法】将桃叶片揉成棉球状，塞入患鼻10～20分钟，待鼻内分泌大量清涕不能忍受时取出，每日4次，连用1周。

【功效】主治萎缩性鼻炎。

【来源】民间验方。

中草药方

偏方 ❶ 生地茅根煎

【配方】鲜生地黄 30 克（干品 15 克），白茅根 30 克。

【用法】上药水煎服。每日分 2 次服，服 1 ~ 2 剂即可。

【功效】滋阴凉血，清热利湿。主治鼻出血。

【来源】民间验方。

偏方 ❷ 葫芦子酒

【配方】苦葫芦子（捣碎）30 克，白酒 150 毫升。

【用法】将葫芦子置于净瓶中，用白酒浸之，经 7 日后开口，去渣备用。用时，取少量纳鼻中，每日 3 ~ 4 次。

【功效】清胃泻热，凉血止血。主治血热引起的鼻出血。

【来源】《药酒验方选》。

偏方 ❸ 青蒿茶

【配方】青蒿 30 克。

【用法】捣汁，以温开水冲之，代茶饮。

【功效】清肝泻火，宁络止血。主治鼻出血。

【来源】民间验方。

偏方 ❹ 荷叶冰糖煎

【配方】鲜荷叶 1 张，冰糖 30 ~ 50 克。

【用法】荷叶加冰糖以水 3 碗煎至 2 碗。每次服 1 碗，早、晚各服 1 次，连服 3 日为 1 疗程。以后每年夏秋季节各服 1 个疗程，以巩固疗效。

【功效】本方凉血止血，主治血热引起

27 种偏方治疗 鼻出血

鼻出血又称鼻衄，是一种常见的症状。轻者鼻涕中带血，严重者可出血不止，甚至引起失血性休克，反复出血者还会造成贫血。

引起鼻出血的原因很多，有鼻腔本身的原因，也可以是全身性疾病。鼻中隔前下部血管丰富且表浅，黏膜又比较薄，与下面的骨和软骨紧密贴着，外伤时没有缓冲的余地，很容易出血。鼻腔内的某些病变，比如炎症、肿瘤等也会引起鼻出血。这些都是鼻腔局部的原因。容易引起鼻出血的全身性疾病有血小板减少等凝血功能障碍性疾病。这些病人的血管稍有破损，就会出血不止。中老年人的动脉趋于硬化，血管脆性增加，比年轻人更容易出血，特别是血压较高的人，一旦出血更不容易止住。

鼻出血的时候，应先用外治法止血，再依据不同情况辨证施治。

的鼻出血。

【来源】民间验方。

偏方 ❺ 茅根车前茶

【配方】绿茶 1 克，鲜白茅根 50 ~ 100 克（干品减半），鲜车前草 150 克。

【用法】后 2 味药加水 300 毫升，煮沸 10 分钟，加入绿茶，分 2 次服，每日 1 剂。

【功效】主治鼻出血。

【来源】民间验方。

偏方 ❻ 白茅花茶

【配方】白茅花 15 克。

【用法】将上药用水煎代茶饮。

【功效】主治鼻出血。

【来源】民间验方。

偏方 ❼ 丝瓜茶

【配方】鲜丝瓜 200 克，绿茶 1 克。

【用法】丝瓜去皮切片，加水 450 毫升，煮沸 3 分钟，加入绿茶，分 3 次服，每日 1 剂。

【功效】主治鼻出血、咯血、尿血。

【来源】民间验方。

偏方 ❽ 萱草姜茶

【配方】生姜汁 1 份，萱草根汁 2 份。

【用法】上药混合，每次 15 毫升，每日 2 次，温开水送服。

【功效】主治阴虚火旺型鼻衄，症见鼻中出血、咽干口渴等。

【来源】民间验方。

偏方 ❾ 墨茶饮

【配方】陈墨 1 块，茶叶 1 撮。

【用法】用沸水将茶叶冲泡后，以茶水研墨，再用茶水送服。

【功效】主治鼻出血，兼见发热、微寒恶风、咳嗽咽干等症。

【来源】民间验方。

偏方 ❿ 白萝卜酒

【配方】白萝卜 30 克，酒 100 毫升。

【用法】将白萝卜切细，酒煮沸后下白萝卜，再煎一二沸，稍温去渣顿服。

【功效】主治肺热引起的鼻出血。

【来源】《普济方》。

偏方 ⓫ 桑叶菊花方

【配方】桑叶 9 克，菊花 6 克，白茅根 15 克，白糖适量。

【用法】水煎服，每日 1 剂，连服数剂。

【功效】本方清泻肺热、宁络止血，主治鼻出血。

【来源】民间验方。

食疗药方

偏方 ⓬ 蕹菜饮

【配方】蕹菜 250 克，白糖适量。

【用法】将蕹菜洗净，和糖捣烂，冲入沸水饮用。

【功效】本方清肝泻火、宁络止血，适用于鼻出血属肝火上扰者。

【来源】民间验方。

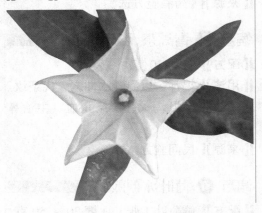

偏方 ⓭ 荸荠莲藕饮

【配方】白萝卜、荸荠、莲藕各 500 克。

【用法】上 3 味分别洗净切片，水煎服，每日 1 剂，连服 3 ~ 4 剂。

【功效】本方清泻肺热、宁络止血，主

治肺热引起的鼻出血。

【来源】民间验方。

偏方 ⑭ 旱莲草猪肝汤

【配方】旱莲草 60 克，猪肝 250 克。

【用法】水煎服。每日 1 剂，连服数剂。

【功效】本方滋补肾阴、清热止血，主治鼻出血，兼见头晕耳鸣、鼻中干燥灼热、腰膝酸软等症。

【来源】民间验方。

偏方 ⑮ 猪蹄黑枣汤

【配方】猪蹄 1 只，黑枣 500 克，白糖 250 克。

【用法】猪蹄洗净，入黑枣同煮，加糖。分数天食完，连服 2 ~ 3 剂。

【功效】健脾益气，养胃止血。

【来源】民间验方。

偏方 ⑯ 市槿花豆腐方

【配方】豆腐 250 克，白木槿花 10 克，生石膏 30 克，白糖 30 克。

【用法】先煎生石膏，再入木槿花、豆腐，文火煎至豆腐有小孔状即入白糖。每日服 1 剂，喝汤吃豆腐，宜冷服。

【功效】清热滋阴，凉血止血。主治鼻出血。

【来源】民间验方。

偏方 ⑰ 白萝卜饮

【配方】白萝卜数个，白糖少许。

【用法】将萝卜洗净、切碎、绞汁，白糖调服。每次 50 毫升，每日 3 次，连服数剂。

【功效】本方清胃泻热、凉血止血，主治胃热上蒸引起的鼻出血、鼻燥、口臭、

口渴等。

【来源】《常见病饮食疗法》。

偏方 ⑱ 荠菜蜜枣饮

【配方】鲜荠菜 90 克，蜜枣 5 ~ 6 枚。

【用法】鲜荠菜洗净，加入蜜枣，加水 1500 毫升，文火煎至 500 毫升。去渣饮汤。

【功效】本方清热凉血，主治鼻出血，兼见鼻干口燥、面红目赤等症。

【来源】民间验方。

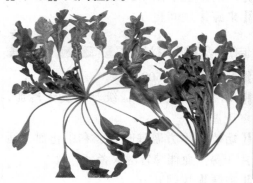

偏方 ⑲ 荠菜鲜藕汤

【配方】荠菜（带花）60 克，藕 100 克。

【用法】荠菜、藕洗净同煮。喝汤吃藕，每日 2 次。

【功效】主治血热引起的鼻腔出血。

【来源】民间验方。

偏方 ⑳ 鸡冠花煮鸡蛋

【配方】白鸡冠花 15 ~ 30 克，鸡蛋 1 个。

【用法】将鸡蛋、白鸡冠花加水 2 碗煎至 1 碗，鸡蛋去壳放入再煮，去渣吃蛋。每日 1 剂，连服 3 日。

【功效】主治肝火上扰引起的鼻出血。

【来源】民间验方。

偏方 ㉑ 黄花菜饮

【配方】黄花菜 60 克。

【用法】黄花菜洗净，加水煎服。每日 2 次。

【功效】本方凉血止血，主治鼻出血属血热证者。

【来源】民间验方。

偏方 ㉒ 鲜藕汁

【配方】鲜藕 500 克。

【用法】鲜藕洗净，绞汁 200 毫升，顿服。

【功效】主治血热引起的鼻腔出血。

【来源】民间验方。

偏方 ㉓ 韭菜汁

【配方】韭菜 500 克。

【用法】韭菜洗净，绞汁。夏天冷服，冬天温服。

【功效】本方温脾暖胃、和中止血，适用于鼻出血伴脾胃虚寒者。

【来源】民间验方。

外敷外用方

偏方 ㉔ 姜塞鼻孔方

【配方】干姜 1 块。

【用法】将干姜削尖，用湿纸包裹后放火边煨，然后塞入鼻孔。

【功效】主治鼻孔出血不止。

【来源】民间验方。

偏方 ㉕ 葱墨方

【配方】葱白、京墨各适量。

【用法】葱白捣烂取汁，京墨磨之，混匀点鼻中。

【功效】主治鼻出血。

【来源】民间验方。

偏方 ㉖ 蒜韭生地方

【配方】大蒜 5 个，生地黄 15 克，韭菜根适量。

【用法】前 2 味捣如泥。韭菜根捣取汁半小杯，加开水适量。将药泥摊在青布上，做 1 个约铜钱大、厚 1 分许的蒜泥饼，左鼻孔出血贴右足心，右鼻孔出血贴左足心，两鼻孔都出血，两足心均贴之，同时服用已稀释好之韭菜根汁。

【功效】主治鼻出血。

【来源】民间验方。

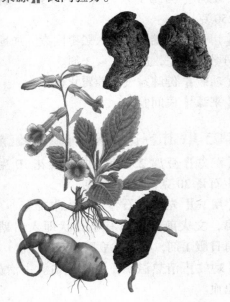

偏方 ㉗ 葱泥敷剂

【配方】带须大葱 4 根。

【用法】大葱捣如泥，敷于出血鼻孔之对侧足心，如双侧鼻出血则敷双侧足心，一般 10 分钟即可止血。

【功效】主治鼻出血。

【来源】民间验方。

中草药方

偏方 ❶ 升麻饮

【配方】升麻 10 克，薄荷 6 克。

【用法】将升麻、薄荷洗净切碎，加水煎煮。滤去渣后，代茶频频饮服。

【功效】疏风清热，消肿止痛。用于风热上攻之牙痛。

【来源】民间验方。

偏方 ❷ 漱口茶

【配方】生姜、连须葱白、艾叶、盐各 18 克，花椒 15 克，黑豆 30 克。

【用法】上药水煎去渣，漱口。

【功效】主治虚火牙痛，牙龈红肿。

【来源】民间验方。

偏方 ❸ 西瓜嫩皮饮

【配方】西瓜嫩皮适量。

【用法】水煎服，每日 1 ~ 3 次。

【功效】清热生津。适用于胃火内炽引起的牙痛。

【来源】民间验方。

偏方 ❹ 枸杞麦冬饮

【配方】枸杞子 15 克，麦冬 10 克。

【用法】将枸杞子和麦冬用水煮沸 15 分钟，取汁频频饮用。

【功效】滋补肾阴，清热生津。适用于肾阴虚损之牙根宣露、咀嚼无力、牙齿疼痛等症。

【来源】民间验方。

偏方 ❺ 醋茶方

【配方】陈醋 1 杯，茶叶 3 克。

【用法】茶叶开水冲泡 5 分钟后滤出，

21 种偏方治疗 牙痛

牙痛是多种口腔疾病常见的症状之一，轻者不影响正常生活，严重者可导致不能咀嚼，更有甚者可见局部面颊肿胀，影响说话，其疼痛连及目、耳及脑，使人感到痛苦万状，故在民间中有"牙痛小毛病，痛起来要人命"之说。

牙痛可由多种原因引起，其中龋齿是牙痛的主要病因，其他如牙龈炎、牙龈脓肿、牙外伤等牙周病变也可引起牙痛；部分脏腑病变，亦可通过经络的络属关系而导致牙痛。临床上治疗牙痛的方法很多，食疗是其中不可忽视的一个重要方面。饮食疗法应遵循"热者寒之，寒者热之"的原则，首先应控制饮食的温度，不宜太烫或过冷，以免诱发或加重疼痛；其次饮食宜松软而易消化，必要时可服流质饮食，伴有牙龈红肿及颜面肿胀者，不宜食用鱼、虾等发散动风的食品，以免加重病情。每次吃饭后均应立即漱口、刷牙，以保持口腔清洁卫生，这样有助于控制病情。

以茶汁加醋服，每日饮 3 次。

【功效】主治牙痛。

【来源】民间验方。

偏方 ❻ 双花茶

【配方】金银花、野菊花各 30 克。

【用法】将金银花、野菊花混合，加水煮

沸 5 分钟后饮用，或用沸水冲泡，代茶饮。

【功效】清热解毒。适用于热毒炽盛之牙龈红肿疼痛、溢脓。

【来源】民间验方。

偏方 ❼ 蚌粥

【配方】蚌 120 克，大米 50 克。

【用法】先用水 2000 毫升煮蚌或珍珠母取汁，再用汁煮米做粥。可作早餐食之。食时亦可加少许盐。

【功效】本方清热解毒、止渴除烦，主治牙疼剧烈，牙龈红肿，伴头痛、口臭、胃痛等症。

【来源】民间验方。

偏方 ❽ 皮蛋叉烧粥

【配方】皮蛋 2 个，叉烧 100 克，大米 100 克。

【用法】将上述 3 物共同放在锅内，加水煮粥吃。

【功效】本方有滋阴补虚之功效，用于睡眠不足、过于劳累等引起的虚火牙痛。

【来源】民间验方。

偏方 ❾ 无患子根猪骨汤

【配方】无患子根 30 克，猪骨（以猪脊骨为佳）200 克，盐适量。

【用法】用无患子根、猪骨加水 3 碗煎至 1 碗，加盐少许调味饮用。

【功效】本方清热泻火解毒，用于风火牙痛、牙龈肿痛等症。

【来源】民间验方。

偏方 ❿ 天香炉煲猪肉

【配方】天香炉 30 克，猪瘦肉 100 克，盐适量。

【用法】用天香炉、猪瘦肉加清水适量煲汤，用盐少许调味。饮汤食肉。

【功效】本方祛风除湿、活血止痛。适用于风火牙痛等症。

【来源】民间验方。

偏方 ⓫ 山栀根煲猪肉

【配方】山栀根 15 ~ 20 克，猪瘦肉 60 克。

【用法】用山栀根、猪瘦肉加清水适量煲汤，调味后饮汤吃肉。每日 1 次，连服 3 ~ 4 次。

【功效】清热泻火，活血止痛。适用于牙痛、牙痛。

【来源】民间验方。

偏方 ⓬ 白芷粥

【配方】白芷 10 克，大米 50 克。

【用法】将白芷研成极细末。大米煮熟后调入白芷末，再煮至粥稠。趁热服用。

【功效】本方散风、解表、止痛，适用于寒凝牙痛、恶风怕冷、牙痛牵连半侧头痛等症。

【来源】民间验方。

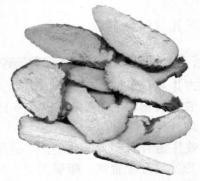

偏方 ⓭ 柳根煲猪肉

【配方】柳根 30 克，猪瘦肉 100 克。

【用法】用柳根、猪瘦肉加清水适量煲汤，以盐少许调味。饮汤食肉。

【功效】祛风清热，消肿止痛。适用于

胃热风火牙痛、虚火牙痛等疾患。

【来源】民间验方。

偏方 ⑭ 沙参煲鸡蛋

【配方】沙参 30 克,鸡蛋 2 个。

【用法】沙参、鸡蛋加清水 2 碗同煮,蛋熟后去壳再煮半小时,加冰糖或白糖调味。饮汤食鸡蛋。

【功效】养阴清肺,降火清热。适用于虚火牙痛、咽痛等症。

【来源】民间验方。

偏方 ⑮ 生地煲鸭蛋

【配方】生地黄 30 ~ 50 克,鸭蛋 2 个。

【用法】生地黄、鸭蛋加清水 1 碗半同煲,蛋熟后去壳再煎片刻。饮汤食蛋(也可加少许冰糖调味)。

【功效】本方清热生津,滋阴养血。适用于虚火牙痛等。

【来源】民间验方。

偏方 ⑯ 炒马齿苋

【配方】马齿苋(鲜品)250 克。

【用法】马齿苋切段,武火炒,加入调料后作为佐餐菜肴。

【功效】本方清热解毒消痛,主治胃火上炎之牙龈宣肿、牙痛、牙痛等症。

【来源】民间验方。

外敷外用方

偏方 ⑰ 黑豆酒漱口方

【配方】黑豆、黄酒各适量。

【用法】黄酒煮黑豆至稍烂,取汁漱口。

【功效】主治牙痛。

【来源】民间验方。

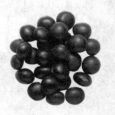

偏方 ⑱ 大蒜地黄方

【配方】大蒜 1 头,生地黄 6 克。

【用法】大蒜煨熟与生地黄共捣烂,布裹置于痛处,咬之,勿咽汁,汁出吐之。

【功效】主治虚火牙痛,症见牙龈红肿、牙齿浮动,伴头晕眼花、腰酸腿痛等。

【来源】民间验方。

偏方 ⑲ 芦根滴耳液

【配方】鲜芦根 40 克。

【用法】将鲜芦根洗净,捣如泥,取汁滴患侧耳中。

【功效】主治风火牙痛。

【来源】《当代中药外治临床大全》。

偏方 ⑳ 大蒜揩牙方

【配方】大蒜适量。

【用法】大蒜烧热揩牙,每日 2 次。

【功效】主治胃火及虫牙肿痛。

【来源】民间验方。

偏方 ㉑ 竹叶生姜涂搽方

【配方】竹叶 300 克,生姜 120 克,盐 180 克。

【用法】先将竹叶煎出浓汁,再将生姜捣烂取汁同熬滤渣,入盐再熬干,贮瓶备用,同时取药末搽于痛处。

【功效】主治胃火牙痛、牙龈红肿。

【来源】民间验方。

22 种偏方治疗
失音、声音嘶哑

喉是人发出声音的主要器官，声音嘶哑是喉部病变的特有症状。病变轻时，声音失去清亮、圆润的音质，变低、变粗。严重时声音嘶哑，甚至只能像耳语一样，或者完全失音。引起声音嘶哑的主要疾病有急性或慢性喉炎、声带结节、声带或喉息肉、喉良性肿瘤、喉神经麻痹等。

声音嘶哑患者注意事项：

（1）睡觉时，侧卧为宜，勿张口。

（2）治疗期间，禁绝烟、酒。

（3）忌食辛辣、油腻的食物。

中草药方

偏方 ❶ 罗汉果汤

【配方】罗汉果1个。

【用法】罗汉果切片，加水煎约20分钟，待凉频服。

【功效】宣肺化痰，利咽喉。主治声音嘶哑。

【来源】民间验方。

偏方 ❷ 青蒿煎剂

【配方】青蒿干品60克（鲜者120克）。

【用法】上药加清水1000毫升，武火急煎，或用开水冲泡代茶饮，每日1剂，分2~3次服。

【功效】主治失音（音哑）。

【来源】《山东中医杂志》，1986（1）。

偏方 ❸ 咸橄榄芦根茶

【配方】咸橄榄4枚，干芦根30克（鲜品60克）。

【用法】芦根切碎，咸橄榄去核，加清水2碗半，煎至1碗。每日1次，代茶饮。

【功效】清热生津，利咽喉。主治声音嘶哑、喉部有异物感，伴神疲体倦等。

【来源】民间验方。

偏方 ❹ 胖大海橄榄茶

【配方】胖大海3枚，橄榄6克，绿茶6克，蜂蜜1匙。

【用法】橄榄打碎，水煎片刻，冲泡绿茶、胖大海。焖盖片刻，调入蜂蜜，徐徐饮汁。

【功效】本方养阴生津，主治声音嘶哑、失音经久不愈。

【来源】民间验方。

偏方 ❺ 金针叶蜜汁

【配方】金针叶30克，蜂蜜15克。

【用法】金针叶加水1杯，煮好后在汁液中加蜂蜜15克服用，1日内分3~4次喝完。

【功效】解热、润喉、止咳，治疗声音沙哑。

【来源】民间验方。

偏方 ❻ 芥菜干汤

【配方】腌陈芥菜干15~30克。

【用法】将腌陈芥菜干用开水冲汤，略浸待凉后含漱或内服。每日1剂，频服。

【功效】通肺开胃，利气豁痰。主治失音，伴恶寒、发热、头痛等症。

【来源】民间验方。

偏方 ❼ 蝉蜕饮

【配方】蝉蜕18克，冰糖少许。

【用法】将蝉蜕拣净去足、土，与冰糖一起开水冲泡代茶饮，每日1剂。

【功效】治疗因外感、郁怒等所致卒然失音或声音嘶哑。

【来源】《四川中医》，1993（7）。

偏方 ⑧ 荷花汁酒

【配方】鲜荷花、黄酒各适量。

【用法】鲜荷花捣汁，和入黄酒，频频含漱，每日数次。

【功效】主治烟酒过度、咽喉炎引起的声音嘶哑。

【来源】民间验方。

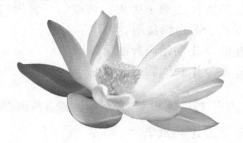

偏方 ⑨ 龙眼参蜜膏

【配方】党参250克，沙参150克，龙眼肉120克，蜂蜜适量。

【用法】前3味加水适量浸泡后，加热煎煮，每20分钟取煎汁1次，共取3次。合并煎液，以文火煎熬浓缩至黏稠如膏时，加蜂蜜1倍，熬至沸，待冷装瓶备用。开水调服2匙，每日2~3次。

【功效】本方清肺补气，主治咽喉干痛、声音嘶哑。

【来源】民间验方。

偏方 ⑩ 胖大海饮

【配方】胖大海3枚，白糖适量。

【用法】开水冲泡胖大海，饮时加入白糖少许。频饮。

【功效】开肺清气利喉，治声音嘶哑、头痛等症。

【来源】民间验方。

偏方 ⑪ 芫荽冰糖茶

【配方】芫荽、茶叶、冰糖、盐各适量。

【用法】上物一起放进大茶碗中，用滚开水冲入，随即从火炉中挟起一块烧红的木炭，投入大碗内，用盖子将碗盖好，待5分钟后，即可倒出饮用。

【功效】适用于用嗓过度引起的喉咙嘶哑、失音者。

【来源】民间验方。

偏方 ⑫ 止咳清音合剂

【配方】鲜苍耳根茎250克，盐适量。

【用法】将鲜苍耳根茎洗净，加水1000毫升，煎煮20分钟即可，加盐调味，每日1剂，代茶频饮。

【功效】主治咳嗽失音。

【来源】《广西中医药》，1988（3）。

偏方 ⑬ 牛蒡子茶

【配方】牛蒡子200克。

【用法】牛蒡子拣去杂质，置炒锅内，文火炒至微鼓起，外呈黄，略带香。取出，放凉，研成细末，开水冲泡，当茶频饮。

【功效】本方散风消肿，主治咽喉疼痛、声音嘶哑等症。

【来源】民间验方。

偏方 ⑭ 柿霜茶

【配方】柿霜3克。

【用法】放入温开水中化服，每日3次。

【功效】清肺热，利咽喉。主治咽喉疼

痛、失音等症。

【来源】民间验方。

偏方 ⑮ 枇杷果酱

【配方】枇杷果肉 1000 克，冰糖 1200 克。

【用法】冰糖捶碎，加清水适量熬，加入枇杷果肉熬稠，冷却装瓶。每日食 2 汤匙。

【功效】润肺、止咳、护嗓，主治声音嘶哑，失音。

【来源】民间验方。

偏方 ⑯ 鸡心末方

【配方】公鸡心 7 个，黄酒适量。

【用法】公鸡心焙黄研细末，分作 7 包，第 1 次服 1 包，第 2 次和第 3 次各服 3 包，以热黄酒冲服，服后发汗，未愈再服。

【功效】适用于声带损伤的失音患者。

【来源】民间验方。

偏方 ⑰ 吮鲜鸡蛋

【配方】鲜鸡蛋 1 个。

【用法】每日早晨将鲜鸡蛋微热，挖 2 个小孔，放在唇边吮吸净尽，连吃 10 余日。

【功效】防治声音沙哑，使喉部润泽，发音清亮。

【来源】民间验方。

食疗药方

偏方 ⑱ 金嗓子方

【配方】皮蛋 2 个，冰糖 30 克。

【用法】2 物同煎 1 大碗汤，早、晚各服 1 次。

【功效】防治声音沙哑。

【来源】民间验方。

偏方 ⑲ 萝卜生姜饮

【配方】白萝卜 500 克，生姜 80 克，白糖 50 克。

【用法】上 2 物分别捣烂取汁，两汁混合，加白糖和适量水，煮沸后频服。每日 1 剂。

【功效】本方祛风散瘀，主治咽喉疼痛、声音嘶哑等症。

【来源】民间验方。

偏方 ⑳ 白萝卜蘸糖方

【配方】白萝卜 1 个，白糖适量。

【用法】白萝卜去皮，切成约一食指的长度，蘸白糖食用。

【功效】防治声音沙哑。

【来源】民间验方。

偏方 ㉑ 冰糖鸡蛋

【配方】鸡蛋 2 个，冰糖适量。

【用法】冰糖做成糖汁，煮沸后，冲泡鸡蛋，每日傍晚服用 1 次。

【功效】防治声音沙哑。

【来源】民间验方。

偏方 ㉒ 葡萄甘蔗汁

【配方】葡萄 350 克，甘蔗 500 克。

【用法】2 物绞汁，混匀，用温开水送服。1 日量，分 3 次服。

【功效】本方生津润肺，主治咽喉干痛、声音嘶哑等。

【来源】民间验方。

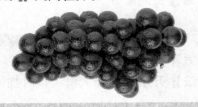

中草药方

偏方 ❶ 辛甘绿茶方

【配方】绿茶1克，细辛4克，炙甘草10克。

【用法】后2味加水400毫升，煮沸5分钟，加入茶叶即可，分3次饭后服，每日1剂。

【功效】主治牙周炎、龋齿。

【来源】民间验方。

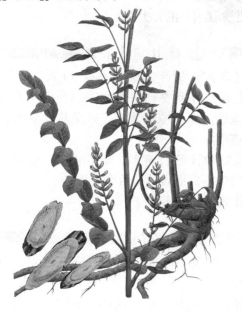

食疗药方

偏方 ❷ 酒煮鸡蛋

【配方】白酒100毫升，鸡蛋1个。

【用法】白酒倒入瓷碗中，用火点燃，将鸡蛋打入，不搅动，不加调料，待火熄蛋熟，冷后顿服，每日2次。

【功效】主治牙周炎。

【来源】民间验方。

4 种偏方治疗 牙周炎

牙周炎是指发生在牙龈、牙周韧带、牙骨质和牙槽骨部位的慢性炎症，多数病例由长期存在的牙龈炎发展而来。由于病程缓慢，早期症状不造成明显痛苦，患者常不及时就医，使支持组织的破坏逐渐加重，最终导致牙齿的丧失。

牙周炎常表现为牙龈出血、口臭、溢脓、咬合无力和持续性钝痛。

外敷外用方

偏方 ❸ 牙疳散

【配方】五谷虫20个，冰片0.3克。

【用法】将五谷虫以油炙脆，与冰片共研细末，装瓶备用。温水漱口，药棉拭干，将药末撒于齿龈腐烂处，每日5～6次。

【功效】主治牙周炎。

【来源】《四川中医》，1983（4）。

偏方 ❹ 月黄散

【配方】老月黄10克，雄黄5克。

【用法】上药共研细末，装瓶备用。在患处搽少许即可，勿口服。

【功效】主治牙周炎。

【来源】《浙江中医杂志》，1991（1）。

【说明】月黄即藤黄，据《中国医学大辞典》记载，月黄"味酸、涩、寒，有毒，功用止血化毒、杀虫，治虫牙齿黄"。

19 种偏方治疗 口疮

口疮又称口疡，其特点是口舌浅表溃烂，形如黄豆，多见于唇、舌、颊黏膜、齿龈、硬腭等部位，有明显的痛感。相当于现代医学的复发性口腔溃疡。

本病以冬春季为好发季节，其发病不受年龄限制，但以青壮年为多，女性略多于男性。本病有随着病史的延长，复发周期逐渐缩短，症状逐渐加重的趋势。

中草药方

偏方 ❶ 金橘饼

【配方】金橘若干，糖适量。

【用法】金橘用糖腌制后，口含咽津，每日数次。

【功效】舒肝解郁生津。用于肝郁气滞之口疮，久用有效。

【来源】民间验方。

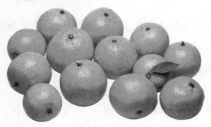

偏方 ❷ 佛手茶

【配方】佛手柑200克。

【用法】佛手柑轧碎成粗末，每次10克，泡水代茶饮。

【功效】疏肝理气解郁。适用于肝郁气滞之口疮。

【来源】民间验方。

偏方 ❸ 西瓜翠衣汤

【配方】西瓜1个，赤芍10克，炒栀子6克，黄连、甘草各1.5克。

【用法】将西瓜切开去瓤，取其皮切碎与上药共煎，分2次服完，每日1剂。

【功效】主治口疮。

【来源】《偏方大全》。

偏方 ❹ 橘叶薄荷茶

【配方】橘叶30克，薄荷30克。

【用法】将2药洗净切碎，开水冲泡代茶饮。宜晾凉后饮用，避免热饮刺激口疮疼痛。

【功效】舒肝解郁，辛散止痛。适用于肝气不舒而致的口舌糜烂生疮。

【来源】民间验方。

偏方 ❺ 牛膝石斛饮

【配方】怀牛膝15克，石斛15克，白糖适量。

【用法】怀牛膝、石斛加水同煮10分钟，去渣取汁，加糖频频饮用。

【功效】养阴清热，滋补肝肾。主治肝肾阴虚引起的口疮。

【来源】民间验方。

偏方 ❻ 五倍子茶饮

【配方】绿茶1克，五倍子10克，蜂蜜25克。

【用法】五倍子加水400毫升，煮沸10分钟，加入绿茶、蜂蜜，再煮5分钟，分 2 次徐徐饮之。

【功效】主治口疮。

【来源】民间验方。

食疗药方

偏方 7 竹叶粥

【配方】鲜竹叶 30 克（干品 15 克），生石膏 45 克，大米 50 克，白糖适量。

【用法】生石膏先煎 20 分钟，再放入竹叶同煎 7 ~ 8 分钟，取汁加入大米煮成粥。加糖搅匀，放凉后食用。

【功效】本方清热泻火，主治心胃火盛型口疮。

【来源】民间验方。

偏方 8 枣泥红糖包

【配方】红枣 500 克，红糖 150 克，面粉适量。

【用法】红枣煮熟去皮、核，加入红糖调匀。用放好碱的发面包，蒸熟后食用。

【功效】温中和胃。用于脾胃虚寒型口疮。

【来源】民间验方。

偏方 9 菱粉粥

【配方】菱粉 100 克，白糖 50 克。

【用法】用少量水调匀菱粉，倒入沸水中，煮为稠粥，加入白糖即可。可作早晚餐服，每日服 1 次，常食有益。

【功效】清热解毒，健脾益胃。主治口腔溃疡。

【来源】民间验方。

偏方 10 葛根粥

【配方】葛粉 30 ~ 50 克，白糖 50 克。

【用法】用适量水调匀葛粉，煮成粥，加入白糖即成。供早晚餐服食，20 日为 1 疗程。

【功效】清热生津。用于复发性口疮、口干烦渴等症。

【来源】民间验方。

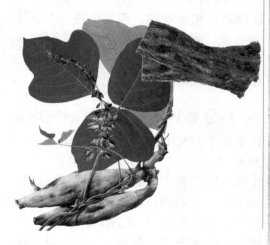

偏方 11 甘草粥

【配方】炙甘草 10 克，糯米 50 克。

【用法】将炙甘草水煎沸 10 分钟，取汁加糯米煮粥。

【功效】本方健脾和中，适合于脾胃虚寒、口疮经久不愈者。

【来源】民间验方。

偏方 12 雪梨蜂蜜羹

【配方】核桃仁 50 克，雪梨 2 只，蜂蜜 50 克。

【用法】将雪梨去皮，切片，和核桃仁共煮数沸。至梨熟，调入蜂蜜即成。趁热服，每日服 1 次，3 日为 1 疗程。

【功效】清热润肺，止咳化痰，发汗解表。用于复发性口疮、咽痛咳嗽、食欲不振等症。

【来源】民间验方。

偏方 ⑬ 绿豆橄榄粥

【配方】绿豆 100 克，橄榄 5 只，白糖 50 克。

【用法】将绿豆、橄榄同煮为粥，加入白糖拌匀即可。吃绿豆喝汤，日服 1 次，5 次为 1 疗程。

【功效】清肺利咽，消暑止渴。用于胃热口疮、咽喉肿痛、暑热烦渴、酒醉不适等症。

【来源】民间验方。

偏方 ⑭ 荸荠豆浆

【配方】豆浆 1000 克，荸荠 150 克，白糖 60 克。

【用法】先将荸荠去皮，压取汁与豆浆混合，加入白糖，煮数沸即成，趁温热服用，分 2 次服，7 日为 1 疗程。

【功效】本方清热解毒、生津润燥，用于暑热烦渴、口舌生疮、醉酒不适等症。

【来源】民间验方。

偏方 ⑮ 萝卜汁

【配方】白萝卜 1 个，白糖适量。

【用法】萝卜洗净，切碎，捣取汁，加白糖少许调味，频频含漱或饮用。

【功效】本方清热止渴、消食宽中，有促进口疮愈合的作用。

【来源】民间验方。

偏方 ⑯ 川椒拌面

【配方】川椒 5 克，挂面 100 克，植物油、酱油各适量。

【用法】将川椒用温火焙干，研成细末。将油烧热，加入川椒末和少许酱油，拌面食用。

【功效】温中健脾。适用于脾胃虚寒型口疮。

【来源】民间验方。

偏方 ⑰ 葫芦汤

【配方】葫芦 500 克，冰糖适量。

【用法】葫芦洗净，连皮切块，加水适量煲汤，用冰糖调味。饮汤，葫芦可吃可不吃。

【功效】清热利尿，除烦止渴。对口疮有良好的辅助治疗作用。

【来源】民间验方。

外敷外用方

偏方 ⑱ 生姜方

【配方】新鲜生姜若干。

【用法】生姜捣汁，频频漱口，或为末擦之。

【功效】温中散寒。适用于虚寒口疮。

【来源】民间验方。

偏方 ⑲ 乌梅桔梗汤

【配方】乌梅、桔梗各 15 克。

【用法】上药加水浓煎，用消毒棉签蘸药液轻轻擦拭患处，每日 1 ~ 2 次。

【功效】主治鹅口疮。

【来源】《湖南中医杂志》，1991（2）。

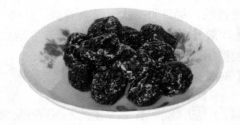

中草药方

偏方 ❶ 胖大海饮

【配方】胖大海 3 个，蜂蜜 15 克。

【用法】将胖大海洗净，放入茶杯内，加入蜂蜜，以开水冲之，加盖，3 ~ 4 分钟后，开盖，用勺拌匀即成。以之代茶饮。

【功效】主治肺热所致慢性咽炎，症见咽喉干燥、疼痛，有明显异物感，痰多且稠。

【来源】民间验方。

偏方 ❷ 罗汉果速溶饮

【配方】罗汉果 250 克，白糖 100 克。

【用法】罗汉果洗净，打碎，加水适量，煎煮。每 30 分钟取煎液 1 次，加水再煎，共煎 3 次，最后去渣，合并煎液，再继续以文火煎煮浓缩到稍稠将要干锅时，停火，待冷后，拌入白糖把药液吸净，混匀，晒干，压碎，装瓶备用。每次 10 克，以沸水冲化饮用，次数不限。

【功效】疏风清热。主治急性咽炎。

【来源】《广西中药志》。

偏方 ❸ 清咽茶

【配方】乌梅肉、生甘草、沙参、麦冬、桔梗、玄参各等份。

【用法】将上药捣碎混匀。每用 15 克，放入保温杯中，以沸水冲泡，盖严浸 1 小时。代茶频饮，每日 3 次。

【功效】主治肺热伤阴型慢性咽炎。

【来源】民间验方。

偏方 ❹ 咸橄榄芦根茶

【配方】干芦根 30 克（鲜品 90 克），咸

19 种偏方治疗 咽炎

咽炎是一种常见的上呼吸道炎症，可分为急性和慢性两种，多与过度使用声带，吸入烟尘及有害气体，过度吸烟、饮酒等因素有关。主要表现为咽干、发痒、灼热，甚者有咽痛、声音嘶哑、咳嗽、发热等症状。

急性咽炎常因感染病毒、细菌或受烟尘、气体刺激所致。起病急，初起咽部干燥、灼热，继而疼痛、可伴发热、头痛、声音嘶哑、咳嗽等表现。慢性咽炎常常因急性咽炎未彻底治愈而成。慢性咽炎虽然是一种局限于咽部的慢性疾病，不伴有明显的全身症状，但是患者长期咽部干痛、不适、有异物感，重者还容易引起恶心呕吐，对生活、工作带来诸多不利。加之病程很长，不容易痊愈，是一种颇令人烦恼的疾病。

橄榄 4 枚。

【用法】将芦根切碎，橄榄去核，加清水 2 碗半，煮至 1 碗，去渣代茶饮，每日 1 剂。

【功效】本方疏风清热，主治风热型急性咽炎。

【来源】《饮食疗法》。

偏方 ❺ 榄海蜜茶

【配方】绿茶、橄榄各 3 克，胖大海 3 枚，蜂蜜 1 匙。

【用法】先将橄榄放入清水中煎沸片

刻，然后冲泡绿茶及胖大海，焖盖片刻、入蜂蜜调匀，徐徐饮汁。

【功效】主治慢性咽炎。

【来源】《饮食疗法100例》。

偏方 ⑥ 牛蒡蝉蜕酒

【配方】牛蒡根500克，蝉蜕30克，黄酒1500毫升。

【用法】将牛蒡根切片（小者打碎），同蝉蜕一起浸于酒瓶中，经3～5日开封，去渣。每次饮1～2盅。

【功效】本方疏风清热，主治风热型咽炎，伴恶寒发热、头痛脑浓等症。

【来源】《药酒验方选》。

偏方 ⑦ 半夏蛋清方

【配方】半夏14枚，鸡蛋1个，米醋适量。

【用法】将半夏洗净，破如枣核大，鸡蛋打一小孔，去黄留白，放入半夏，注入米醋，以壳满为度。再把鸡蛋放置在铁丝架上，在火上烤，3沸后，去渣，取汁少许含咽之。

【功效】主治风热外袭引起的急性咽炎。

【来源】《伤寒论》。

偏方 ⑧ 苏子酒

【配方】苏子1000克，清酒3000毫升。

【用法】苏子捣碎，用纱布包，放入酒中，浸2宿即得。少量饮服。

【功效】主治风热型急性咽炎。

【来源】《太平圣惠方》。

偏方 ⑨ 牙皂蛋清方

【配方】鸡蛋清1个，猪牙皂角1.5克。

【用法】将皂角研为细末，与鸡蛋清调匀，噙口内使口水流出为度。

【功效】本方疏风清热，主治风热引起的急性咽炎。

【来源】《山西中医验方秘方汇集》。

【说明】猪牙皂角又名小皂荚，为植物皂荚树因受外伤等影响而结出的畸形小荚果，呈圆柱形而略扁曲，个体较小，多作药用。

偏方 ⑩ 青果酒

【配方】白酒1000毫升，干青果50克，青黛5克。

【用法】将干青果洗净，晾干水气，逐个拍破，同青黛入白酒，浸泡15日，每隔5日摇动1次。适量饮服。

【功效】清肺养阴，化痰散结。主治肺热伤阴型慢性咽炎。

【来源】《中国药膳》。

偏方 ⑪ 甘桔饮

【配方】桔梗6克，生甘草3克。

【用法】桔梗、甘草碾为粗末，共置杯中，以沸水浸泡，温浸片刻。代茶频饮，每日2次。

【功效】清肺生津，利咽。主治慢性咽炎。

【来源】民间验方。

偏方 ⑫ 母乳酒

【配方】酒50毫升，母乳汁500毫升。

【用法】上药和合，分2次服。

【功效】本方清肺养阴、化痰散结，主治慢性咽炎。

【来源】《普济方》。

偏方 ⑬ 芝麻叶方

【配方】鲜芝麻叶6片。

【用法】上药洗净，嚼烂慢慢吞咽。每

日 3 次，连服 3 日有效。

【功效】滋阴生津，润咽消炎。主治急慢性咽炎。

【来源】民间验方。

偏方 ⑭ 消炎茶

【配方】蒲公英 400 克，金银花 400 克，薄荷 200 克，甘草 100 克，胖大海 50 克，淀粉 30 克。

【用法】先取薄荷、金银花、蒲公英各 200 克，与甘草、胖大海共研为细末，过筛，再将剩下的蒲公英、金银花加水煎 2 次，合并药液过滤，浓缩成糖浆状，与淀粉浆（淀粉加适量水制成）混合在一起，煮成糊状。再与上述备用药粉和匀，使之成块，过筛制成粒，烘干。每次 10 克，每日 3 次，开水泡饮。

【功效】主治风热所致急性咽炎。

【来源】《吉林省中草药栽培与制剂》。

食疗药方

偏方 ⑮ 生地螃蟹汤

【配方】生地黄 50 克，鲜蟹 1 只。

【用法】上 2 味加清水适量，煎成 1 碗，去药渣，除蟹壳，饮汤，顿服，连用 3 日。

【功效】疏风清热。主治急性咽喉炎，症见恶寒发热、咽部红肿、口干灼热等。

【来源】《家用鱼肉禽蛋治病小窍门》。

偏方 ⑯ 蜂蜜蛋花饮

【配方】鸡蛋 1 个，生蜂蜜 20 克，香油数滴。

【用法】将鸡蛋打入碗内，搅匀，以极沸水冲熟，滴入香油及蜂蜜，调匀，顿服。

每日 2 次，早晚空腹服食。

【功效】清肺养阴，化痰散结。主治肺热伤阴型慢性咽炎。

【来源】《鸡蛋食疗法》。

【注意】忌烟酒及辛辣。

偏方 ⑰ 荸荠汁

【配方】生荸荠适量。

【用法】荸荠洗净切碎，用纱布绞取汁。不定量服用。

【功效】养阴生津，利咽。主治咽喉炎。

【来源】民间验方。

偏方 ⑱ 海带白糖方

【配方】水发海带 500 克，白糖 250 克。

【用法】将海带洗净、切丝，放锅内加水煮熟后捞出，拌入白糖腌渍 1 日后食用，每服 50 克，每日 2 次。

【功效】软坚散结，利咽。主治慢性咽炎。

【来源】民间验方。

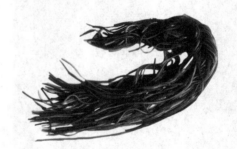

偏方 ⑲ 蜂蜜茶

【配方】茶叶、蜂蜜各适量。

【用法】取茶叶（龙井尤佳），用小纱布袋装好，置于杯中，用沸水冲泡，稍凉后加适量蜂蜜，搅匀后缓慢服下，每日 5 ~ 7 次，每次 1 杯。

【功效】主治咽喉炎。

【来源】民间验方。

18 种偏方治疗 耳鸣、耳聋

耳鸣、耳聋是耳部疾病的常见症状。耳鸣是指病人自觉耳内鸣响，如闻蝉声，或如潮声。耳聋是指不同程度的听觉减退，甚至丧失。耳鸣可伴有耳聋，耳聋亦可由耳鸣发展而来。

根据病变发生部位的不同，耳聋分成神经性耳聋、传导性耳聋和混合性耳聋。比如外耳道、中耳畸形，严重的中耳炎、鼓膜穿孔等引起传导性耳聋；内耳发育不良引起神经性耳聋；化脓性中耳炎导致内耳炎症破坏感音细胞，则可能引起混合性耳聋。

婴幼儿时期就发生的全聋或严重的重听，因为不能学习语言，会导致聋哑。内耳病变有时可以侵犯前庭，使平衡功能失常，所以在耳鸣耳聋的同时，可伴有较严重的眩晕。

耳鸣、耳聋患者平日应注意精神调养，少思虑静养神，可收听柔和音乐。居处、工作环境要肃静，噪声不宜过大。如环境中噪声强度超过 80 ~ 90 分贝时，可采取塞耳塞、戴耳罩等措施，以预防噪声对耳的损害。注意休息，减少房事，忌浓茶、咖啡、烈酒等刺激性物品。

中草药方

偏方 ❶ 菖蒲甘草汤

【配方】石菖蒲 60 克，生甘草 10 克。

【用法】每日 1 剂，水煎分 2 次服。病久者同时服六味地黄丸或汤剂。

【功效】主治耳鸣。

【来源】《陕西中医》，1992（6）。

偏方 ❷ 葱枣龙眼方

【配方】葱白 150 克，红枣 150 克，龙眼 120 克。

【用法】先煮后 2 味，后下葱白，煮熟服之。

【功效】主治病后耳鸣、耳聋，兼见头晕目暗、腰膝酸软。

【来源】民间验方。

偏方 ❸ 五味蜂蜜茶

【配方】绿茶 1 克，北五味子 4 克，蜂蜜 25 克。

【用法】先以五味子 250 克，文火炒至微焦，备用。用时按上述剂量加开水400 ~ 500 毫升分 3 次温饮，每日 1 剂。

【功效】主治耳鸣、腿软乏力。

【来源】民间验方。

食疗药方

偏方 ❹ 枸杞羊肾粥

【配方】枸杞叶 250 克，羊肾 1 对，羊肉 60 克，大米 60 ~ 100 克，葱白 2 茎，盐适量。

【用法】先煮枸杞叶，取汁去渣，与羊

肾、羊肉、大米、葱白同煮成粥,加盐适量。每日服 1 ~ 2 次。

【功效】本方益肾填精,适用于肾虚引起的耳鸣、耳聋。

【来源】民间验方。

偏方 ❺ 磁石猪肾粥

【配方】磁石 60 克,猪肾 1 具,大米 60 克。

【用法】磁石打碎,入砂锅中水煎 1 小时,去渣。入猪腰、大米,煮粥。每晚温热服。

【功效】养肾益阴,填髓海。治肾虚引起的耳鸣、耳聋。

【来源】民间验方。

偏方 ❻ 猪肉煮黑豆

【配方】猪肉 500 克,黑豆 50 克。

【用法】2 味同煮,至烂熟。随意服之,可常服。

【功效】健脾益肾。主治脾肾虚弱导致的耳聋。

【来源】民间验方。

偏方 ❼ 甜酒煮乌鸡

【配方】白毛乌骨雄鸡 1 个,甜酒 120 毫升。

【用法】同煮熟食,连服 5 ~ 6 只。

【功效】主治肾虚所致的耳鸣、耳聋,腰膝酸软,阳痿遗精。

【来源】民间验方。

偏方 ❽ 苁蓉炖羊肾

【配方】肉苁蓉 30 克,羊肾 1 对,胡椒、味精、盐等调味品适量。

【用法】将肉苁蓉及羊肾(剖洗切细后)

放入砂锅内,加水适量,文火炖熟,加入调味即可。当菜食用。

【功效】补肾益精。主治肾虚耳鸣、耳聋。

【来源】民间验方。

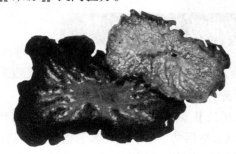

偏方 ❾ 柚子肉炖鸡

【配方】柚子 1 个(最好隔年越冬者),雄鸡 1 只(约 500 克)。

【用法】雄鸡去毛及内脏,洗净。柚子去皮留肉。柚肉放鸡肚内,加清水适量,隔水炖熟。饮汤吃鸡,每 2 周 1 次。

【功效】本方补肾填精,主治肾虚所致耳鸣、耳聋。

【来源】民间验方。

偏方 ❿ 天麻炖猪脑

【配方】天麻 10 克,猪脑 1 个。

【用法】将猪脑洗净,切成小块,与天麻同置碗内;加适量凉开水,放入锅内隔水炖熟。每日或隔日服 1 次,3 ~ 4 次为 1 疗程。

【功效】适用于肝阳上亢型耳鸣、耳聋。

【来源】民间验方。

偏方 ⓫ 石菖蒲猪肾粥

【配方】石菖蒲 30 克,猪肾 1 具,葱白 30 克,大米 60 克。

【用法】猪肾整理好,洗净。先煎石菖蒲,取汁去渣,加入其他 3 味煮粥。空腹食。

【功效】祛痰浊，通耳窍。适用于痰湿阻滞、清阳不升的耳鸣。

【来源】民间验方。

外敷外用方

偏方 ⑫ 鸣天鼓功法

【配方】——

【用法】两手掌心紧按耳孔，五指置于脑后，然后两手食、中、无名三指叩击后脑，或将两手食指各压在中指上，食指向下滑弹后脑部。每次弹 24 下，每日 3 次。

【功效】主治耳鸣、耳聋。

偏方 ⑬ 甘遂塞耳方

【配方】甘遂 1 克，棉球 1 枚。

【用法】于每晚睡觉时将甘遂放入耳内，棉球塞耳，晨起时取出，连用 10 日为 1 疗程。

【功效】主治耳聋。

【来源】民间验方。

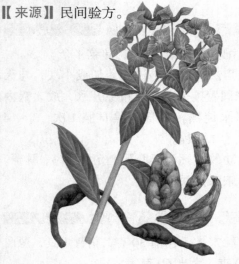

偏方 ⑭ 矾连油

【配方】枯矾 3 克，黄连 3 克，香油 25 克。

【用法】上药为末调膏，装入药棉球里，每晚睡前塞耳内，次晨换之。

【功效】主治耳聋伴有分泌物。

【来源】《中医简易外治法》。

偏方 ⑮ 葱白塞耳方

【配方】葱白数茎。

【用法】葱白放入炭火中煨热，纳入耳中，每日更换 3 次。

【功效】主治耳鸣、耳聋。

【来源】民间验方。

偏方 ⑯ 芥菜子粉

【配方】芥菜子 30 克。

【用法】上药研细末，分别装在药棉球里，分塞耳朵内，每晚睡前使用，次日更换。

【功效】开郁通窍。主治实证暴鸣、暴聋。

【来源】《中医简易外治法》。

【注意】药棉大小要适度，用力勿过重，以免损伤内耳。小儿慎用此法。

偏方 ⑰ 葱汁滴耳方

【配方】葱汁适量。

【用法】每次滴入耳内 2 滴。

【功效】主治因外伤瘀血结聚所致耳鸣、耳聋。

【来源】民间验方。

偏方 ⑱ 鲩石冰片粉

【配方】鱼鲩石 10 块，冰片 1 克。

【用法】将上药共研极细粉，过筛，贮瓶密封。用时取药粉少许，放在细竹管一端，或放在细纸卷的一头，将有药的一端，对准耳孔，轻轻吹进耳内。

【功效】主治实证耳聋。

【来源】《中医简易外治法》。

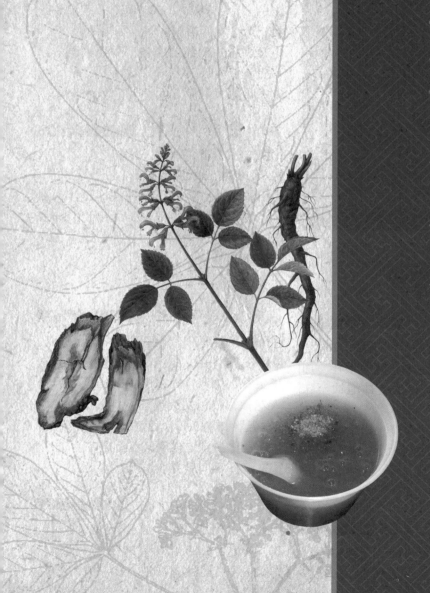

妇科病偏方大全

大全

36 种偏方治疗痛经

痛经是指妇女经期或经行前后出现周期性的小腹疼痛，并可引及全腹或腰骶部，甚至出现剧痛。中医学称痛经为"经来腹痛"或"行经腹痛"。

痛经可由精神因素、天气变化、感受寒凉，或平素体质虚弱，气血不足引起。主要临床表现为：每逢月经来潮就发生下腹部阵发性疼痛，有时会放射到腰部，常伴有恶心、呕吐、尿频、便秘或腹泻；严重者腹痛剧烈，面色苍白，手足冰冷，甚至昏厥。痛经常持续数小时或 1 ～ 2 天，一般经血畅流后，腹痛缓解。

中草药方

偏方 ❶ 益母草茶

【配方】绿茶 1 克，益母草（干品）20 克。

【用法】上 2 味用沸水冲泡大半杯，加盖，5 分钟后可饮，可反复冲泡饮至味淡为止。

【功效】主治原发性痛经（指生殖器官无明显器质性病变的痛经），功能性子宫出血兼高血压者亦宜。

【来源】民间验方。

偏方 ❷ 花盘红糖饮

【配方】干葵花盘 30 ～ 60 克，红糖 30 克。

【用法】将干葵花盘水煎取汁，加红糖稍煮片刻即成。每日分 2 次服用。

【功效】本方清热止痛，适用于湿热引起的痛经。

【来源】民间验方。

偏方 ❸ 玫瑰花蜜茶

【配方】绿茶 1 克，玫瑰花（或用益母草花代替）5 克，蜂蜜 25 克。

【用法】上药加水 300 毫升，煮沸 5 分钟，分 3 次饭后服。

【功效】主治经前腹痛，月经失调，赤白带下。

【来源】民间验方。

偏方 ❹ 韭季红糖饮

【配方】鲜韭菜 30 克，月季花 3 ～ 5 朵，红糖 10 克，黄酒 10 毫升。

【用法】将韭菜和月季花洗净压汁，加入红糖，兑入黄酒冲服。服后俯卧半小时。

【功效】本方理气活血止痛，适用于气滞血瘀之痛经。

【来源】民间验方。

偏方 ❺ 姜枣花椒汤

【配方】红枣、干姜各 30 克，花椒 9 克。

【用法】将姜、枣洗净、干姜切片，红枣去核，加水 400 毫升，煮沸，然后投入花椒，改用文火煎汤，每日 1 料，分 2 次温服。5 剂为 1 疗程。临经前 3 天始服。

【功效】主治痛经属气滞血瘀者。

【来源】民间验方。

偏方 ❻ 樱桃叶止痛汤

【配方】樱桃叶（鲜、干品均可）20 ～ 30 克，红糖 20 ～ 30 克。

【用法】上药水煎取液 300 ～ 500 毫升，

加入红糖，顿服。经前服 2 次，经后服
1 次。

【功效】主治痛经。

【来源】《浙江中医杂志》，1992（6）。

偏方 ⑦ 芝麻生地饮

【配方】黑芝麻 20 克，生地黄 15 克，
枸杞子 10 克，冰糖适量。

【用法】将芝麻、生地黄、枸杞子煎沸
20 分钟，去渣留汁。加入适量冰糖，稍煎，
待溶即成。

【功效】补肝肾，清虚热。用于肝肾亏
损兼虚热所致的痛经，效果较好。

【来源】民间验方。

偏方 ⑧ 红花酒

【配方】红花 100 克，60 度白酒 400 毫升。

【用法】把红花放入细口瓶内，加白酒
浸泡 1 周，每日振摇 1 次。每次服用 10
毫升，也可兑凉开水 10 毫升或加红糖适
量饮用。

【功效】温经散寒，活血调气。主治寒
凝血瘀型痛经。

【来源】民间验方。

偏方 ⑨ 三花调经茶

【配方】玫瑰花、月季花各 9 克（鲜品
均用 18 克），红花 3 克。

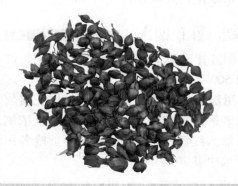

【用法】上 3 味制粗末，以沸水冲泡，
焖 10 分钟即可。每日 1 剂，不拘时温服，
连服数日，在经行前几天服为宜。

【功效】主治气滞血瘀型痛经。

【来源】民间验方。

偏方 ⑩ 姜枣红糖饮

【配方】红枣 10 枚，生姜 6 克，红糖
60 克。

【用法】水煎服，每日 1 次，连服 3 ~ 5
日，经前服。

【功效】适用于气血不足型痛经，伴面
色苍白、头晕耳鸣、腰腿酸软等症。

【来源】民间验方。

偏方 ⑪ 当归酒

【配方】当归 250 克，白酒 1000 毫升。

【用法】当归浸酒中 3 ~ 5 日，每次温
服 10 ~ 20 毫升，每日 3 次。

【功效】主治气血不足型痛经，伴头晕
耳鸣、腰腿酸软、精神疲乏等症。

【来源】《本草纲目》。

偏方 ⑫ 南瓜蒂红花饮

【配方】南瓜蒂 1 枚，红花 5 克，红糖
30 克。

【用法】前 2 味煎煮 2 次，去渣，加入
红糖，于经前分 2 天服用。

【功效】治痛经有显效。

【来源】《浙江中医》，1989（6）。

偏方 ⑬ 山楂葵花子汤

【配方】山楂 50 克，葵花子 50 克，红
糖 100 克。

【用法】上 3 味加水适量炖汤。每剂分
2 次饮，行经前 3 天饮效果好。

【功效】益气补血，活血调气。主治气血不足型痛经，症见经期、经量紊乱，经净前后小腹隐痛，月经色淡伴头晕耳鸣等。

【来源】民间验方。

偏方 ⑭ 核桃仁糖酒方

【配方】青核桃仁 3000 克，黄酒 5000 毫升，红糖 1000 克。

【用法】上药混合浸泡 24 小时后晒干备用，可常服食。

【功效】适用于寒凝血瘀所致的痛经。

【来源】民间验方。

偏方 ⑮ 川芎调经茶

【配方】川芎 3 克，茶叶 6 克。

【用法】上 2 味加水 400 毫升，煎取 150 ~ 200 毫升。每日 1 ~ 2 剂，饭前热服。

【功效】主治痛经，伴头晕目眩、恶心呕吐等症。

【来源】《简便单方》。

偏方 ⑯ 首乌生地酒

【配方】制首乌 150 克，生地黄 50 克，白酒 5000 毫升。

【用法】将首乌洗净焖软，切片。生地黄淘洗后切成薄片，晾干水汽。同入酒坛中，封闭浸泡，每隔 3 日搅拌 1 次。10 ~ 15 日后，即可开坛，滤去药渣饮用。

【功效】补肝肾，益气血。适用于肝肾不足之痛经。

【来源】民间验方。

偏方 ⑰ 黄芪膏

【配方】生黄芪、鲜茅根各 12 克，山药 10 克，粉甘草 6 克，蜂蜜 20 克。

【用法】将黄芪、茅根煎 10 余沸，去渣澄汁 2 杯。甘草、山药研末同煎，并用筷子搅动，勿令药末沉锅底。煮沸后调入蜂蜜，分 3 次服下。

【功效】健脾益肾，补气养血。主治气血虚弱型痛经。

【来源】民间验方。

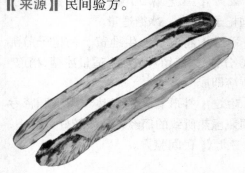

偏方 ⑱ 复方桑葚膏

【配方】桑葚（新鲜熟透者佳）2500 克，玉竹、黄精各 50 克，天花粉、淀粉各 100 克，熟地 50 克。

【用法】将熟地、玉竹、黄精先用水浸泡，文火煎取浓汁 500 毫升。入桑葚汁，再入天花粉，慢火收膏。每次服 30 毫升，每日 3 次。

【功效】本方补益肝肾，主治肝肾虚损之痛经。长期服用，有改善阴虚体质的治本作用。

【来源】民间验方。

偏方 ⑲ 玫瑰膏

【配方】玫瑰花（初开者）300 朵，红糖 500 克。

【用法】将玫瑰花去净心蒂，以花瓣放入砂锅内煎取浓汁。滤去渣，文火浓缩后加入红糖，再炼为稠膏。早、晚各用开水冲服 20 ~ 30 毫升。

【功效】行气解郁，活血调经。主治肝胃不和型月经不调，症见经前腹痛或胁肋乳房胀痛等。

【来源】民间验方。

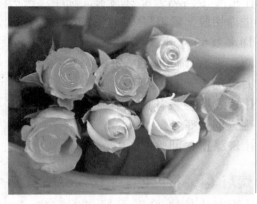

食疗药方

偏方 ⑳ 山楂粥

【配方】山楂 15 克，大米 50 克，白糖适量。

【用法】先将山楂炒至棕黄色，加温水浸泡片刻，煎取浓汁小半碗，约 150 毫升。再加大半碗水约 400 毫升，入大米、白糖，煮成稀粥。分早晚 2 次，温热服用。

【功效】本方具有祛瘀生新之功效，适用于瘀血性痛经，伴心烦易怒、胸闷不畅、乳房作胀等症。

【来源】民间验方。

偏方 ㉑ 养血止痛粥

【配方】黄芪、当归各 20 克，白芍 15 克，泽兰 10 克，大米 100 克，红糖适量。

【用法】将前 4 味加水同煎 15 分钟，去渣留汁。再放入大米煮粥。将熟时，加入适量红糖即可。经期服用。

【功效】增气血，补脾胃。主治气血虚弱型痛经，兼见面色少华、神疲乏力等症。

【来源】民间验方。

偏方 ㉒ 苁蓉桂枝粥

【配方】肉苁蓉 20 克，桂枝 10 克，鹿角胶 5 克，大米 5 克。

【用法】将肉苁蓉、桂枝煎沸 20 分钟，去渣留汁，放入大米煮粥。待粥熟时加入鹿角胶烊化，搅匀即可。分 2 次食用。

【功效】补肾益精，温经止痛。主治寒湿凝滞型痛经。

【来源】民间验方。

偏方 ㉓ 桃仁粥

【配方】桃仁 10～15 克，大米 50 克。

【用法】将桃仁捣烂，加水浸泡研汁去渣。加入大米、红糖适量，同入砂锅，加水 1 碗，用文火煮成稀粥。

【功效】适用于血瘀性痛经，伴心烦易怒、胸闷不畅、乳房作胀等症。

【来源】民间验方。

【注意】桃仁破血力强，孕妇禁服。平素大便稀薄者不宜服用。

偏方 ㉔ 归姜羊肉汤

【配方】羊肉 500 克，当归、生姜各 25 克，桂皮、调料各适量。

【用法】羊肉洗净切块，当归用纱布包好，加生姜、调料、桂皮后，文火焖煮至烂熟，去药渣，食肉喝汤。月经前，每日 1 次，连服 3～5 日。

【功效】疏肝调气，活血化瘀。主治气滞血瘀型痛经。

【来源】民间验方。

偏方 25 河蟹红藤汤

【配方】河蟹 2 只（约 250 克），红藤 30 克，米酒适量。

【用法】前 2 味洗净后用瓷罐文火炖熟，加米酒适量，再炖片刻，趁热吃河蟹喝汤。

【功效】主治气滞血瘀型痛经。

【来源】民间验方。

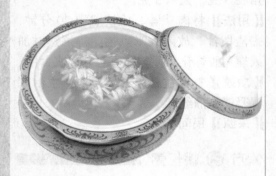

偏方 26 川芎煮鸡蛋

【配方】鸡蛋 2 个，川芎 9 克，黄酒适量。

【用法】前 2 味加水 300 毫升同煮，鸡蛋煮熟后取出去壳，复置汤药内，再用文火煮 5 分钟，酌加黄酒适量，吃蛋饮汤，每日服 1 剂，5 剂为 1 疗程，每于行经前 3 天温服。

【功效】本方疏肝调气、活血化瘀，治气滞血瘀型痛经，症见月经多、小腹绞痛上连两胁、头晕目眩等。

【来源】民间验方。

偏方 27 青壳鸭蛋方

【配方】青壳鸭蛋 3 个（去壳），酒半碗，生姜 25 克。

【用法】鸭蛋与姜、酒共煮熟，以白糖调服。

【功效】主治经行腹痛，不思饮食。

【来源】民间验方。

偏方 28 黄芪煮乌鸡

【配方】乌鸡 1 只（约 1500 克），黄芪 100 克，调料适量。

【用法】乌鸡去皮及肠杂，洗净，黄芪洗净切段，置鸡腹中。将鸡放入砂锅内，加水 1000 毫升，煮沸后，改用文火，待鸡烂熟后，调味服食。每料为 3 ~ 5 日量。月经前 3 天即可服用。

【功效】益气补血，活血调气。主治气血虚弱型痛经。

【来源】民间验方。

偏方 29 杜仲炖猪肾

【配方】杜仲 20 克，猪肾 200 克，葱、姜、盐各适量。

【用法】将猪肾洗净，切块备用。杜仲煎沸 15 分钟，去渣留汁，放入猪肾及适量葱姜，炖 2 ~ 3 小时，再加入适量盐，熬至汁稠即成。

【功效】滋补肝肾。用于肝肾亏损型痛经。

【来源】民间验方。

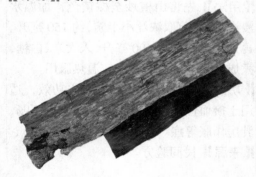

偏方 30 蔻胡烧鲫鱼

【配方】鲫鱼 2 条（约 500 克），白豆蔻、玄胡、陈皮各 6 克，姜、葱等调料各适量。

【用法】将鲫鱼去鳞、鳃洗净，入沸水中略焯，捞出待用。白豆蔻、玄胡、陈皮入鱼腹，加入葱、姜，煮 15 分钟后食用。

【功效】本方行气化瘀止痛，适用于气滞血瘀之痛经。

【来源】民间验方。

偏方 ㉛ 枸杞炖兔肉

【配方】枸杞子15克，兔肉250克，调料适量。

【用法】将枸杞子和兔肉入适量水中，用文火炖熟。加盐调味，饮汤食肉，每日1次。

【功效】滋补肝肾，补气养血。主治肝肾亏虚型痛经。

【来源】民间验方。

偏方 ㉜ 羊肾馄饨

【配方】羊肾50克，川芎5克，肉桂3克，川椒2克，面粉250克，酱油、盐各适量。

【用法】将肉桂、川椒、川芎研末备用。羊肾洗净，剁成肉茸。加入药末及适量酱油、盐拌匀成馅，以常法和面并做成馄饨。汤料不限。

【功效】本方温阳散寒、活血止痛，适用于痛经兼感寒湿之证。

【来源】民间验方。

偏方 ㉝ 黑豆蛋酒方

【配方】黑豆60克，鸡蛋2个，米酒120毫升。

【用法】将黑豆与鸡蛋同煮，至蛋熟，去蛋壳后再煮至豆熟，加入米酒。豆、蛋、汤同服食。

【功效】益气补血，活血调气。主治气血不足型痛经。

【来源】《开卷有益》。

偏方 ㉞ 益母草粥

【配方】益母草120克，大米50克。

【用法】将益母草去根洗净，切碎，煎取浓汁约半碗，加大米、红糖适量，再加水大半碗，煮为稀粥。每日2次，温热服用。

【功效】本方活血化瘀，主治气滞血瘀型痛经。

【来源】民间验方。

外敷外用方

偏方 ㉟ 耳窍塞药方

【配方】75%酒精50毫升，大蒜适量。

【用法】消毒棉球蘸酒精后塞耳孔，5～30分钟见效。若疼痛难忍者，可将大蒜捣汁，用消毒棉球蘸汁后塞耳孔中。

【功效】主治痛经。

【来源】《中医外治方药手册》。

偏方 ㊱ 乳香没药方

【配方】乳香、没药各15克，黄酒适量。

【用法】将前2味混合碾为细末，备用。于经前取5克，调黄酒制成药饼如五分硬币大，贴在脐孔上，外用胶布固定。每日换药1次，连用3～5日。

【功效】主治妇女痛经。无论经前、经后或经期疼痛均可。

【来源】民间验方。

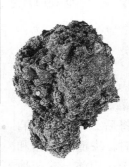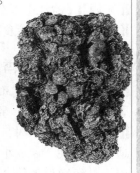

5 种偏方治疗 不孕症

不孕症指育龄妇女婚后同居 2 年以上，未避孕，配偶健康，性生活正常而未孕，或曾孕而又间隔 2 年以上不孕者。不孕症的原因有子宫发育不全、子宫内膜炎、子宫后屈症，以及卵巢机能不全等，如果是子宫炎症导致，治疗就比较容易，至于子宫发育不全，则治疗起来效果不显。

中草药方

偏方 ❶ 狗头散

【配方】全狗头骨 1 个，黄酒、红糖各适量。

【用法】将狗头骨砸成碎块，焙干或用沙炒干焦，研成细末备用。月经过去后 3 ～ 7 日开始服药。每晚睡时服狗头散 10 克，黄酒、红糖为引，连服 4 日为 1 个疗程。服 1 个疗程未受孕者，下次月经过后再服。

【功效】此方适用于宫寒、子宫发育欠佳而不能受孕者。

【来源】《浙江中医杂志》，1992（9）。

【注意】忌食生冷食物。

偏方 ❷ 花根茴香方

【配方】凌霄花根 30 克，茶树根、小茴香各 15 克，黄酒、米酒、盐各适量。

【用法】月经来时，将后 2 味药用黄酒适量隔水炖 2 ～ 3 小时，去渣加红糖和服，月经净后的第 2 天，用前一味药炖老母鸡，加少许米酒和盐服食，每月 1 次，连服 3 个月。

【功效】主治痛经、不孕。

【来源】民间验方。

偏方 ❸ 参乌汤

【配方】乌梅、党参各 30 克，远志、五味子各 9 克。

【用法】水煎服，每日 1 剂。

【功效】主治不孕症。

【来源】《福建中医药》，1985（1）。

偏方 ❹ 鹿茸山药酒

【配方】鹿茸（切片）10 克，山药 30 克，酒 500 毫升。

【用法】前 2 味浸酒中密封 7 日后开取，每日 3 次，每次空腹饮 1 ～ 2 盅。

【功效】主治宫寒不孕。

【来源】民间验方。

食疗药方

偏方 ❺ 苁蓉羊肉粥

【配方】肉苁蓉 15 克，精羊肉 60 克，大米 60 克，调料适量。

【用法】分别将肉苁蓉、羊肉洗净后切细。先用砂锅煎肉苁蓉，取汁去渣，入羊肉、大米同煮。待煮沸后，再加入调料煮为稀粥。适宜于冬季服食，5 ～ 7 日为 1 疗程。

【功效】本方补肾助阳，健脾养胃，适用于肾阳虚衰所致女子不孕、小便频数等。

【来源】民间验方。

【注意】本粥性热，夏季不宜服食。凡大便溏薄、性机能亢进的人也不宜选用。

中草药方

偏方 ❶ 丝瓜络酒

【配方】丝瓜络 30 克，黄酒适量。

【用法】丝瓜络烧灰，黄酒送服，每次 9 克。或用黄酒、开水各半煎成汤剂，日服 2 次。

【功效】主治闭经。

【来源】民间验方。

【注意】忌食生冷，忌洗凉水。

偏方 ❷ 大蒜橘皮饮

【配方】大蒜、鲜橘皮、红糖各适量。

【用法】上药水煎分服，每日 1 剂，连服 3 ~ 5 剂。

【功效】主治气滞血瘀型闭经。

【来源】民间验方。

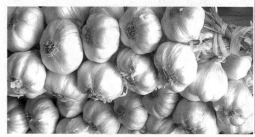

偏方 ❸ 核桃仁红曲酒

【配方】油炒核桃仁 9 克，油炒红曲 12 克，黄酒 60 毫升。

【用法】水煎服，每日 1 剂，3 ~ 5 日为 1 疗程。

【功效】主治气滞血瘀型闭经。

【来源】民间验方。

偏方 ❹ 蚕沙酒

【配方】蚕沙 120 克，黄酒 1000 克。

【用法】上 2 物密封隔水炖沸，每服

---

25 种偏方治疗 闭经

凡女性年满 18 周岁未行经，或月经周期已建立，但又发生 3 个月以上无月经者为闭经。前者为原发性闭经，后者为继发性闭经。病人除了月经闭止之外，尚有面色苍白或萎黄，心悸气短，神疲乏力，失眠多梦，心烦易怒等症。

中医认为，闭经的产生，有虚有实，虚者多，实者少。虚者由于先天不足或后天久病、大病，饮食劳倦，忧思多虑等因素致肾气虚弱或气血虚弱，或阴虚血亏，无经可下，而导致血枯经闭。实者由于七情内伤或感受寒热湿邪，致气滞血瘀，或痰湿阻滞，脉道不通，经血不得下行而导致血隔经闭。

30 ~ 60 克。

【功效】主治闭经。

【来源】民间验方。

偏方 ❺ 益母草糖酒方

【配方】益母草 50 克，红糖 100 克，黄酒 100 毫升。

【用法】上药水煎前 2 味，加入黄酒，每日 1 剂，每晚睡前服。

【功效】主治气滞血瘀型闭经。

【来源】民间验方。

偏方 ❻ 促经汤

【配方】当归尾 9 克，没药 6 克，红花 3 克。

【用法】上 3 味水煎服，每日 1 剂。

【功效】破血祛瘀。主治血瘀闭经。

【来源】《中医秘单偏验方妙用大典》。

偏方 ⑦ 丹参糖茶

【配方】丹参 60 克，红糖 60 克。

【用法】水煎，每日早、晚各服 1 次。

【功效】本方具有滋补肝肾之功效，适用于肝肾阴虚型闭经。

【来源】《家庭巧用茶酒治百病》。

偏方 ⑧ 红枣姜糖茶

【配方】红枣 60 克，老姜 15 克，绿茶 1 克，红糖 60 克。

【用法】水煎代茶饮，连服至经来为止。

【功效】主治血虚型闭经，症见面色萎黄、神疲肢倦、小腹冷痛等。

【来源】民间验方。

偏方 ⑨ 月季益母酒

【配方】月季花、益母草各 25 克，黄酒适量。

【用法】前 2 味水煎，加黄酒温服。

【功效】活血祛瘀，主治闭经。

【来源】民间验方。

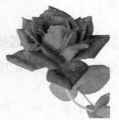

偏方 ⑩ 金樱当归汤

【配方】金樱根 15 ~ 30 克，当归 5 克，猪瘦肉适量。

【用法】水煎，临睡前顿服。经未潮，次日晚再服 1 次。

【功效】主治闭经。

【来源】《福建中医药》，1986（5）。

偏方 ⑪ 常春酒

【配方】常春果、枸杞子各 200 克，酒 1500 毫升。

【用法】前 2 味捣破，盛于瓶中，注酒浸泡 7 日后即可饮用。每次空腹饮 1 ~ 2 杯，每日 3 次。

【功效】填精益髓，滋补肝肾。主治月经闭止日久，伴消瘦、头晕、眼干涩等症。

【来源】《百病中医药酒疗法》。

偏方 ⑫ 鲤鱼头酒

【配方】鲤鱼头 1 个，陈酒适量。

【用法】鱼头晒干，煅炭存性，研成细末，用陈酒送服，每次 15 克，日服 3 次，每月连服 5 ~ 6 日。

【功效】主治湿滞型闭经，伴形体肥胖、胸胁满焖、面浮足肿等症。

【来源】民间验方。

食疗药方

偏方 ⑬ 益母草蛋汤

【配方】鸡蛋 2 个，鲜益母草 30 克。

【用法】益母草切碎，与鸡蛋同煎，待蛋熟后，去渣取汁，加红糖 50 克即可食用。食蛋饮汤，连服 3 ~ 4 天。

【功效】适用于精神刺激引起的闭经。

【来源】《草药手册》。

偏方 ⑭ 鸡血藤煮鸡蛋

【配方】鸡蛋 2 个，鸡血藤 30 克，白糖 20 克。

【用法】将鸡血藤与鸡蛋同煮，至蛋熟，去渣及蛋壳，加入白糖溶化即成。每次1剂，日服1次。

【功效】本方气血兼补、活血通经，主治气血不足型闭经，常见于产后出血、哺乳过多、营养不良等患者。

【来源】《饮食疗法》。

偏方 ⑮ 市槿花蛋汤

【配方】木槿花30克，鸡蛋2个。

【用法】以花煮汤，汤沸打入鸡蛋。吃蛋饮汤。

【功效】疏肝理气，活血化瘀。主治气滞血瘀型闭经，此症常由精神刺激所引起。

【来源】《偏方大全》。

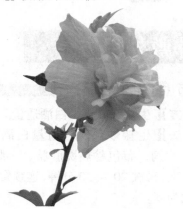

偏方 ⑯ 姜黄鸡蛋方

【配方】鸡蛋2个，鲜姜黄20克，黄酒50毫升。

【用法】将鸡蛋煮熟去皮壳，加入姜黄同煮20分钟即成。不食药汤，以黄酒送服鸡蛋。每日1次，服食4～5日。

【功效】主治气血不足型闭经，症见月经渐减以至全停，伴面色苍白、精神疲倦、头晕目眩等。

【来源】《常见病验方研究参考资料》。

偏方 ⑰ 归姜羊肉汤

【配方】羊肉250克，当归30克，生姜15克，调料适量。

【用法】上3味放瓦罐内共煮汤，熟烂后调味服食。每日1次，每月连服4～5日。

【功效】本方疏肝理气、活血化瘀，主治闭经，症见胸胁隐痛、乳房胀痛、烦躁易怒等。

【来源】民间验方。

偏方 ⑱ 乌鸡乌贼汤

【配方】雌乌鸡1000克，水发乌贼500克，当归30克，黄精60克，鸡血藤120克，葱白、生姜、料酒、盐各适量。

【用法】将雌乌鸡宰杀后，去毛和内脏，再将当归、黄精、鸡血藤放鸡腹内，置砂锅中，加清水适量，用武火烧沸，撇去浮沫，然后将水发乌贼肉、生姜、料酒、葱白、盐加入；改用文火煨炖，鸡肉熟烂为度。分餐食用，吃肉喝汤，隔3日1次。

【功效】本方具有益气补血通经之功效，主治气血不足型痛经。

【来源】《家用鱼肉禽蛋治病小窍门》。

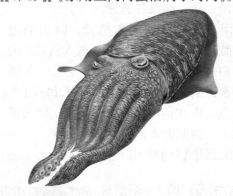

偏方 ⑲ 姜艾鸡蛋方

【配方】生姜15克，艾叶9克，鸡蛋2个。

【用法】上物加水适量，放入砂锅内同煮，鸡蛋熟后去壳取蛋，放入再煮片刻，调味后饮汤食蛋，每月服至月经来潮为止。

【功效】主治寒凝血瘀型闭经，症见月经数月不行、小腹冷痛等。

【来源】民间验方。

偏方 20 酒煮白鸽

【配方】白鸽 1 只，白酒适量。

【用法】酒、水各半将洗净去内脏之白鸽煮熟，隔日 1 次，每月连服 4 ~ 5 次。

【功效】主治肝肾不足型闭经。

【来源】民间验方。

偏方 21 调经茶

【配方】绿茶 25 克，白糖 100 克。

【用法】用沸水将上 2 味浸泡 1 夜，次日饮服。每日 1 剂，温热顿服。

【功效】疏肝理气，活血化瘀，主治气滞血瘀型闭经。

【来源】《偏方大全》。

偏方 22 甲鱼炖白鸽

【配方】甲鱼 50 克，白鸽 1 只，葱、姜、黄酒、盐、味精各适量。

【用法】将白鸽用水憋死，除去羽毛、内脏;甲鱼洗净捶成碎块，放入白鸽腹内。将白鸽放入碗内，加姜、葱、盐、黄酒、清水适量，隔水炖熟。空腹食用，每日 1 次。

【功效】主治肝肾亏虚型闭经，伴头晕、眼干、四肢麻木，腰酸腿软等症。

【来源】民间验方。

偏方 23 丹参鸡蛋汤

【配方】丹参 30 克，鸡蛋 2 个。

【用法】丹参与鸡蛋加适量水共煮，2

小时后，饮汤吃蛋。

【功效】主治精神刺激引起的闭经。

【来源】《家庭厨房百科知识》。

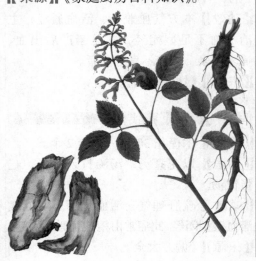

外敷外用方

偏方 24 盐酒熨脐方

【配方】生盐 250 克，白酒适量。

【用法】生盐炒热，入适量白酒和匀，再炒片刻，布包趁热熨肚脐、小腹，每日 3 次，每次 20 ~ 30 分钟，连续熨数日，以愈为度。

【功效】主治气滞血瘀型闭经。

【来源】民间验方。

偏方 25 通经热敷剂

【配方】益母草 120 克，月季花 60 克。

【用法】上药放陶瓷容器中，加水煎浓汁，捞去药渣，以文火保持温热。用 2 条厚毛巾浸泡，轮流取出，拧去药汁，热敷脐下少腹部，以少腹部有温暖舒适感为佳。

【功效】主治闭经。

【来源】《中草药外治验方选》。

中草药方

偏方 ❶ 党参汤

【配方】党参 30 ～ 60 克。

【用法】水煎服，每日 1 剂，早、晚各服 1 次。月经期或行经第 1 天开始连服 5 日。

【功效】主治阳虚型崩漏。

【来源】《浙江中医杂志》，1986（5）。

偏方 ❷ 干姜炭酒

【配方】干姜炭 9 克，黄酒适量。

【用法】姜炭末黄酒冲服，每日 1 剂。

【功效】主治血瘀型崩漏。

【来源】民间验方。

偏方 ❸ 旱莲牡蛎汤

【配方】旱莲草 30 克，牡蛎 20 克，阿胶、大黄炭各 15 克，卷柏炭 12 克，川芎、甘草各 6 克。

【用法】水煎服，每日 1 剂。

【功效】适用于功能性子宫出血偏阴虚者。

【来源】《河北中医》，1987（4）。

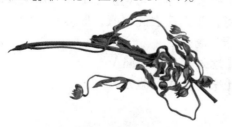

偏方 ❹ 干姜乌梅棕炭方

【配方】干姜（烧灰存性）45 克，乌梅肉 30 克，棕榈炭 30 克，米汤适量。

【用法】上药共研末，贮瓶备用。每服 9 克，米汤送下，每日 2 次。

【功效】主治崩漏不止。

【来源】民间验方。

19 种偏方治疗 崩漏（子宫出血）

崩漏是指妇女非周期性子宫出血。其来势汹汹如山崩者称"崩"，其来势缓慢而淋漓不断者称"漏"，崩与漏在发病过程中，可互为转换，如久崩不愈，病势日轻，可转为漏，如漏而不止，病势日进，也可转为崩。崩漏相当于现代医学的功能性子宫出血等病。

偏方 ❺ 炒荆芥穗方

【配方】炒荆芥穗 15 克。

【用法】水煎服，每日 1 剂。

【功效】主治子宫出血。

【来源】民间验方。

偏方 ❻ 荸荠酒

【配方】鲜荸荠（按年龄计算每岁 1 枚），黄酒适量。

【用法】将荸荠烧干后研末，用黄酒送服，1 次服完。

【功效】主治崩漏。

【来源】民间验方。

偏方 ❼ 棉籽酒

【配方】棉籽 60 克，红糖、黄酒各适量。

【用法】棉籽用红糖水炒香，加入黄酒，水煎服，每日 1 剂。

【功效】 主治阳虚崩漏，症见出血量多或淋漓不尽，伴畏寒肢冷、面色晦暗、腰腿酸软等。

【来源】 民间验方。

偏方 ❽ 葱姜鸡蛋酒

【配方】 鸡蛋 3 个，葱白 60 克，生姜 30 克，香油、酒各适量。

【用法】 后 2 味切碎，入蛋黄搅匀，用香油炒焦，冲酒去渣温服。

【功效】 主治血瘀型崩漏，症见经血时下时止或淋漓不净，伴小腹胀痛等症。

【来源】 民间验方。

【说明】 喜蛋即孵小鸡未出壳的蛋。

偏方 ❾ 槐耳酒

【配方】 槐耳 100 克，黄酒 1000 毫升。

【用法】 槐耳晒脆为末，每取 18 克，入酒 100 毫升，浓煎饮服。或以槐耳煅烧存性为末，每取约 1 克，温酒调服，日服 2 次。

【功效】 主治妇人崩中下血、产后血瘀。

【来源】 民间验方。

偏方 ❿ 猪皮酒

【配方】 猪皮 1000 克，黄酒 250 毫升，白糖 250 克。

【用法】 猪皮洗净切碎，加水适量，文火炖至汁液稠黏，加黄酒、白糖调匀，冷却。每服 20 克，开水冲化温服。

【功效】 主治子宫出血。

【注意】 虚寒滑泻者不宜用。

偏方 ⓫ 川芎煎剂

【配方】 川芎 25 克，白酒 30 毫升。

【用法】 川芎、白酒置容器内，再加水 250 毫升浸泡 1 小时后，用文火炖煮，分 2 次服。不饮酒者可单加水炖服。

【功效】 活血化瘀。主治功能性子宫出血。

【来源】 《陕西中医》，1990（4）。

【说明】 川芎含挥发性生物碱和阿魏酸，少量服用能刺激子宫收缩，以压迫宫内血管而止血。

食疗药方

偏方 ⓬ 艾叶酒炖母鸡

【配方】 老母鸡 1 只，艾叶 15 克，米酒 60 毫升。

【用法】 鸡去毛及内脏后，用艾叶、米酒共炖汤服，隔日 1 剂，连服 5～6 剂。

【功效】 主治功能性子宫出血属气血虚弱者。

【来源】 民间验方。

偏方 ⓭ 黑豆煮鸡蛋

【配方】 黑豆 60 克，鸡蛋 2 个，米酒 120 毫升。

【用法】 黑豆与鸡蛋（带壳）用文火同煮，蛋熟后去壳再煮，服时加米酒，吃蛋喝汤。

【功效】 主治崩漏。

【来源】 民间验方。

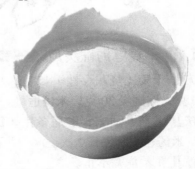

偏方 ⑭ 黑木耳汤

【配方】黑木耳、红糖各60克。

【用法】黑木耳加水煮烂，放入红糖，每日分2次服用。

【功效】主治子宫出血。

【来源】民间验方。

偏方 ⑮ 醋酒煮鸡蛋

【配方】米醋、黄酒各100毫升，鸡蛋3个。

【用法】上物搅匀，煮成100毫升，早、晚分2次空腹服下。

【功效】主治子宫出血。

【来源】民间验方。

偏方 ⑯ 泥烧鲫鱼

【配方】活鲫鱼1尾，当归9克，血竭、乳香各3克，黄酒适量。

【用法】鲫鱼去肠脏杂物，腹内塞入当归、血竭、乳香，泥裹烧存性，研成细末，用温黄酒送服，每服3克，每日2次。

【功效】主治子宫出血。

【来源】民间验方。

偏方 ⑰ 鲤鱼黄酒方

【配方】活鲤鱼1条（约500克），黄酒适量。

【用法】酒煮鱼熟后食，另将鱼刺焙干，研细末，每早用黄酒送服。

【功效】主治子宫出血。

【来源】民间验方。

偏方 ⑱ 艾叶炖乌鸡

【配方】乌鸡1只，艾叶20克，黄酒30毫升。

【用法】将乌鸡放血去毛及内脏，加艾叶、黄酒、水1杯，隔水蒸烂熟，吃肉喝汤。

【功效】主治子宫出血。

【来源】民间验方。

【注意】口渴烦热或有发热、小便黄、大便干结者不宜用。

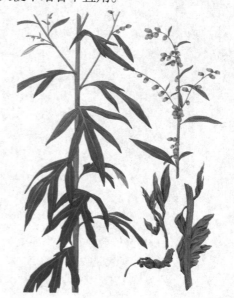

外敷外用方

偏方 ⑲ 止崩灸法

【配方】生姜、艾炷。

【用法】生姜切薄片，艾绒做成绒炷，每炷如黄豆大，共做10~15粒，备用。用时嘱患者仰卧，取生姜片1块置于脐孔上，艾炷放姜片上点燃，连续灸10壮，每日灸1~2次，灸至血止为度。

【功效】主治功能性子宫出血（崩漏）。

【来源】民间验方。

11 种偏方治疗 子宫脱垂

子宫脱垂多因平素体弱，多产多育，分娩时用力过度或产后劳动过早而引起。临床上以阴中有物下坠，甚则挺出阴户之外为主要症状。中医认为，子宫脱垂是因脾气下陷、肾衰胞寒所致。脾虚中气下陷，提摄无力；肾虚则冲任不固，子脏虚冷，无力维系胞宫而致脱垂。长期咳嗽、产后便秘、年老体弱亦可诱发本病。在治疗上运用虚者补之、陷者举之、脱者固之的原则，采用益气升提、补肾固脱之法。

长期患子宫脱垂病者，多可因摩擦造成局部损伤溃烂，所以应忌食辛辣刺激之品，如辣椒、烈酒等，以免蕴湿化热，诱发及加重局部感染。

中草药方

偏方 ❶ 金樱子饮

【配方】金樱子干品适量。

【用法】上药水煎取汁2次，去渣浓缩煎液，以每毫升煎液相当于生药1克为度。每日服120毫升，分早、晚2次服，3日为1疗程。

【功效】滋补肾阴。适用于子宫脱垂。

【来源】民间验方。

偏方 ❷ 鲜荔枝酒

【配方】去壳连核鲜荔枝1000克，陈米酒1000毫升。

【用法】鲜荔枝浸泡米酒中，1周后饮用（饮量视酒量而定），早、晚各1次。

【功效】主治子宫脱垂。

【来源】民间验方。

偏方 ❸ 瓜络酒

【配方】丝瓜络60克，白酒500毫升。

【用法】丝瓜络烧炭存性，分为14包。每日早、晚各服1包，白酒适量送下。连服7日为1疗程，间隔5～7日，开始第2个疗程。

【功效】主治子宫脱垂。

【来源】《神州秘方》。

偏方 ❹ 升麻鸡蛋散

【配方】升麻4克，鸡蛋1个。

【用法】将升麻研末，再把鸡蛋顶端打一黄豆粒大小的圆孔，把药末放入蛋内搅匀，取湿纸将蛋孔盖严，放蒸笼内蒸熟。每日吃药鸡蛋6个，10日为1疗程。休息2日，再服第2疗程。

【功效】主治子宫脱垂。

【来源】《山东中医杂志》，1986（3）。

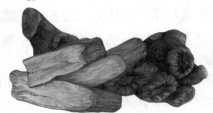

食疗药方

偏方 ❺ 金樱子粥

【配方】金樱子10克，糯米100克。

【用法】金樱子加水200毫升，煎至

100毫升，去渣留汁。入糯米，再加水600毫升，煮成稀粥。每日早、晚温热服，5～7日为1疗程。

【功效】本方补肾收敛，主治肾虚体弱型子宫脱垂。

【来源】民间验方。

【注意】感冒期间及发热病人不宜食用。

偏方 ⑥ 黄芪粥

【配方】黄芪20克，大米50克。

【用法】黄芪加水200毫升煎至100毫升，去渣留汁，加入大米、水300毫升煮粥。食时可加红糖少许。每日早、晚各服1次，7～10日为1疗程。

【功效】本方补中益气，主治气血虚弱型子宫脱垂。

【来源】民间验方。

偏方 ⑦ 黄鳝汤

【配方】黄鳝2条，生姜3片，盐少许。

【用法】黄鳝去内脏切成段，加姜、盐、适量水煮汤，熟后饮汤食肉。每日1次，连服3～4周。

【功效】本方温补脾胃、益气养血，对气虚所致之子宫脱垂有良效。

【来源】民间验方。

偏方 ⑧ 鲫鱼芪枳汤

【配方】鲫鱼150克，黄芪15克，炒枳壳9克，姜、盐各适量。

【用法】鲫鱼去鳞、鳃、内脏。先煎黄芪、枳壳30分钟，后下鲫鱼。鱼熟后放姜、盐调味，酌量服用，连服3～4周。

【功效】健脾利湿，补气升提。适用于气虚型子宫脱垂。

【来源】民间验方。

偏方 ⑨ 金樱子煮蛋

【配方】金樱子30克，鸡蛋1个。

【用法】金樱子去外刺及内瓤，与鸡蛋炖煮后喝汤吃蛋。

【功效】本方收敛固涩，适用于妇女子宫脱垂、带下等症。

【来源】民间验方。

偏方 ⑩ 首乌鸡蛋汤

【配方】制首乌30克，鸡蛋2个，补中益气丸10丸。

【用法】先将制首乌、鸡蛋水煮，水开10分钟后取蛋去壳，放入再煮50分钟后取汤。用药汤送服补中益气丸，并食鸡蛋。每日用2次，连服4～6周。

【功效】补肾益气。治疗脾肾亏虚引起的子宫脱垂。

【来源】民间验方。

偏方 ⑪ 首乌鸡汤

【配方】制首乌20克，老母鸡1只，盐少许。

【用法】将老母鸡宰杀去毛及内脏，洗净。将制首乌装入鸡腹内，加水适量煮至肉烂，饮汤食肉。酌量分次食用，连服4～6周。

【功效】补肾健脾，益气升提。适用于子宫脱垂。

【来源】民间验方。

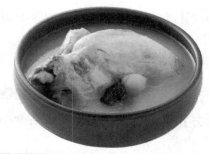

20 种偏方治疗 带下病

带下是成年妇女从阴道流出的少量带有黏性的液体,多半是白色的,无气味,能拖长如带状,故称"白带"。这是成年妇女的生理现象,无须治疗。若生殖道因感染了滴虫、霉菌及各种细菌引起炎症,或因生殖器肿瘤、药物影响等引起白带增多,中医称之为带下症。病人除了白带增多外,尚有外阴瘙痒、口苦、精神疲倦、食欲不振、大便溏泄,或者腰痛如折、腿软无力、小腹冷痛等不适。

现代医学中阴道炎、宫颈糜烂、盆腔炎等急、慢性炎症及宫颈癌等均可见此症状。

中草药方

偏方 ❶ 扁豆山药茶

【配方】山药、白扁豆各 20 克,白糖适量。

【用法】先将白扁豆炒至色黄,捣碎;山药切片,煎汤取汁,加糖令溶。代茶频饮。

【功效】本方健脾益气,主治脾虚型带下病。

【来源】《常见病验方选编》。

偏方 ❷ 芍药芪地酒

【配方】芍药、黄芪、生地黄各 90 克,艾叶 30 克,酒 5000 毫升。

【用法】上 4 味混合碾如麻豆大,以绢袋盛,酒浸经宿后用之。食前随量温饮。

【功效】主治妇女脾虚所致带下病。

【来源】《圣济总录》。

偏方 ❸ 向日葵茎茶

【配方】向日葵茎 30 克,白糖适量。

【用法】向日葵茎去皮切片,水煎,加白糖。代茶饮用。

【功效】本方健脾益气,主治脾虚型带下病,伴面色萎黄、四肢不温、面浮足肿等症。

【来源】《全国中草药汇编》。

偏方 ❹ 冬瓜子饮

【配方】冬瓜子 30 克,冰糖适量。

【用法】将冬瓜子洗净捣碎,加冰糖,冲开水 1 碗放在陶瓷罐里,用文火隔水炖,每日 2 次,连服 1 ~ 5 日。

【功效】本方清利湿热,主治湿热引起的带下病,症见带下量多色黄、阴中瘙痒、口苦咽干等。

【来源】《家庭巧用茶酒治百病》。

偏方 ❺ 红枣马兰茶

【配方】马兰根 20 克,红枣 10 克。

【用法】将马兰根洗净,切碎,与红枣煎水取汁。代茶饮。

【功效】清利湿热。主治湿热所致带下病。

【来源】《常见病验方研究参考资料》。

偏方 ❻ 带愈饮

【配方】鸡冠花 30 克,金樱子 15 克,白果 10 个。

【用法】上药水煎服,每日 1 剂。

【功效】主治带下病。

【来源】《中医秘单偏验方妙用大典》。

偏方 ❼ 肉苁蓉饮

【配方】肉苁蓉 20 克。

【用法】水煎服，每日早、晚各服 1 次。

【功效】主治肾气虚弱型下病。

【来源】民间验方。

偏方 ❽ 石榴茶

【配方】石榴皮 30 克。

【用法】上药水煎，代茶饮。

【功效】本方温肾益气，主治带下病，伴腰酸腹冷、大便溏泄等。

【来源】民间验方。

偏方 ❾ 鳖甲酒

【配方】鳖甲 9 克，黄酒适量。

【用法】将鳖甲焙黄后研末，以黄酒送服。

【功效】主治肾虚所致的带下病。

【来源】民间验方。

偏方 ❿ 芹菜子酒

【配方】芹菜子 30 克，黄酒适量。

【用法】芹菜子水煎，黄酒为引送服，分 2 次服完。

【功效】清利湿热。主治湿热引起的带下病。

【来源】民间验方。

食疗药方

偏方 ⓫ 山药糊

【配方】生山药 120 克，面粉、葱、姜适量，红糖少许。

【用法】先将山药洗净，刮去外皮，捣烂，同面粉调入冷水中煮作粥糊，将熟时加入葱、姜、红糖，稍煮一二沸即成。

【功效】本方健脾益气燥湿，主治脾虚所致的带下病，症见带下色白质黏、四肢不温等。

【来源】《神巧万金方》。

偏方 ⓬ 茯苓车前粥

【配方】茯苓粉、车前子各 30 克（纱布包），大米 60 克，白糖适量。

【用法】先将车前子加水 300 毫升，煎半小时取出。加大米和茯苓共煮粥，粥成加白糖，每日服 2 次。

【功效】本方清利湿热，主治湿热引起的带下病，伴阴中瘙痒、小腹疼痛、口苦咽干等症。

【来源】民间验方。

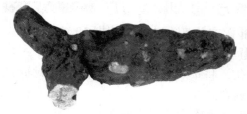

偏方 ⓭ 白扁豆粥

【配方】白扁豆 60 克（鲜品加倍），大米 100 克。

【用法】上 2 味同煮为粥，随意食之。

【功效】本方健脾益气燥湿，主治带下病，伴面色苍白、四肢不温、精神疲惫等症。

【来源】《延年秘旨》。

偏方 ⓮ 莲枸酿猪肠

【配方】莲子、枸杞子各 30 克，猪小肠 2 小段，鸡蛋 2 个。

【用法】先将猪小肠洗净，然后将浸过

的莲子、枸杞子和鸡蛋混合后放入猪肠内，两端用线扎紧，加水 500 毫升煮，待猪小肠煮熟后切片服用，每日 2 次。

【功效】本方益气温肾固涩，主治肾虚引起的妇女带下病，症见白带清冷、腰酸腹冷等。

【来源】《家用鱼肉禽蛋治病小窍门》。

偏方 ⑮ 芹菜汤

【配方】芹菜 250 克，调料适量。

【用法】将芹菜洗净切断，放锅中加水 700 毫升烧煮，沸后即可，不宜久煎，酌加少量调料。每日 1 料，分 2～3 次服食，10 日为 1 疗程。

【功效】主治湿热引起的带下病。

【来源】民间验方。

偏方 ⑯ 胡椒鸡蛋方

【配方】鸡蛋 1 个，胡椒 10 粒。

【用法】胡椒研末，先把鸡蛋开一小孔，将胡椒粉装鸡蛋内，以纸封固煨熟食之。

【功效】主治肾虚所致的带下病。

【来源】《饮食疗法》。

偏方 ⑰ 白果乌鸡

【配方】乌鸡 1 只，白果肉、莲子肉、糯米各 15 克，胡椒适量。

【用法】将乌鸡宰杀后，去毛和内脏，洗净。将白果、莲子、糯米、胡椒装入鸡腹内，加水适量，武火煎沸，文火炖至熟烂，空腹食之，隔日 1 次。

【功效】本方益气温肾，主治肾虚所致的带下病，症见白带清冷量多、腰酸腹冷、小便频数等。

【来源】《家用鱼肉禽蛋治病小窍门》。

偏方 ⑱ 金樱炖猪脬

【配方】金樱子 30 克，猪脬(猪膀胱)1 具。

【用法】金樱子去净外刺和内瓤，与猪膀胱一同加水适量炖服，每日 1 次。

【功效】收敛固涩。适用于妇女带下、子宫脱垂等症。

【来源】民间验方。

偏方 ⑲ 山药薏仁粥

【配方】山药 60 克，薏苡仁 30 克。

【用法】上 2 味共煮粥食，日服 2 次。

【功效】主治脾虚型带下病，伴四肢不温、精神疲惫、纳少便溏等症。

【来源】民间验方。

偏方 ⑳ 菟丝子粥

【配方】菟丝子 30 克，大米 60 克，白糖适量。

【用法】将菟丝子洗净后捣碎，加水煎煮，取汁去渣，入米煮粥。粥将熟时加入白糖，稍煮即可。日分 2 次空腹服。

【功效】补肾固精，养肝明目。治疗妇女带下、习惯性流产等。

【来源】民间验方。

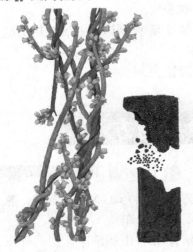

中草药方

偏方 ❶ 地龙葱蜜膏

【配方】地龙 3 ～ 4 条,葱数根,蜂蜜适量。

【用法】地龙、葱分别炙干,共研细末,蜜适量煮成膏,将药搅匀,敷于患处。

【功效】主治阴痒。

【来源】民间验方。

食疗药方

偏方 ❷ 马鞭草蒸猪肝

【配方】猪肝 60 克,马鞭草 30 克。

【用法】将猪肝及马鞭草切成小块拌匀,用盖碗盖好,放蒸锅内蒸半小时即可食用。顿服。

【功效】解毒补虚。主治阴痒。

【来源】民间验方。

偏方 ❸ 杏仁豆浆

【配方】甜杏仁 9 克,豆浆适量。

【用法】甜杏仁冲入豆浆内服。

【功效】主治外阴白斑。

【来源】民间验方。

【注意】忌食辛辣。

外敷外用方

偏方 ❹ 葱白乳香方

【配方】葱白 30 克,乳香 12 克。

【用法】乳香研细末,与葱白共捣如泥,摊涂净布上外敷,每日更换 1 次。

【功效】主治阴痒。

6 种偏方治疗 阴痒

阴痒是指妇女外阴部或阴道内瘙痒,亦称"阴蚀""阴门瘙痒""阴疮"等。多因湿热蕴结或肝肾不足、精血亏虚、血虚生风化燥或感染虫病等因素所致。症状为外阴或阴道内痒痛难忍,或时出黄水,痒痛有时波及肛门周围,或伴有不同程度的带下。

【来源】民间验方。

偏方 ❺ 杏仁桑叶油涂搽方

【配方】苦杏仁 100 克,香油 450 克,桑叶 150 克。

【用法】将杏仁炒干研成粉末,用香油调成稀糊状,用时先以桑叶煎水冲洗外阴、阴道,然后用杏仁油涂搽。每日 1 次,或用带线棉球蘸杏仁油塞入阴道,24 小时后取出,连用 7 日。

【功效】主治阴痒。

【来源】民间验方。

【注意】忌吃葱、姜、辣椒等刺激性食物。

偏方 ❻ 苦参明矾茶洗液

【配方】绿茶 25 克,苦参 150 克,明矾 50 克（研末）。

【用法】上药加水 1500 毫升,煮沸 10 分钟,温洗患处,再煮再洗。每日 1 剂。

【功效】主治阴痒。

【来源】民间验方。

30 种偏方治疗 妊娠呕吐

妊娠呕吐，中医称之为"妊娠恶阻"，是指妊娠早期（3个月之内）出现厌食、流涎、恶心、呕吐，甚至汤水不进等现象。轻者不必治疗，可自行缓解。呕吐较严重的，进食即吐，严重影响孕妇健康及胎儿的发育，应及时进行治疗。

妊娠呕吐的主要原因是孕妇平时身体比较差，脾胃消化功能弱，或者肝郁气逆，胃失和降。食疗以疏肝理气、和胃降逆为原则，平时多食用清淡爽口、容易消化的食物，并摄入足够的糖分和丰富的维生素，忌食辛辣刺激食物，并注意精神调摄。

中草药方

偏方 ❶ 洋参西瓜汁

【配方】西瓜汁 50 毫升，西洋参 3 克。

【用法】将西洋参切片，加水适量，隔水蒸炖。去渣，加入西瓜汁，即可服用。

【功效】益气养阴，清热生津。主治气阴两虚型妊娠呕吐，伴口渴舌干，尿少便秘、精神萎靡等症。

【来源】民间验方。

偏方 ❷ 橘皮竹茹茶

【配方】橘皮 5 克，竹茹 10 克。

【用法】将橘皮撕碎，竹茹切碎，用沸水冲泡，代茶频饮。

【功效】本方健脾和胃、理气止呕，适用于恶心呕吐、不思饮食之孕妇。

【来源】《常见病验方研究参考资料》。

偏方 ❸ 核桃茶

【配方】核桃 10 只。

【用法】将核桃打碎，连壳加水适量煎汤，去渣即可。每日 1 ~ 2 剂，不拘时代茶饮。

【功效】主治妊娠早期呕吐频作、吐酸水或苦水、头胀眩晕、烦渴口苦等。

【来源】《家用药膳手册》。

偏方 ❹ 桑菊茶

【配方】冬桑叶、菊花、老茶叶各 3 克。

【用法】将上药洗净，开水泡浸 15 分钟后即可饮用。不拘时，当茶饮。

【功效】适用于肝胃不和型妊娠呕吐。

【来源】民间验方。

偏方 ❺ 萝卜籽姜柚饮

【配方】萝卜籽、鲜姜、柚子皮各 15 克。

【用法】上 3 味用水 500 毫升煮成 250 毫升后服，每日 1 剂。

【功效】温中行气，和胃止呕。主治妊娠呕吐。

【来源】民间验方。

偏方 ❻ 柚皮汤

【配方】柚子皮适量。

【用法】水煎服，每日 1 剂。

【功效】理气宽中，降逆止呕。主治肝胃不和型妊娠呕吐。

【来源】民间验方。

偏方 ❼ 紫苏陈皮茶

【配方】紫苏 9 克，生姜 6 克，红枣 10 枚，陈皮 6 克，红糖 15 克。

【用法】水煎，代茶饮。

【功效】主治肝胃不和型妊娠呕吐。

【来源】《百病饮食自疗》。

偏方 ⑧ 野葡萄根汤

【配方】野葡萄根 30 克。

【用法】水煎服，每日 1 次。

【功效】适用于妊娠呕吐。

【来源】民间验方。

偏方 ⑨ 梅辛川椒方

【配方】乌梅 10 克，细辛、川椒各 1.5 克。

【用法】沏水代茶饮。

【功效】和中止呕。主治妊娠呕吐。

【来源】民间验方。

偏方 ⑩ 苏叶生姜茶

【配方】苏叶 5 克，生姜汁数滴。

【用法】苏叶揉碎，与姜汁一起用沸水冲泡。代茶频饮。

【功效】主治脾胃虚弱引起的妊娠呕吐。

【来源】《常见病验方研究参考资料》。

偏方 ⑪ 陈皮藕粉饮

【配方】藕粉 25 克，陈皮 3 克，砂仁 1.5 克，木香 1 克，白糖适量。

【用法】将砂仁、陈皮、木香共研细末，同藕粉、白糖一起冲服。

【功效】健脾和胃，理气止呕。适用于肝胃不和型妊娠呕吐者。

【来源】民间验方。

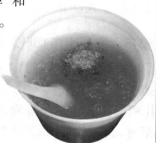

偏方 ⑫ 白扁豆汤

【配方】白扁豆若干。

【用法】将扁豆晒干研细末。每次 9 克，米汤送服。

【功效】主治脾胃虚弱所致妊娠呕吐。

【来源】民间验方。

偏方 ⑬ 甘蔗生姜汁

【配方】甘蔗汁、鲜生姜汁各 10 毫升。

【用法】二者冲和，每隔片刻呷服少许。

【功效】主治脾胃虚弱所致妊娠呕吐。

【来源】民间验方。

食疗药方

偏方 ⑭ 姜汁砂仁粥

【配方】砂仁 10 克，大米 30 克，鲜生姜 10 毫升。

【用法】砂仁、大米加水煮成粥后，每小碗加生姜汁 10 毫升，顿服。

【功效】本方具有益气健脾之功效，主治妊娠呕吐属脾胃虚弱者。

【来源】《老老恒言》。

偏方 ⑮ 芹甘蛋汤

【配方】芹菜根 10 克，甘草 15 克，鸡蛋 1 个。

【用法】先煎芹菜根、甘草，水沸后打入鸡蛋即可。

【功效】养阴和中止呕。主治妊娠呕吐。

【来源】民间验方。

偏方 ⑯ 绿豆大米粥

【配方】绿豆 10 克，大米 100 克。

【用法】绿豆先以温水浸泡 2 小时，大

米加水后和绿豆同煮，豆烂汤稠时即可服食。每日 2～3 次。

【功效】主治肝胃不和引起的妊娠呕吐。

【来源】《普济方》。

偏方 ⑰ 苹果皮米汤

【配方】新鲜苹果皮 60 克，大米 30 克。

【用法】将大米炒黄，和苹果皮加水同煎。代茶饮用。

【功效】健胃止呕。适用于妊娠呕吐。

【来源】民间验方。

【说明】苹果可调节水钠平衡，防止妊娠呕吐后出现酸中毒症状。

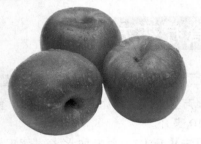

偏方 ⑱ 山药半夏粥

【配方】山药细末 50 克，清半夏 30 克，白糖适量。

【用法】用温水淘去清半夏的矾味，以砂锅煎取清汤 200 毫升，去渣入山药细末，煎两三沸，粥成后加白糖，每日早、晚作点心服。

【功效】主治脾胃虚弱引起的妊娠呕吐。

【来源】民间验方。

偏方 ⑲ 姜汁米汤

【配方】鲜生姜 6 克，大米 500 克。

【用法】将大米洗净，入砂锅内，加水1000 毫升，用文火煮。待米熟粥稠时，取米汤 100～200 毫升，加入生姜汁 5滴即可。频频服用。

【功效】健脾和胃，降逆止呕。适用于脾胃虚弱之妊娠呕吐。

【来源】民间验方。

偏方 ⑳ 糯米汤

【配方】糯米 30 克（1 次量）。

【用法】糯米按常法熬汤饮，每日 4 次。

【功效】益气健脾，和胃降逆。主治脾胃虚弱型妊娠呕吐。

【来源】《巧治百病》。

偏方 ㉑ 笋芪瘦肉汤

【配方】鲜芦笋 150 克，黄芪 15 克，瘦猪肉 100 克，调料适量。

【用法】将芦笋、黄芪、瘦肉放入锅中，加水适量，煎至肉熟，拌入调料即可服用。食肉饮汤。

【功效】本方养阴清热、益气和中，主治气阴两虚型妊娠呕吐。

【来源】民间验方。

偏方 ㉒ 苏连羊肉汤

【配方】羊肉 250 克，苏叶 5 克，黄连1.5 克。

【用法】先将苏叶、黄连煎汤去渣，再将羊肉下入药汤，用文火炖。待羊肉烂熟后，用汤泡素饼食用。

【功效】养肝和胃，理气止呕。主治肝气犯胃引起的妊娠呕吐。

【来源】民间验方。

偏方 ㉓ 醋蛋白糖饮

【配方】米醋 60 毫升，白糖 30 克，鸡蛋 1 个。

【用法】先将米醋煮沸，加入白糖使之溶解，打入鸡蛋，待蛋半熟后，全部食之，每日 2 次。

【功效】主治肝胃不和型妊娠呕吐，症见胸胁胀痛、头胀眩晕、烦渴口苦等。

【来源】民间验方。

偏方 24 姜奶止呕汁

【配方】鲜牛奶 200 毫升，生姜汁 10 毫升，白糖 20 克。

【用法】将上 3 味煮沸后温服，每日 2 次。

【功效】主治脾胃虚弱型妊娠呕吐。

【来源】民间验方。

偏方 25 韭菜奶汁

【配方】牛奶 250 毫升，韭菜末 10 克。

【用法】牛奶煮开，调入韭菜末，温服。

【功效】和胃温阳，调中止呕。主治妊娠呕吐。

【来源】民间验方。

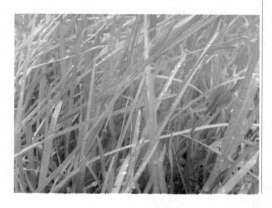

偏方 26 鲜桃姜汁

【配方】鲜猕猴桃 90 克，生姜 9 克。

【用法】将猕猴桃果肉和生姜同捣烂挤汁。每日早、晚各饮 1 次。

【功效】本方具有益气养阴止呕之功效，主治气阴两虚引起的妊娠呕吐，伴口干舌燥、尿少便秘、精神萎靡等。

【来源】民间验方。

偏方 27 韭菜姜汁汤

【配方】韭菜 200 克，鲜姜 150 克，白糖适量。

【用法】将韭菜、生姜切碎，捣烂取汁，用白糖调匀饮汁。

【功效】主治妊娠早期呕吐频作，伴胸胁胀痛、烦渴口苦等症。

【来源】民间验方。

偏方 28 山药炒肉片

【配方】鲜山药（切片）100 克，生姜丝 5 克，瘦肉（切片）50 克。

【用法】山药片和肉片一起炒至将熟，然后加入姜丝，熟后即可食用。

【功效】健脾和胃，温中止呕。适用于妊娠呕吐。

【来源】民间验方。

偏方 29 丁香梨

【配方】梨 1 只，丁香少许。

【用法】将梨去核，放入少许丁香，密闭蒸熟。去丁香食梨。

【功效】养阴降逆止呕。适用于气阴两虚型妊娠呕吐。

【来源】民间验方。

外敷外用方

偏方 30 生姜敷贴方

【配方】姜 6 克。

【用法】将生姜烘干，研为细末，过筛，以水调为糊状，敷脐，外用伤湿止痛膏固定。每日 1 次，连用 3 日。

【功效】主治各型妊娠呕吐。

【来源】民间验方。

13 种偏方治疗 胎漏、胎动不安（先兆流产）

妊娠期胎动，有下坠感，或轻度腰酸腹痛，以及阴道内有少许血液流出时，称胎动不安。若阴道经常有血漏出，淋沥不止，则称为胎漏，这些都是小产、坠胎的先兆。

中草药方

偏方 ❶ 南瓜蒂煎

【配方】南瓜蒂 3 ~ 5 个。

【用法】水煎，每日 2 次分服。

【功效】主治胎动不安。

【来源】民间验方。

偏方 ❷ 艾叶阿胶煎

【配方】阿胶、艾叶各 12 克，葱白 24 克。

【用法】阿胶炒过，与诸药同煎分服。

【功效】主治胎漏、胎动不安。

【来源】民间验方。

偏方 ❸ 油蜜饮

【配方】新鲜蜂蜜 200 毫升，香油 100 毫升。

【用法】上 2 味文火加温调匀。每服 10 毫升，每日 3 次。

【功效】主治脾肾气虚所致先兆流产，症见胎漏下血、腰骶酸楚、头晕耳鸣等。

【来源】民间验方。

偏方 ❹ 蛋黄酒

【配方】鸡蛋黄 5 个，黄酒 50 毫升，盐少许。

【用法】前 2 味加水少许调匀，酌加盐，入锅蒸 30 分钟即成。每日食 1 ~ 2 次。

【功效】主治脾肾气虚所致先兆流产。

【来源】民间验方。

偏方 ❺ 黑豆酒

【配方】黑豆 150 克，米酒 200 毫升。

【用法】上 2 味入锅煮成 1 碗，空腹服。

【功效】主治胎动不安，腹痛、腰痛。

【来源】民间验方。

偏方 ❻ 砂仁酒

【配方】砂仁、黄酒各适量。

【用法】砂仁去皮，炒后研细末，以热黄酒送下，每服 3 ~ 6 克。

【功效】适用于孕妇因跌仆所致胎动不安。

【来源】民间验方。

偏方 ❼ 白术酒

【配方】白术 60 克（研末），黄酒适量。

【用法】每次取白术 6 克，与黄酒 50 毫升同煎数沸，候温顿服，早、中、晚各 1 次。

【功效】主治妊娠脾虚气弱，胎动不安。

【来源】民间验方。

偏方 ❽ 蜜蜡酒

【配方】蜜蜡 30 克，黄酒 600 毫升。

【用法】每取蜜蜡 3 克、酒 50 ~ 60 毫升，饭锅上蒸，令蜡融化即可，顿服，以愈为度。

【功效】主治妊娠胎动、腹痛下血。

【来源】民间验方。

偏方 ⑨ 赤小豆芽酒

【配方】赤小豆芽 1 把，黄酒 30 克。

【用法】赤小豆芽水煎，取汁 1 茶杯，兑黄酒温服。

【功效】主治先兆流产。

【来源】民间验方。

偏方 ⑩ 当归葱白酒

【配方】葱白 3 ~ 4 根，当归（切焙）9 克，黄酒适量。

【用法】上 2 味细切，拌黄酒 1 盏煎煮，去渣即得，趁热温服之，每日 1 ~ 2 次。

【功效】主治胎动不安。

【来源】民间验方。

偏方 ⑪ 地黄酒

【配方】生地黄 120 克，米酒 500 ~ 1000 毫升。

【用法】生地黄入米酒中浸渍 3 ~ 5 日即可。每次温饮 30 ~ 50 毫升。

【功效】主治胎动不安。

【来源】民间验方。

偏方 ⑫ 阿胶鸡蛋

【配方】阿胶珠 30 克，鸡蛋 3 个，米酒 60 毫升。

【用法】用米酒煮阿胶至溶化，再打入鸡蛋稍煮片刻，入盐少许调匀，分作 3 份，每日分 3 次服完，饭前空腹服。

【功效】主治胎动不安，滑胎坠产。

【来源】民间验方。

食疗药方

偏方 ⑬ 赤小豆鲤鱼汤

【配方】鲤鱼 1 尾，赤小豆 60 克，姜、醋各适量。

【用法】鲤鱼去肠杂，不去鳞，加入赤小豆、姜、醋，清炖或煮汤，吃鱼喝汤。

【功效】主治胎动不安、妊娠水肿。

【来源】民间验方。

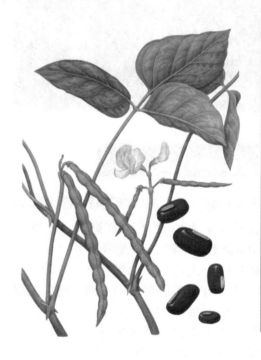

12 种偏方治疗 恶露不绝

妇女分娩或流产后，由于子宫肌肉收缩和细胞自体分解，阴道内可陆续排出少量暗红色的液体，即恶露。恶露为宫腔内积血、坏死的胎膜组织和宫颈黏液等。正常恶露有血腥味，产后 3 ~ 4 天内为红色，量多，含有较多的血液、血块及坏死的胎膜等；以后逐渐变为淡红色，产后 2 周左右变为黄色。一般产后 3 周恶露应净，如果超过 3 周仍淋漓不止者，叫做恶露不绝。恶露不绝者多伴有腰痛、小腹下坠胀急等症状，有时可引起产后感染、晕厥等严重后果。

中草药方

偏方 ❶ 地黄酒

【配方】生地黄汁 1000 毫升，生姜汁 100 毫升，清酒 2000 毫升。

【用法】上药先煎地黄汁 3 ~ 5 沸，次入生姜汁，并酒再煎一二沸。每次温服一小盏，每日 3 次。

【功效】本方养阴清热止血，主治产后血热引起的恶露不绝。

【来源】《普济方》。

偏方 ❷ 归芍姜桂酒

【配方】生姜、桂心各 90 克，当归、芍药各 60 克，酒 3.5 升。

【用法】上 4 味细切，以水酒各 3.5 升，

煮取 2 升。每次服 30 毫升，每日 2 次。

【功效】本方具有活血化瘀之功效，主治产后恶露不绝。

【来源】《外台秘要》。

偏方 ❸ 赤小豆茶

【配方】赤小豆 50 ~ 100 克，红糖适量。

【用法】上药煮汤，入红糖令溶。代茶饮。

【功效】本方养阴、清热、止血，治疗恶露不绝有良效。

【来源】《常见病验方研究参考资料》。

偏方 ❹ 红糖茶酒

【配方】红糖 100 克，茶叶 3 克，黄酒适量。

【用法】前 2 味煎汤，去渣后用黄酒冲服，每日 1 ~ 2 次，连服 3 ~ 5 日。

【功效】主治产后恶露不绝。

【来源】民间验方。

偏方 ❺ 益母草市耳煎

【配方】益母草 50 克，黑木耳 10 克，白糖 50 克。

【用法】上 3 味水煎服，每日 1 剂。

【功效】主治产后血热引起的恶露不绝。

【来源】民间验方。

偏方 ❻ 黑豆羌活酒

【配方】净黑豆（炒令甚热）1000 克，羌活 30 克，无灰酒 5000 毫升。

【用法】用黑豆炒令甚热，以无灰酒淋之，入羌活同浸。适量饮服。

【功效】主治产后恶露不绝，伴神倦懒言、面色苍白等症。

【来源】《普济方》。

偏方 ❼ 益母草红糖茶

【配方】绿茶2克，益母草200克（鲜品可用400克），红糖25克，甘草3克。

【用法】上物加水600毫升，煮沸5分钟，分3次温饮，每日1剂。

【功效】主治产后出血、恶露不绝。

【来源】民间验方。

偏方 ❽ 牛膝酒

【配方】牛膝（去苗）45克。

【用法】以酒一大盏半，煎至一盏，去滓。不计时候，分3次温服。

【功效】活血化瘀。主治产后血瘀引起的恶露不绝。

【来源】《普济方》。

食疗药方

偏方 ❾ 参术黄芪粥

【配方】党参9克，白术18克，黄芪15克，大米100克。

【用法】先把前3味布包煎汤，再入大米煮粥吃。每日1剂，连服6~7日。

【功效】本方补气摄血，主治产后恶露不绝。

【来源】民间验方。

偏方 ❿ 人参姜汁粥

【配方】人参末6克，姜汁10毫升，大米适量。

【用法】大米煮粥，熟时加入人参、姜汁搅拌均匀。早、晚服用。

【功效】主治气虚型恶露不绝。

【来源】民间验方。

偏方 ⓫ 鸭蛋苏市藕汤

【配方】鸭蛋1个，苏木6克，藕节30克。

【用法】后2味煎汤去渣，入去壳熟鸡蛋再煮片刻。吃蛋喝汤，每日1剂，连服3~5剂。

【功效】本方具有补气摄血之功效，主治产后气虚引起的恶露不绝。

【来源】民间验方。

偏方 ⓬ 山楂粥

【配方】鲜山楂60克，大米60克，白糖10克。

【用法】山楂入砂锅煎取浓汁，去渣，然后入大米、白糖煮粥。可作上、下午点心服用，7~10日为1疗程。

【功效】本方健脾胃、消食积、散瘀血，治疗妇女产后恶露不尽有良效。

【来源】民间验方。

【注意】慢性脾胃虚弱病人不宜选用。不宜空腹食。

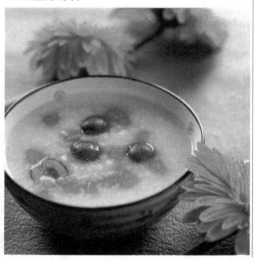

7 种偏方治疗 产后血晕

产后血晕，是指产后突然头晕眼花，不能坐起，或心胸满闷，恶心呕吐，痰涌气急，心烦不安，甚则口噤神昏，不省人事。本病为产后危证之一，若抢救不及时，可致正气暴脱而危及生命，故应高度重视。

本病的发生与素体虚弱、产妇情志不遂及产后感寒有关。

中草药方

偏方 ❶ 参附炮姜方

【配方】人参3克，附子6克，炮姜12克。

【用法】上药水煎服，每日1剂。

【功效】主治产后气虚血脱引起的血晕症。

【来源】民间验方。

偏方 ❷ 姜附红枣方

【配方】生姜、香附各适量，红枣3枚。

【用法】上药水煎分服，每日1剂。

【功效】主治产后瘀阻气闭型血晕。

【来源】民间验方。

偏方 ❸ 韭菜酒

【配方】韭菜（切碎）250克，黄酒适量。

【用法】黄酒煮沸，冲入韭菜末，趁热灌服。

【功效】主治产后血晕。

【来源】民间验方。

偏方 ❹ 黄瓜鱼鳔酒

【配方】黄瓜、鱼鳔各适量，黄酒10毫升。

【用法】前2味炙酥，研细末，以黄酒冲服。

【功效】主治产后血晕。

【来源】民间验方。

食疗药方

偏方 ❺ 香葱糯米粥

【配方】糯米50克，香葱数根。

【用法】糯米煮粥，临熟时加入香葱，煮二三沸后食用。

【功效】主治产后血晕。

【来源】民间验方。

偏方 ❻ 良姜鸡蛋

【配方】鸡蛋2个，良姜10克，米醋15毫升。

【用法】良姜研粉，打入鸡蛋调匀，炒之将熟时用米醋炙之即成，顿服。

【功效】主治产后血晕。

【来源】民间验方。

外敷外用方

偏方 ❼ 葱蜜敷贴方

【配方】葱白、蜂蜜各适量。

【用法】共捣如泥，敷于脐部，盖以纱布，胶布固定。

【功效】主治产后血晕。

【来源】民间验方。

中草药方

偏方 ❶ 虾米酒

【配方】虾米、黄酒各500克。

【用法】将净肉捣烂为膏，每用2勺，调黄酒1杯。每日温饮2次。

【功效】主治产后缺乳属气血虚弱者。

【来源】《本草纲目》。

偏方 ❷ 鱼灰酒

【配方】鲤鱼头（瓦上烧灰）5枚，黄酒500毫升。

【用法】将鲤鱼头细研为散，酒煎数沸，去渣备用。早、中、晚各温饮15～20毫升。

【功效】本方益气补血，有通乳之功，适用于产后乳少者。

【来源】民间验方。

偏方 ❸ 吴茱萸酒

【配方】吴茱萸根（粗者）30厘米，麻子50克，陈皮70克，酒1千克。

【用法】将吴茱萸根切碎，捣陈皮、麻子为泥，然后拌入碎吴茱萸根，用酒浸1宿后，文火微煎，去渣，贮瓶。分作5份，空腹温服。

【功效】主治产后缺乳。

【来源】《圣济总录》。

偏方 ❹ 黑芝麻饮

【配方】黑芝麻适量。

【用法】黑芝麻炒老研末，温水冲服。服前可加盐少许。

【功效】本方补气养血，主治产后气血虚弱所致的缺乳。

【来源】民间验方。

14 种偏方治疗 产后缺乳

产后乳汁甚少或全无，称为"缺乳"，亦称"乳汁不足"，或"乳汁不行"。产妇除了缺乳之外，尚有面色苍白、食少便溏，或者有乳房胀满、情志抑郁、胸闷纳差等症状。

精神因素是引起缺乳的一个主要原因，故保持心情愉快，避免精神刺激是纠正缺乳的一个主要方面。在饮食方面要多食易消化、营养丰富和含钙较多的食物，如鱼、肝、骨头汤、牛奶、羊奶等。不要过度劳累。

偏方 ❺ 小麦通草茶

【配方】绿茶2克，通草10克，小麦25克。

【用法】后2味加水350毫升，煮沸15分钟后加入绿茶，分3次服，可复煎续饮，每日服1剂。

【功效】主治产后肝气郁滞型缺乳。

【来源】民间验方。

偏方 ❻ 紫河车酒

【配方】紫河车1只，黄酒适量。

【用法】紫河车洗净、焙干、研细末，每服4.5克，黄酒送服，每日3次。

【功效】主治产后缺乳。

【来源】民间验方。

偏方 ❼ 橘核酒

【配方】橘核15克(打烂)，米酒30毫升。

【用法】上药水煎服，早、晚各1次。

【功效】主治乳汁不通，乳房硬结，红肿疼痛。

【来源】民间验方。

偏方 8 芝麻绿茶饮

【配方】黑芝麻 250 克，绿茶、红糖各适量。

【用法】黑芝麻炒熟，研末备用，每次取芝麻粉 5 克、绿茶 1 克、红糖 25 克，加水 400 ~ 500 毫升，搅匀分 3 次温服。

【功效】主治产后缺乳。

【来源】民间验方。

偏方 9 瓜蒌酒

【配方】瓜蒌（黄大者佳）1 枚，酒 250 毫升。

【用法】瓜蒌捣烂，用酒煎至 100 毫升，去渣。每服 50 毫升，不拘时。

【功效】主治肝郁气滞型产后缺乳。

【来源】《圣济总录》。

食疗药方

偏方 10 赤小豆粥

【配方】赤小豆 50 克，大米 100 克，红糖少许。

【用法】先将赤小豆煮开花，再下大米共煮为粥，服时酌加红糖，每日 2 次，早、晚服用。

【功效】疏肝解郁，通络下乳。主治产后缺乳，伴胸胁胀闷、情志抑郁、食欲减退等症。

【来源】《长寿粥谱》。

偏方 11 鲜虾汤

【配方】新鲜大虾 100 克，黄酒 20 毫升。

【用法】虾去头足，煮汤，加入黄酒，吃虾喝汤，或将虾炒拌黄酒食，每日 2 次。

【功效】主治产后体虚，乳汁不下。

【来源】民间验方。

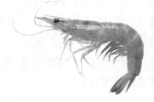

偏方 12 猪蹄催乳酒

【配方】猪蹄（熟炙捶碎）2 只，通草（细切）240 克，清酒 1000 毫升。

【用法】前 2 味用清酒浸之，再加水 1000 毫升，煮取 800 毫升。适量饮酒食肉。

【功效】疏肝解郁，通络下乳。主治产后缺乳，伴胸胁胀闷、情志抑郁、食欲减退等症。

【来源】《千金要方》。

偏方 13 糖酒煮花生仁

【配方】花生仁 60 克，黄酒 30 毫升，红糖 30 克。

【用法】花生仁煮熟，加酒、糖后略煮，吃花生饮汤。

【功效】主治产后缺乳。

【来源】民间验方。

偏方 14 鲫鱼汤

【配方】鲫鱼 1 条（约 500 克），黄酒 30 毫升。

【用法】鱼煮半熟时加入黄酒，清炖，吃鱼喝汤，每日 1 次。

【功效】主治产后气血不足，乳汁不行，亦治妊娠水肿。

【来源】民间验方。

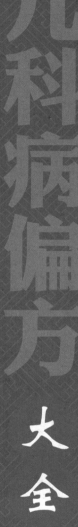

儿科病偏方

大全

20种偏方治疗小儿感冒

小儿感冒是风邪侵袭引起的外感疾病,通常又称为"伤风"。西医所称的上呼吸道感染属于本病范围。感冒一年四季均有发生,以气候变化时及冬、春两季发病率较高。临床以发热、恶寒、头痛、鼻塞、流涕、喷嚏、咳嗽为主要症状。一般症状较轻,病程3~7天,有的可以自愈,预后较好。

如果以上症状较重,且在一个时期内广泛流行的,称为时行感冒。西医所称的流行性感冒属于这一范围。本病虽然无论男女老幼均可发病,但小儿年幼体弱,抵御外来病邪的能力较弱,所以较成年人更易发病,且常见其他兼证,病情易转复杂。这也是小儿与成人感冒有所不同的地方。

得了感冒的孩子,特别在发热期间要注意休息,多喝开水。饮食宜清淡,给易于消化的食物。忌食油腻、荤腥及辛辣燥热之物。如果患儿感冒挟惊(俗称"抽筋"),则说明已发高热,易生意外,还是以到医疗单位治疗为宜。

中草药方

偏方 ❶ 香糖米汤

【配方】芫荽30克,麦芽糖(红糖亦可)15克,米汤半碗。

【用法】先将米汤炖沸,放入切碎的芫荽及麦芽糖,不断搅拌,以免麦芽糖沉入杯底焦而不溶。待糖溶化后服下。

【功效】本方疏风散寒,主治小儿风寒感冒。

【来源】民间验方。

偏方 ❷ 橘葱汤

【配方】橘皮30克,葱白5棵。

【用法】加水3杯,煎成2杯,加入适量白糖。趁热喝1杯,半小时后加热再喝1杯。

【功效】本方疏风、清热、止咳,主治小儿风热感冒,症见发热、头痛、鼻塞等。

【来源】民间验方。

偏方 ❸ 白萝卜红糖饮

【配方】白萝卜250克,红糖适量。

【用法】将萝卜洗净切片,加3茶杯水,煎成2茶杯,去渣,加入红糖搅匀。趁热喝1杯,半小时后再温服1杯。

【功效】本方疏风散寒,主治小儿风寒感冒。

【来源】民间验方。

偏方 ❹ 姜杏苏叶饮

【配方】生姜9克,杏仁6克,苏叶6克。

【用法】上药水煎分服,每日1剂。

【功效】适用于小儿风寒感冒兼见眼睑浮肿者。

【来源】民间验方。

偏方 ❺ 姜苏红糖饮

【配方】生姜3克,苏叶3克,红糖15克。

【用法】先把姜洗净切成丝,苏叶洗净,共入茶杯内,加开水冲泡,5~10分钟后,放入红糖,趁热服下。

【功效】主治小儿伤风感冒、鼻塞不通。

【来源】民间验方。

偏方 ❻ 绿豆麻黄汤

【配方】绿豆 30 克,麻黄 3 克,红糖适量。

【用法】绿豆打碎,与麻黄加水适量同煎,绿豆熟后捞去麻黄,加入红糖,趁热服下。

【功效】疏风散寒。主治小儿风寒感冒,症见发热恶寒、无汗、头痛、咳嗽等。

【来源】民间验方。

偏方 ❼ 葱乳饮

【配方】带根葱白 5 棵,母乳 50 毫升。

【用法】将葱白洗净剖开,放入杯内,加入母乳,加盖隔水蒸至葱白变黄,去掉葱白,倒入奶瓶中喂服,每日 2 ~ 3 次,连服 2 ~ 3 日。

【功效】主治乳儿风寒感冒。

【来源】民间验方。

食疗药方

偏方 ❽ 西瓜番茄汁

【配方】番茄数个,去子西瓜瓤适量。

【用法】将番茄用开水泡一下,去皮。将 2 物分别用干净纱布包起来,绞挤汁液(或放入榨汁机内榨取汁液),将等量的两种汁液混合,当水喝。

【功效】清热利湿。治疗小儿夏季风热感冒。

【来源】民间验方。

偏方 ❾ 花生红枣汤

【配方】花生仁、红枣、蜜糖各 30 克。

【用法】上 3 味加入水适量,炖 1 ~ 2 小时,吃花生、枣,喝汤。

【功效】主治小儿感冒,久咳不止。

【来源】民间验方。

偏方 ❿ 姜梨饮

【配方】生姜 5 片,秋梨 1 只。

【用法】秋梨切片,同煎,服梨及汤。

【功效】疏风散寒。主治小儿风寒感冒。

【来源】民间验方。

偏方 ⓫ 白菜绿豆芽饮

【配方】白菜根茎头 1 个,绿豆芽 30 克。

【用法】将白菜根茎洗净切片,与绿豆芽加水同煎,去渣饮服。

【功效】清热解毒,利湿消暑。主治小儿夏季中暑、感冒。

【来源】民间验方。

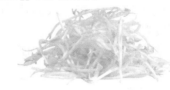

偏方 ⓬ 梨苹橘皮汤

【配方】梨、苹果各 1 只,橘皮 6 克,白糖适量。

【用法】梨、苹果分别去皮切块。再放入适量水、橘皮和白糖,煮熟后,晾凉去橘皮食用。

【功效】本方疏风清热,主治小儿风热感冒。

【来源】民间验方。

外敷外用方

偏方 ⓭ 地龙膏敷贴方

【配方】鲜地龙 10 条,白糖、面粉各适量。

【用法】地龙入碗内，撒上白糖，片刻地龙体液外渗而死，入面粉和成膏，制成直径为 3 厘米的药饼 2 个，分贴囟门和神阙穴处。每次贴 4 ~ 6 小时，每日 2 次，连贴 2 ~ 3 日。

【功效】主治风热型感冒，小儿尤宜。

【来源】民间验方。

偏方 ⑭ 青葱方

【配方】青葱 1 根。

【用法】将葱管划破，贴患儿鼻梁上。

【功效】主治乳儿感冒，鼻塞不通。

【来源】民间验方。

偏方 ⑮ 芥子蛋清方

【配方】白芥子末 9 克，鸡蛋清适量。

【用法】用蛋清将白芥子末调成糊状，敷足心涌泉穴。

【功效】清热解表。主治小儿感冒，高热不退。

【来源】民间验方。

偏方 ⑯ 姜油涂擦方

【配方】生姜、香油各适量。

【用法】将生姜煨热捣烂取汁，入香油调匀，以手指蘸姜油涂于患儿手足，往下搓拭。

【功效】主治小儿风寒感冒，手足冰凉。

【来源】民间验方。

偏方 ⑰ 绿豆蛋敷方

【配方】绿豆粉 100 克，鸡蛋 1 个。

【用法】将绿豆粉炒热，取鸡蛋清，2 味调合作饼，敷胸部。3 ~ 4 岁小儿敷 30 分钟取下，不满周岁小儿敷 15 分钟取下。

【功效】解毒退热。主治小儿感冒，高热不退。

【来源】民间验方。

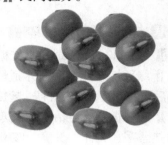

偏方 ⑱ 感冒香袋

【配方】荆芥适量。

【用法】用清洁的棉布制成长方形小袋，放入荆芥，封口，挂在患儿胸前 6 小时，必要时隔 6 小时再用 1 次。1 岁以内 5 ~ 10 克，1 岁以上酌增。

【功效】防治小儿感冒。

【来源】《浙江中医杂志》，1990（5）。

偏方 ⑲ 萝卜姜葱方

【配方】白萝卜 1 个，生姜 1 块，大葱 1 握，酒适量。

【用法】前 3 物共捣烂，炒热后用酒调匀，白布包裹，熨前胸后背，冷则更换。

【功效】主治小儿流感，症见咳嗽、气喘、胸闷等。

【来源】民间验方。

偏方 ⑳ 葱姜熏蒸方

【配方】葱白 4 根，生姜、苏叶各 7 片，胡椒、淡豆豉各 7 粒。

【用法】上药装入罐内加水煮沸 12 分钟，揭开罐盖，熏蒸患儿头面部，上用毛巾覆盖，面部与罐口要保持约 30 厘米距离，并保护好眼睛。

【功效】主治小儿风寒感冒。重症患儿，熏后药液加糖内服。

【来源】民间验方。

5 种偏方治疗 小儿肺炎

肺炎是以发热、咳嗽、气促、鼻翼煽动为主要症状的小儿呼吸道常见病，一年四季皆可发生，尤以冬春季节为多见，婴幼儿发病率高，较大儿童次之。

小儿肺炎多发生于先天不足或后天失调之患儿，如软骨病、营养不良者；或继发于其他疾病的过程中，如在感冒、麻疹等病治疗不及时或处置不当时。临床表现视病情轻重而有所不同，轻者只有轻度发热、咳嗽、气促、痰稀薄、轻微鼻煽；重者烦躁不宁、喘憋、呼吸浅快、鼻煽、三凹征、口唇及指甲青紫，或嗜睡萎靡、面色发灰、惊厥等。

中草药方

偏方 ❶ 银花蜂蜜饮

【配方】金银花 30 克，蜂蜜 30 克。

【用法】金银花加水 500 毫升，煎汁去渣，冷却后加蜂蜜，调匀即可。

【功效】适用于风邪犯肺之肺炎早期。

【来源】民间验方。

偏方 ❷ 鲜藕茅根饮

【配方】鲜藕 200 克，鲜茅根 150 克。

【用法】将鲜茅根切碎，鲜藕切片，煮汁常饮，每日 4 ~ 5 次。

【功效】主治小儿肺炎，痰中带血。

【来源】民间验方。

【注意】忌食辣椒、姜、葱、温热之品。

食疗药方

偏方 ❸ 葱姜糯米粥

【配方】生姜 5 克，连须葱白 2 根，糯米 50 克，米醋适量。

【用法】将生姜捣烂，连须葱白切碎，与糯米一起煮粥，熟时加入米醋，趁热服之。

【功效】主治风寒引起的肺炎喘嗽，症见发热无汗、呛咳气急、不渴、痰白而稀等。

【来源】民间验方。

偏方 ❹ 橄榄萝卜粥

【配方】白萝卜 100 克，青橄榄 30 克，糯米 50 克。

【用法】将橄榄用水洗净去核，再将萝卜洗净切成片状，与糯米一同入水熬粥，粥成后候凉食之。

【功效】清热降火，止咳化痰。适用于小儿肺炎，发热、咳嗽、痰黄稠黏等。

【来源】民间验方。

偏方 ❺ 姜汁竹沥粥

【配方】生姜自然汁 1 杯，鲜竹沥 2 杯，大米 50 克。

【用法】先用水如常法煮大米成粥，粥成入生姜与竹沥汁，和匀后略煮片刻，不拘时食之。

【功效】本方清热、豁痰、降火，可作为小儿肺炎早期的辅助治疗。

【来源】民间验方。

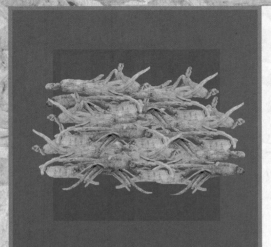

18 种偏方治疗 小儿哮喘

小儿哮喘以春秋两季的发病率较高，往往因气候骤变而诱发，表现为每当天气剧变时，喉咙发痒，初起咳嗽，接着气喘，上气不接下气，天气好时又恢复正常。

哮喘在典型发作前，往往有些先兆症状，如鼻塞流涕、打喷嚏，或咳嗽、胸闷等。若不及时治疗，病情可迅速发展。除了气急、喉中有小鸡叫样的哮鸣外，往往伴有咳嗽多痰。发作以夜间和清晨居多。

本病预防工作甚为重要。让孩子适当进行体育锻炼和户外活动，多接触新鲜空气和阳光，以增强体质。避免接触引起过敏的物质如花粉、尘螨等，避免受凉，防止呼吸道感染。气候转冷时，及时增加衣服，尤须注意颈项部的保暖。在饮食方面，若乳食停滞不化，则易生痰而诱发哮喘，所以患儿的饮食，宜清淡，不宜进食肥腻生冷之物。

中草药方

偏方 ❶ 姜汁芝麻糖

【配方】芝麻 250 克，生姜 125 克，冰糖、蜂蜜各 125 克。

【用法】生姜捣烂绞汁去渣，芝麻炒熟后和姜汁浸拌，再炒一下。冰糖、蜂蜜溶后混匀，倒入芝麻装瓶备用。每日早晚各服 1 匙。

【功效】主治小儿哮喘。

【来源】民间验方。

【注意】有外感时勿服。

偏方 ❷ 平喘茶

【配方】白果仁 15 个（打碎），黄柏 4.5 克，麻黄 3 克，茶叶 6 克，白糖 30 克。

【用法】前 4 味加水适量，共煎取汁，加白糖。每日 1 剂，分 2 次饮服。病发时饮用。

【功效】本方平喘止咳，适用于小儿过敏性支气管哮喘。

【来源】民间验方。

偏方 ❸ 桑叶茶

【配方】霜桑叶 30 克。

【用法】将桑叶洗净，加水 500 ~ 1000 毫升，煎沸 10 ~ 15 分钟，取汁，代茶饮。每日 1 剂，不拘时温服。

【功效】祛风平喘，止咳化痰。适用于风热痰喘之症。

【来源】民间验方。

【注意】使用本方期间忌食腥腻之物。

偏方 ❹ 刀豆子蜜饮

【配方】刀豆子 15 克，蜂蜜适量。

【用法】将刀豆水煎后，加蜂蜜调服。

【功效】主治小儿寒性哮喘。

【来源】民间验方。

偏方 ❺ 人参核桃汤

【配方】连皮核桃仁、人参各等份。

【用法】上2物切细，每用15克，水煎取汁，频频呷服。

【功效】益气温肺，定喘止咳。主治小儿哮喘。

【来源】民间验方。

偏方 ❻ 紫苏杏仁糖

【配方】紫苏1份，杏仁2份，冰糖3份。

【用法】将杏仁去皮尖，紫苏去梗，研碎与冰糖混合，制成紫苏杏仁糖。早晚各服10克。

【功效】本方辛温散邪、祛痰止咳，适用于小儿哮喘。

【来源】民间验方。

偏方 ❼ 核桃蜜糊

【配方】核桃仁1000克，蜂蜜1000克。

【用法】将核桃仁捣烂，入蜂蜜和匀，用瓶装好，每次1匙，每日2次，开水送下。

【功效】适用于小儿哮喘缓解期。

【来源】民间验方。

偏方 ❽ 乌贼骨粉

【配方】乌贼骨500克，红糖100克。

【用法】将乌贼骨放砂锅内焙干，研细末，加入红糖调匀。每服3～6克，温开水送下，早、中、晚各1次，连服半个月。

【功效】本方化痰、定喘、敛气，可辅助治疗小儿哮喘。

【来源】民间验方。

【注意】用本方期间禁吃萝卜。

偏方 ❾ 蒜糖膏

【配方】紫皮蒜60克，红糖90克。

【用法】把蒜捣烂如泥，用砂锅加水适量，加入红糖，熬成膏，每日早、晚各服1次，每次1汤匙。

【功效】主治寒性哮喘发作。

【来源】民间验方。

偏方 ❿ 煮白果

【配方】白果仁10克，蜂蜜适量。

【用法】将白果仁去壳，加水煮熟，加入蜂蜜，连续服食。

【功效】适用于小儿哮喘缓解期。

【来源】民间验方。

食疗药方

偏方 ⓫ 姜醋糯米粥

【配方】糯米60克，生姜5片，米醋5毫升。

【用法】将生姜捣烂，加入糯米、米醋一起煮粥，趁热服用，温覆取汗。

【功效】适用于小儿寒性哮喘发作期。

【来源】民间验方。

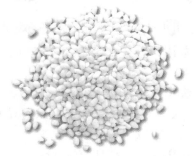

偏方 ⓬ 枇杷蜜汁

【配方】新鲜枇杷10枚，蜂蜜50克，凉开水适量。

【用法】将枇杷洗净，去蒂、核，切成小块，放入搅拌机中搅成泥状。然后冲入凉开水调匀倒出，用清洁纱布过滤，去渣取汁，冲入蜂蜜调匀。每次50～100毫升，每日3～4次饮服。

【功效】本方润肺、化痰、止咳，可用于小儿肺肾阴虚所致咳喘的辅助治疗。

【来源】民间验方。

偏方 ⑬ 蜜糖蒸南瓜

【配方】南瓜 1 个（500 克左右），蜂蜜 60 克，冰糖 30 克。

【用法】先在瓜顶上开口，挖去部分瓜瓤，纳入蜂蜜、冰糖盖好，放在盘中蒸 1 小时即可。每日早、晚各服适量，连服 5～7 日。

【功效】主治小儿寒性哮喘。

【来源】民间验方。

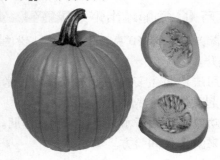

偏方 ⑭ 干姜茯苓粥

【配方】干姜 3～5 克，茯苓 10 克，甘草 3 克，大米 100 克。

【用法】先煎干姜、茯苓、甘草，去渣取汁，入大米煮成粥。分 2 次服，每日 1 剂，连服数日，以喘平痰净为度。

【功效】主治发作期寒性哮喘。

【来源】民间验方。

偏方 ⑮ 蛤蚧炖冰糖

【配方】蛤蚧 10 只，冰糖适量。

【用法】蛤蚧焙干研细末，每次取 5 克，加冰糖 15 克，炖服。每日 1 次，连服 20 日。

【功效】主治体质虚弱之哮喘迁延不愈者。

【来源】民间验方。

偏方 ⑯ 黑豆煨梨

【配方】梨 1 只，黑豆适量。

【用法】将梨剜空，纳入水浸透的小黑豆令满，留盖合住。糠火煨熟，捣作饼，每日食之。

【功效】主治小儿痰喘气急。

【来源】民间验方。

偏方 ⑰ 麻雀虫草汤

【配方】麻雀 3 只，冬虫夏草 3～6 克，冰糖 20 克。

【用法】麻雀去毛及内脏，把虫草放于雀腹中，加冰糖、水适量，置碗中，放蒸锅内隔水蒸熟，食虫草、雀肉，饮汤。每日 1 剂，连服数日。

【功效】主治发作期寒性哮喘。

【来源】民间验方。

偏方 ⑱ 猪肺萝杏汤

【配方】猪肺 100 克，白萝卜 50 克，杏仁 9 克。

【用法】将猪肺洗净切成小块，白萝卜切块，杏仁去皮尖，加水炖至烂熟，食肺饮汤。

【功效】温肺宽中，止咳平喘。适用于小儿寒性哮喘。

【来源】民间验方。

中草药方

偏方 ① 马齿苋煎剂

【配方】马齿苋 200 ~ 300 克。

【用法】上药水煎 2 次，浓缩至 100 ~ 150 毫升，分早、晚 2 次口服，5 日为 1 疗程，1 疗程不愈可再服 1 疗程。

【功效】主治小儿百日咳。

【来源】《黑龙江中医药》，1988（5）。

偏方 ② 竹叶橄榄茶

【配方】绿茶 1 克，淡竹叶 25 克，橄榄 15 克，红糖 25 克。

【用法】用水 500 毫升先煮后 3 味至沸，3 分钟后加入绿茶即可，分 4 ~ 5 次服，每日 1 剂。

【功效】主治百日咳。

【来源】民间验方。

偏方 ③ 枇杷桃仁茶

【配方】枇杷叶 9 克，桃仁 5 粒。

【用法】将枇杷叶去毛后，上 2 味共以水煎，代茶饮。

【功效】本方清热泻肺、止咳化痰，主治小儿百日咳。

【来源】民间验方。

27 种偏方治疗 百日咳

百日咳又名"顿咳"，是由百日咳杆菌引起的一种呼吸道传染病。本病多发于儿童，尤以 5 岁以下小儿为多见，年龄愈小则病情愈重。临床以阵发性痉挛性咳嗽，咳后有鸡鸣样吸气性吼声，至倾吐痰沫而止为特征。病程可长达 2 ~ 3 个月，故名百日咳。本病四季都可发生，但冬春季尤多，主要通过空气飞沫传播。

百日咳在发病初期的传染性最强，因此早期诊断、早期隔离尤为重要。出生 3 个月后幼儿就要按时接种百日咳疫苗。在患病期间，忌辛辣刺激性食物及海产鱼虾等发物，生冷及煎炸之品也不宜吃，应多食一些清淡富有营养的食物。应少量多餐，并以固体食物为宜，流质食物易引起呕吐。

偏方 ④ 罗汉果茶饮

【配方】绿茶 1 克，罗汉果 20 克。

【用法】罗汉果加水至 300 毫升，煮沸 5 分钟后加入绿茶，分 3~5 次服，每日 1 剂。

【功效】主治百日咳。

【来源】民间验方。

偏方 ⑤ 苏杷合剂

【配方】苏叶、枇杷叶各 10 克，龙胆草 6 克，花椒 1 克，红糖 15 克。

【用法】前 4 味用清水煮沸 10 ~ 15 分钟，加入红糖微火溶化后，少量频服，2

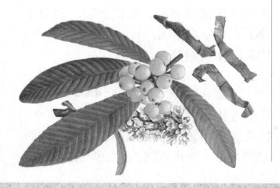

日 1 剂。

【功效】治疗小儿百日咳有良效，尤其适用于恢复期。

【来源】《四川中医》，1984（6）。

偏方 ❻ 花生茶

【配方】花生 20 克，西瓜子 15 克，红花 1.5 克，冰糖 30 克。

【用法】将西瓜子捣碎，连同红花、花生、冰糖一起放入锅内，加水烧开煮半小时，取汁代茶饮，另取花生食之。

【功效】主治小儿百日咳，症见咳嗽反复不已，入夜尤甚。

【来源】《食物疗法》。

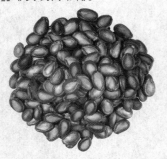

偏方 ❼ 胆汁绿豆粉

【配方】鲜猪胆汁 250 克，绿豆粉 50 克。

【用法】取鲜猪胆汁加热浓缩成膏状，入绿豆粉搅匀，烘干，粉碎成末，口服，每次 3 克，每日 2 次。

【功效】本方清热泻肺、止咳化痰，适用于小儿百日咳痉咳期（4 ～ 6 周），症见咳嗽频作，咳后有吸气性吼声，反复不已等。

【来源】民间验方。

偏方 ❽ 枇杷叶蒜汁饮

【配方】大蒜 60 克，枇杷叶 30 克，蜂蜜适量。

【用法】枇杷叶洗净去毛，煎汤。大蒜切片后加开水浸半小时，滤取蒜汁，加上枇杷叶汤和蜂蜜调服。未满 1 岁患儿 4 小时服 1 匙，5 ～ 10 岁患儿 4 小时服 3 匙，连服 1 周。

【功效】主治百日咳。

【来源】民间验方。

偏方 ❾ 蒜糖饮

【配方】大蒜 15 克，冰糖 15 克。

【用法】大蒜用冷开水浸泡 10 小时，纱布过滤取汁，加入冰糖后饮服。

【功效】清热，解毒，润肺。用于小儿百日咳初期的治疗。

【来源】民间验方。

偏方 ❿ 紫皮蒜饮

【配方】紫皮蒜 5 头，白糖适量。

【用法】紫皮蒜去皮捣烂，加白糖、凉开水浸 2 昼夜，过滤取汁去渣，日服 3 次，每次半汤匙至 1 汤匙，温开水送服。

【功效】主治小儿百日咳。

【来源】民间验方。

偏方 ⓫ 核桃粉散

【配方】干核桃 1 枚，黄酒 5 ～ 10 毫升。

【用法】干核桃微焙后研末，黄酒送服，每日 2 次。

【功效】清热泻肺，化痰止咳。适用于小儿百日咳痉咳期。

【来源】民间验方。

偏方 ⓬ 地龙鹌鹑蛋汤

【配方】白颈地龙 3 ～ 4 条，鹌鹑蛋 3 个。

【用法】将地龙水养洗净，放入打散的鹌鹑蛋中，隔水蒸熟，稍加调料后服食。

每周 2 次，1 月为 1 疗程。

【功效】本方泻肺镇咳，适用于小儿百日咳。

【来源】民间验方。

偏方 ⑬ 橘蒜饮

【配方】橘饼 1 个，紫皮蒜 1 头。

【用法】紫皮蒜、橘饼切碎，入砂锅，加水适量，文火煎煮 10 分钟，去渣取汁，加白糖适量。每日分 2 ～ 3 次服用。

【功效】主治小儿百日咳。

【来源】民间验方。

偏方 ⑭ 鸡胆汁饮

【配方】鸡胆 1 具，白糖适量。

【用法】将鸡胆里的汁挤出，加入白糖，再以开水送服。1 岁以下小儿 3 日服 1 剂，2 岁以下 2 日服 1 剂，2 岁以上每日 1 剂。

【功效】清热止咳。适用于小儿百日咳痉咳期，症见咳嗽频作、痰多而黏等。

【来源】民间验方。

偏方 ⑮ 鸡胆百合散

【配方】鸡胆 1 具，百合 10 克。

【用法】将鸡胆焙干，与百合共研细末。1 岁以内分 3 日服，1 ～ 2 岁分 2 日服，3 ～ 6 岁 1 日服，7 ～ 10 岁以上药量加倍，1 日服完。

【功效】治疗百日咳。

【来源】《浙江中医杂志》，1989（6）。

偏方 ⑯ 白菜冰糖饮

【配方】大白菜根 2 个，冰糖 30 克。

【用法】水煎服，每日 3 次。

【功效】本方宣肺化痰，适用于小儿百日咳初期（1 ～ 2 周）。

【来源】民间验方。

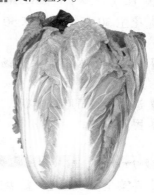

偏方 ⑰ 童便蛋清方

【配方】鸡蛋清 1 个，童便 60 毫升。

【用法】将鸡蛋清与童便搅匀，以极沸清水冲熟，顿服，每日早、晚各 1 次。

【功效】适用于小儿百日咳痉咳期。

【来源】《福建中医药》，1961（5）。

偏方 ⑱ 全蝎末方

【配方】全蝎 1 只，鸡蛋 1 个。

【用法】将全蝎炒焦研末，再将去壳熟鸡蛋蘸全蝎末食之，每日 2 次。3 岁以下酌减，5 岁以上酌增。

【功效】主治百日咳。

【来源】《浙江中医杂志》，1990（3）。

食疗药方

偏方 ⑲ 川贝米汤

【配方】米汤 500 克，川贝母 15 克，冰糖 50 克。

【用法】上 3 味隔水炖 15 分钟即成，每早、晚各服 1 次。5 岁以下小儿量酌减。

【功效】宣肺化痰。用于小儿百日咳初期。

【来源】民间验方。

偏方 ⑳ 花生芝麻汤

【配方】花生 30 克，白芝麻 50 克，蜂蜜 50 克。

【用法】3 物同放锅中加水煮汤服。每日 1 次，连服 3 ~ 5 日。

【功效】适用于百日咳恢复期。

【来源】民间验方。

偏方 ㉑ 芹菜汁

【配方】芹菜全株 500 克，盐少许。

【用法】芹菜洗净捣烂取汁，加盐，隔水温热，早晚各服 1 小杯，连服 3 ~ 5 日。

【功效】主治小儿百日咳。

【来源】民间验方。

偏方 ㉒ 冰糖鸭蛋

【配方】冰糖 50 克，鸭蛋 2 个。

【用法】用热水把冰糖搅拌溶化，待冷，打入鸭蛋，调匀，放蒸锅内蒸熟食用，每日 1 次。

【功效】益肺健脾。主治恢复期百日咳，症见阵发咳嗽渐减，回吼声亦渐消失，呕吐减少。

【来源】民间验方。

偏方 ㉓ 人参百合粥

【配方】人参（西洋参或白参）3 克，百合 15 克，大米 50 克。

【用法】人参、百合加水先煎，然后放入大米同煮为粥。每日 2 次。

【功效】本方润肺健脾，适用于小儿百日咳恢复期。

【来源】民间验方。

偏方 ㉔ 雪里蕻煮猪肚

【配方】猪肚 1 具，姜 3 片，洋葱半个，雪里蕻 30 克。

【用法】加水同煮至猪肚烂熟，加盐少许即可。每日 1 次，连汤吃 1/3 个猪肚，连吃 15 日。

【功效】适用于体质虚弱之百日咳患儿。

【来源】民间验方。

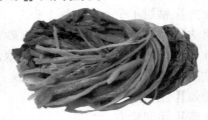

偏方 ㉕ 鱼腥草绿豆羹

【配方】绿豆 60 克，鲜鱼腥草 30 克，冰糖 15 克。

【用法】将鱼腥草、绿豆、冰糖放在锅中加水煮成羹。每日 2 次。

【功效】清热、润肺、止咳，适用于小儿百日咳初咳期。

【来源】民间验方。

偏方 ㉖ 金钱草蛋方

【配方】鸡蛋 1 枚，金钱草 30 克，蜂蜜 60 克。

【用法】水煎金钱草取浓汁，趁沸时冲鸡蛋，调入蜂蜜，搅匀顿服。每日 3 次。

【功效】主治小儿百日咳。

【来源】民间验方。

偏方 ㉗ 核桃仁炖梨

【配方】核桃仁 30 克，冰糖 30 克，梨 100 克。

【用法】3 物共捣烂，入砂锅，加水适量，文火煎煮取汁。每次服 1 汤匙，日服 3 次。

【功效】主治小儿百日咳。

【来源】民间验方。

中草药方

偏方 ❶ 萝卜叶茶

【配方】干萝卜叶 30 ~ 60 克。

【用法】水煎，入保温瓶中，代茶频饮。

【功效】本方理气消积,适用于伤食泄泻。

【来源】民间验方。

偏方 ❷ 车前子茶

【配方】车前子 10 克，红茶 3 克。

【用法】上 2 味以沸水冲泡，加盖焖 10 分钟即可饮用。

【功效】清热利水，化湿止泻。尤适于小儿泄泻。

【来源】民间验方。

偏方 ❸ 龙眼姜汤

【配方】龙眼 15 粒，生姜 3 片。

【用法】上药水煎，服龙眼喝汤。

【功效】温中健脾，适用于小儿脾虚泄泻。

【来源】民间验方。

偏方 ❹ 苦瓜根饮

【配方】鲜苦瓜根 30 克。

【用法】将上药切为粗末，水煎取汁，代茶饮。亦可加冰糖调饮。

【功效】清热止泻。适用于小儿夏季泄泻。

【来源】民间验方。

偏方 ❺ 醋茶方

【配方】红茶（绿茶也可）10 克，米醋少许。

【用法】用沸水冲泡浓茶 1 杯，或茶叶煎浓汁，加入米醋少许即可。

【功效】本方清热利湿止泻，适用于小

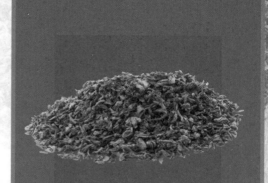

26 种偏方治疗 小儿泄泻

泄泻是以大便次数增多、粪质稀薄或如水样为主症的一种肠道疾病，为小儿最常见的疾病之一，年龄越小，发病率越高。小儿脏腑娇嫩，脾胃虚弱，无论是感受外邪、内伤乳食或是脾肾虚寒，均可能导致脾胃功能失常而发生泄泻。发病后，如不及时治疗，易耗伤气液。如治疗失当，可出现伤阴、伤阳或阴阳两伤的危象。迁延不愈者，易导致营养不良，影响生长发育。

小儿得此病后，应注意控制饮食。轻症患儿，宜适当减少乳食，缩短喂奶时间和延长喂奶间隔。重症患儿，初起须禁食 8 ~ 12 小时，随着病情的好转，才逐渐恢复成母乳或米汤等易于消化的食物，特别要注意少吃油腻食品。如患者是婴幼儿，应勤换尿布，保持皮肤干燥清洁。每次大便后，宜用温水清洗臀部，并扑上滑石粉，以免发生红臀。

儿泄泻、口干口渴等。

【来源】民间验方。

偏方 ❻ 蜂蜜石榴皮汤

【配方】番石榴 2 ~ 3 只，蜂蜜少许。

【用法】取番石榴果皮，加水 800 毫升，煎至 400 毫升，去渣，冲入蜂蜜调味。每日分 2 ~ 3 次服用。

【功效】调理脾胃，收敛止泻。

【来源】民间验方。

偏方 ❼ 红枣生姜茶

【配方】红枣（炒焦）10 枚，生姜（炒）30 克。

【用法】水煎，代茶饮。

【功效】温中健脾，可止小儿泄泻。

【来源】民间验方。

偏方 ❽ 山药粉饮

【配方】山药粉 15 克。

【用法】山药粉加水 200 毫升，煮成 100 毫升。每日分 3 次服。

【功效】益气健脾。适用于消化不良之腹泻。

【来源】民间验方。

偏方 ❾ 山药糯米散

【配方】糯米 500 克，山药 50 克。

【用法】分别炒熟后，研末和匀。每日早晨取半碗，加白糖 2 匙，开水调服。

【功效】和中健脾。适用于脾胃虚寒，久泻食减。

【来源】民间验方。

偏方 ❿ 炒黄面

【配方】白面 500 克。

【用法】炒令焦黄，每日空腹温水调服 1 匙。

【功效】和中健脾。适用于小儿泄泻。

【来源】民间验方。

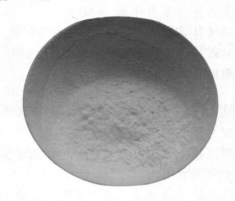

偏方 ⓫ 焦米粉

【配方】陈仓米适量。

【用法】陈仓米磨粉后炒焦，每服 3 ~ 6 克，每日服 3 次。

【功效】和中健脾。用于小儿风寒泄泻，症见泄泻清稀、肠鸣腹痛、恶寒发热等。

【来源】民间验方。

食疗药方

偏方 ⓬ 萝卜粥

【配方】白萝卜 100 克，大米 50 克。

【用法】将萝卜洗净，切碎，捣汁去渣。与大米同入铝锅内，加水适量，置武火上烧沸，用文火熬成粥即可。

【功效】消食利嗝，化痰止咳。适用于咳喘多痰、伤食腹泻等症。

【来源】民间验方。

偏方 ⓭ 羊骨粥

【配方】羊骨 1000 克左右，大米 60 克，细盐少许，葱白 2 茎，生姜 3 ~ 5 片。

【用法】取新鲜羊骨，洗净捣碎，加水煎汤。然后取汤代水，加米煮粥。待粥将成时，加入细盐、生姜、葱白，稍煮二三沸。供秋、冬季早晚餐温热空腹食用为宜，10 ~ 15 日为 1 疗程。

【功效】强筋骨，健脾胃。适用于小儿久泻。

【来源】民间验方。

【注意】感冒发热期间宜停服。

偏方 ⑭ 栗子粥

【配方】栗子粉 15 克，糯米 30 克，红糖少许。

【用法】先煮糯米至将熟，加入栗子粉，用文火煮至粥面上有粥油为度。加入红糖和匀，温热服食。早、晚各 1 次。

【功效】适用于小儿脾虚泄泻。

【来源】民间验方。

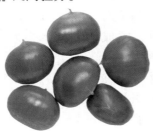

偏方 ⑮ 扁豆山药粥

【配方】山药 30 克，炒白扁豆 30 克，大米 50 克。

【用法】3 味煮粥服食，每日 1 次。

【功效】健脾益胃。适用于小儿脾虚胃弱、食少久泻。

【来源】民间验方。

偏方 ⑯ 猪肚粥

【配方】猪肚 1 具（约 500 克），大米 500 克。

【用法】先将猪肚洗净，煮熟后切成细丁备用。将大米淘洗干净，煮开后投入猪肚丁，搅匀同煮。煮至烂熟，即可食用。

【功效】补益脾胃。适宜于小儿病后虚弱、脾虚泄泻等症。

【来源】民间验方。

偏方 ⑰ 赤小豆山药粥

【配方】赤小豆、山药各 20 克，白糖少许。

【用法】鲜山药去皮切片。赤小豆洗净放锅内，加水适量，置武火上烧沸，再用文火熬煮至半熟，加入山药、白糖，继续煮熟即可。

【功效】清热利湿，止泻。可用于小儿泄泻的辅助治疗。

【来源】民间验方。

偏方 ⑱ 白茯苓粥

【配方】白茯苓粉 5 克，大米 50 克，胡椒、盐、味精各少许。

【用法】将大米淘洗干净，连同白茯苓粉放入铝锅内，将锅置炉上。先用武火烧沸，后用文火煎至米烂成粥，放入调料即成。

【功效】健脾利湿。适用于小儿泄泻、浮肿、肥胖等症。

【来源】民间验方。

偏方 ⑲ 红枣粥

【配方】红枣 10 ~ 15 枚，大米 30 ~ 60 克。

【用法】红枣洗净，与米同置锅内，加水 400 毫升，煮至大米开花，表面有粥油即成。每日早、晚温热服。

【功效】主治小儿脾虚泄泻。

【来源】民间验方。

【注意】痰湿、中满、痔疾、齿病及实热证忌食。

偏方 20 荔枝粥

【配方】干荔枝肉 50 克，山药、莲子各 10 克，大米 50 克。

【用法】将前 3 味加水煮至软烂时，再加淘净的大米，煮成粥。每晚食用。

【功效】温肾健脾，固肠止泻。适用于小儿五更泻。

【来源】民间验方。

偏方 21 健脾莲桃糊

【配方】莲子、核桃仁各 30 克，黑豆、山药各 15 克。

【用法】分别研成粉末，每次按食量取粉煮成糊状食用，可加盐或糖调味。煮时也可加适量大米粉或面粉，使糊更黏稠。

【功效】本方补肾健脾敛汗，适用于小儿脾虚泄泻、盗汗。

【来源】民间验方。

偏方 22 藕粉羹

【配方】藕粉 30 克。

【用法】上药加水 120 毫升，煮成 100 毫升。每日分 3 次食。可加少许糖调味。

【功效】补脾胃。适用于婴幼儿腹泻。

【来源】民间验方。

偏方 23 韭菜汁

【配方】韭菜连根 250 克。

【用法】将韭菜洗净捣汁，温开水冲饮适量，每日 3 次。

【功效】本方温中止泻。适用于小儿泄泻的辅助治疗。

【来源】民间验方。

偏方 24 烤香蕉

【配方】香蕉 1 ~ 2 只。

【用法】把香蕉放于炉火上，像烤馒头片一样烤热。每次 1 ~ 2 只，每日吃 3 次。

【功效】适用于小儿感受风寒引起的腹泻。症见泄泻清稀、肠鸣腹痛等。

【来源】民间验方。

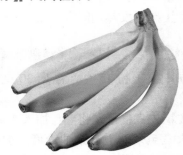

偏方 25 莲粉汤

【配方】去心莲子 20 克，白糖适量。

【用法】将莲子研末，加米汤或开水 200 毫升，煮成 150 毫升，加白糖，每日分 3 次服食。

【功效】本方滋补脾胃，适用于婴幼儿脾胃虚弱引起的腹泻。

【来源】民间验方。

偏方 26 莲子炖猪肚

【配方】去心莲子 40 粒，猪肚 1 具。

【用法】先将猪肚洗净，装入水发莲子，用线缝合，加清水炖熟透，捞出晾凉。猪肚切成丝，同莲子放入盘中，用适量调料拌匀即成。

【功效】健脾益胃，补虚益气。适用于小儿泄泻、消瘦、水肿等症。

【来源】民间验方。

中草药方

偏方 ❶ 蒲公英煎剂

【配方】鲜蒲公英30～60克,白糖30克。

【用法】将鲜蒲公英洗净和白糖同放药罐内,加水300～400毫升,文火煎煮15分钟左右,用干净纱布过滤,取药液分早、晚2次服。

【功效】主治小儿流行性腮腺炎。

【来源】《河北中医》,1985(3)。

偏方 ❷ 板蓝根柴胡煎

【配方】板蓝根30克,柴胡6克,甘草3克。

【用法】上药水煎服,每日1剂。

【功效】清热解表,消肿解毒。主治流行性腮腺炎。

【来源】民间验方。

偏方 ❸ 黄花菜饮

【配方】鲜黄花菜根60克,冰糖适量。

【用法】上药水煎分2次服下,每日1剂。

【功效】主治流行性腮腺炎。

【来源】民间验方。

偏方 ❹ 荸荠鲜藕煎

【配方】荸荠、鲜藕各100克,茅根30克。

【用法】上药水煎服,每日1剂。

【功效】凉血消肿,清热生津。主治流行性腮腺炎。

【来源】民间验方。

偏方 ❺ 苦瓜茶

【配方】鲜苦瓜1只,茶叶适量。

【用法】苦瓜截断去瓤,纳入茶叶,再接合,阴干。每用6克,沸水冲泡,当茶饮。

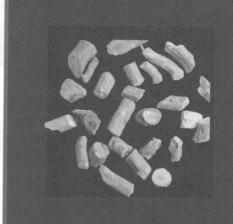

24 种偏方治疗 流行性腮腺炎

腮腺炎是由腮腺炎病毒所引起的一种急性传染病,古称"痄腮",西医称"流行性腮腺炎"。本病发病急骤,以发热、腮部肿胀疼痛为特征,通过飞沫传播,一年四季均可发生,冬春两季易于流行。学龄儿童发病率高,2岁以下少见,一般预后良好。患本病后,可获终身免疫。

多数患儿在发病前无特殊感觉,少数患儿有发热、食欲减退、咽痛等先兆症状,重者有恶寒、高热、头痛、呕吐等全身不适。腮肿先见于一侧,1～2天波及对侧,也有两侧同时发病者。肿胀多在2～3天内达到高峰,发热、头痛随腮部肿大而明显,肿胀部位酸痛拒按,妨碍张口和咀嚼,病程可持续10天左右。

患儿在发热、腮腺肿胀期间,饮食以流质、半流质为主,如藕粉、米汤、梨汁、绿豆粥、赤豆粥等。

【功效】疏风清热，散结消肿。主治流行性腮腺炎属瘟毒在表者。

【来源】民间验方。

偏方 ❻ 绿豆甘草茶

【配方】绿豆粉 50 克，甘草 15 克，绿茶 2 克。

【用法】前 2 味加水 500 毫升，煮沸 4 分钟，加入绿茶即可，分 3 次温服。急需时用连皮生绿豆粉，开水冲泡，每日服 1 剂。

【功效】主治流行性腮腺炎。

【来源】民间验方。

偏方 ❼ 板蓝根饮

【配方】板蓝根 15 ~ 30 克，白糖适量。

【用法】板蓝根水煎服，调入白糖，每日 1 剂，至腮腺消肿为止。

【功效】清热解毒，软坚消肿。主治流行性腮腺炎。

【来源】民间验方。

偏方 ❽ 绿豆银花饮

【配方】绿豆、金银花各 100 克。

【用法】上物水煎服，4 小时后服第 2 次。

【功效】本方清热解毒，主治流行性腮腺炎。

【来源】民间验方。

偏方 ❾ 茅根竹叶饮

【配方】苦竹叶、白茅根各 30 克，桑叶、菊花各 5 克，薄荷 3 克，白糖 20 克。

【用法】将药物放在杯内，开水浸泡 10 分钟，或在火上煎煮 5 分钟，入糖即成。频频服饮。

【功效】主治病情较轻之流行性腮腺炎，症见腮部发酸肿胀、咀嚼不便等。

【来源】民间验方。

偏方 ❿ 蒲公英茶

【配方】野菊花、山豆根、蒲公英各 90 克（9 岁以下，三药各为 30 克。）

【用法】上 3 味加水煎汁，代茶饮。每日 1 剂，不拘时服。

【功效】清热解毒，软坚消肿。主治流行性腮腺炎引发的高热、头痛、烦躁口渴等症。

【来源】《河南省秘验单方集锦》。

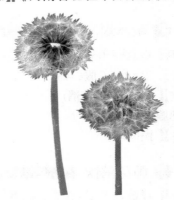

偏方 ⓫ 板蓝根夏枯草饮

【配方】板蓝根 30 克，夏枯草 20 克，白糖适量。

【用法】将板蓝根、夏枯草水煎加糖。每次 10 ~ 20 毫升，每日 3 次。

【功效】清热解毒，凉血散结。主治流行性腮腺炎，症见高热头痛、口渴欲饮、腮部漫肿、咽红肿痛等。

【来源】民间验方。

食疗药方

偏方 ⓬ 双豆粥

【配方】绿豆 120 克，黄豆 60 克，白糖

30克。

【用法】前2物淘净加水，煎至豆烂熟，加入白糖搅匀食用。可分2～3次食用，连服数剂。

【功效】清热解毒，软坚消肿。主治流行性腮腺炎，症见头痛、腮部漫肿、灼热疼痛、咽部红肿等。

【来源】民间验方。

偏方 ⑬ 枸杞菜鲫鱼汤

【配方】鲫鱼1条，枸杞菜连梗500克，陈皮5克，姜2片。

【用法】将鲫鱼收拾干净，与后3味同下锅，用水煮汤饮。

【功效】清热解毒，凉血散结。主治流行性腮腺炎。

【来源】民间验方。

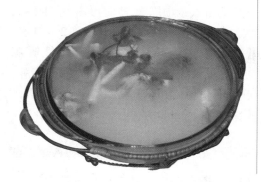

偏方 ⑭ 牛蒡粥

【配方】牛蒡根30克（或牛蒡子打碎20克），大米100克。

【用法】牛蒡根（或牛蒡子）煎汁去渣，取100毫升，大米煮粥，入牛蒡汁，调匀，加白糖适量调味。日服2次，温服。

【功效】疏风散热，解毒消肿。主治流行性腮腺炎轻症。

【来源】民间验方。

【注意】小儿气虚、腹泻者慎用。

偏方 ⑮ 白头翁煮蛋

【配方】鲜白头翁果20枚，鸡蛋3个。

【用法】先将白头翁果煮沸后，再将鸡蛋打入药中，勿搅动，以免蛋散。蛋熟后捞出，撇出药渣，吃蛋喝汤，微微出汗更佳。

【功效】本方清热、解毒、消肿，主治流行性腮腺炎。

【来源】民间验方。

偏方 ⑯ 绿豆菜心饮

【配方】生绿豆60克，白菜心2～3个。

【用法】将生绿豆置小锅内煮至将熟时，入白菜心，再煮约20分钟，取汁顿服。1日1～2次。

【功效】清热解毒，散结消肿。主治流行性腮腺炎。

【来源】民间验方。

偏方 ⑰ 市耳鸡蛋饮

【配方】鸡蛋1个，木耳15克。

【用法】将鸡蛋打破，木耳晒干研末，共调拌匀，1日分2～4次服。

【功效】本方疏风清热、消肿散结，主治流行性腮腺炎，症见畏寒、发热、头痛、耳下腮部酸痛、咀嚼不便等。

【来源】《偏方大全》。

偏方 ⑱ 银花赤豆羹

【配方】金银花10克，赤小豆30克。

【用法】金银花用纱布包裹，与赤小豆共煮至熟烂，吃豆羹。

【功效】辛凉解表，清热散结。主治流行性腮腺炎病情较轻者，症见腮部一侧或两侧发酸肿胀、纳食稍减、咀嚼不便等。

【来源】民间验方。

外敷外用方

偏方 ⑲ 侧柏蛋清外敷方

【配方】鲜侧柏叶、鸡蛋清各适量。

【用法】鲜侧柏叶洗净捣烂，加鸡蛋清调成泥状外敷患处，每日换药 2 次。

【功效】主治流行性腮腺炎，症见发热、头痛、轻咳、一侧或两腮肿胀疼痛等。

【来源】《中医草药简便验方汇编》。

偏方 ⑳ 地龙糖浆

【配方】地龙 20 ~ 30 条，白糖 30 克。

【用法】将地龙洗净肚内泥土，置玻璃杯内，加入白糖腌渍，约 50 分钟后逐渐分泌出白黄色黏液，然后以玻璃棒用力搅拌，即成糊状棕灰色的地龙糖浆。将之直接涂于肿胀处，再用湿纱布覆盖固定，每日涂药 3 ~ 4 次。

【功效】主治流行性腮腺炎。

【来源】《乡村医学》，1985（4）。

偏方 ㉑ 蛋清二叶方

【配方】鸡蛋 2 个，鲜松叶 25 克，大青叶 20 克。

【用法】先将 2 叶加水煎至 45 毫升，再加入鸡蛋清，搅匀装瓶，涂患处，每日 3 次。

【功效】本方具有疏风清热、消肿散结

之功效，主治流行性腮腺炎。

【来源】《家用鱼肉禽蛋治病小窍门》。

偏方 ㉒ 豆根酒外用方

【配方】山豆根 15 克，白酒适量。

【用法】山豆根洗净，捣烂，加水、酒各半炖取浓汁，外敷于患处，每日换药 2 ~ 3 次，连敷数日，以愈为度。

【功效】本方清热解毒、软坚消肿，主治流行性腮腺炎，症见腮部肿痛、高热、头痛、烦躁口渴等。

【来源】民间验方。

偏方 ㉓ 白芥子酒外用方

【配方】白芥子 150 克，白酒 250 毫升。

【用法】白芥子装入纱布袋中，加白酒，在砂锅中煮沸后即可。用煮熟的白芥子包，热熨患部及颈项周围，冷时再热，每日 2 ~ 4 次，内服酒液每次 5 毫升，每日 2 ~ 3 次。

【功效】主治热毒蕴结型流行性腮腺炎，症见头痛、腮部灼热疼痛、咽部红肿、咀嚼不便等。

【来源】民间验方。

偏方 ㉔ 仙人掌外敷方

【配方】仙人掌 250 克，生石膏 100 克。

【用法】上 2 味混合捣成糊状，外敷局部，药干即换。药外可放一塑料薄膜或菜叶，以防因药物水分蒸发过快变干。

【功效】清热解毒，消肿散结。主治流行性腮腺炎。

【来源】民间验方。

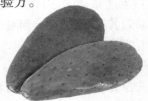

中草药方

偏方 ❶ 复方鸡蛋油

【配方】香油 50 克，鲜鸡蛋 1 个，鸡蛋壳 7 个，五倍子 10 克，冰片 5 克。

【用法】把香油倒入小锅内加热，打入鸡蛋，炸黄后取出，油凉后倒入小碗里。将五倍子和鸡蛋壳放入锅内焙黄，研为末，把冰片研碎，同放在鸡蛋油里即成。用时，取一块干净白布条卷在食指上，蘸少许鸡蛋油抹在患处，每日 2 次。

【功效】主治虚火上炎型口疮。

【来源】《偏方大全》。

偏方 ❷ 西瓜白糖饮

【配方】西瓜 1 个，白糖适量。

【用法】将西瓜瓤去子，切成小条，曝晒至半干，加白糖腌渍，再曝晒至干，加白糖少许食用，可常食。

【功效】本方清热凉血、泻火通便，主治心脾积热型口疮，伴发热烦躁、口臭流涎等症。

【来源】《常见病饮食疗法》。

偏方 ❸ 茄子地丁汁

【配方】新鲜茄子蒂 14 个，蒲公英 20 克，黄酒适量。

【用法】上药水煮取汁，加黄酒冲服。

【功效】本方有滋阴降火之功效，主治虚火上炎型口疮。

【来源】民间验方。

偏方 ❹ 黄花菜蜂蜜饮

【配方】黄花菜 50 克，蜂蜜 50 克。

【用法】先用黄花菜煎汤半杯，再加蜂

12 种偏方治疗 小儿口炎

口炎是指口腔黏膜的炎症，多由病毒、细菌、真菌或螺旋体感染引起。本病多见于婴幼儿。可单独发生，亦可继发于全身疾病如急性感染、腹泻、营养不良、久病体弱等。如病变仅局限于舌、牙龈、口角亦可称为舌炎、牙龈炎或口角炎。口炎的种类很多，常见的有鹅口疮、疱疹性口炎（口疮）、溃疡性口炎等。

口炎患儿应以高热量、高蛋白、含丰富维生素的温凉流质或半流质为宜，对由于口腔黏膜糜烂、溃疡引起疼痛影响进食者，应避免摄入刺激性食物。对不能进食者，应予肠道外营养，以确保能量与水分供给。患儿使用的食具应煮沸消毒或高压灭菌消毒。体温过高时，给予松解衣服，置冷水袋、冰袋等物理降温措施，必要时可予药物降温。同时做好局部皮肤护理。

蜜调匀，缓缓服用，每日分 3 次服完，连服 4 ~ 6 剂。

【功效】主治小儿积热所致口疮。

【来源】《常见病饮食疗法》。

偏方 ❺ 金花酒

【配方】黄柏 90 克，黄连 15 克，栀子 30 克，糯米酒 500 毫升。

【用法】前 3 味用酒煎数沸，去渣，候凉备用。每次 5 毫升，不拘时候，以愈为止。

【功效】清热凉血。主治由血热引发的小儿口疮。

【来源】《景岳全书》。

偏方 ❻ 香油方

【配方】香油、盐水各适量。

【用法】用香油数十滴，冲化于1汤匙的盐水中，每次滴入口内4～5滴，每日10余次。

【功效】本方滋阴降火，主治虚火上炎型口疮，伴神疲颧红、口干口渴等。

【来源】《巧吃治百病》。

外敷外用方

偏方 ❼ 茶叶含漱方

【配方】茶叶5克。

【用法】茶叶开水冲泡，加盖，待温。含漱，每日10余次，以愈为度。

【功效】主治虚火上炎型口疮。

【来源】民间验方。

偏方 ❽ 硫黄敷贴方

【配方】生硫黄末15克。

【用法】生硫黄末加适量水调成糊状，捏成小饼，分别贴于手心（劳宫穴）和足心（涌泉穴），绷带固定，愈即取下。

【功效】主治鹅口疮。

【来源】民间验方。

偏方 ❾ 吴茱萸醋涂方

【配方】吴茱萸30克，醋30毫升。

【用法】将吴茱萸研成细粉，用醋调成糊状，涂两足心涌泉穴，每日1次。

【功效】主治鹅口疮。

【来源】民间验方。

偏方 ❿ 药草糯米方

【配方】天青地白全草、糯米各适量。

【用法】将天青地白全草洗净切碎，与糯米拌匀，加适量冷开水，捣烂取汁，用干净细布将药汁轻涂于患处，每日涂数次。

【功效】主治鹅口疮。

【来源】《湖南中医杂志》，1990（5）。

偏方 ⓫ 三子敷贴方

【配方】莱菔子、白芥子、地肤子各10克，食醋适量。

【用法】前3味以文火用砂锅炒至微黄，研成细末，调醋成膏状，涂于2厘米见方纱布或白布上，膏厚2毫米，1厘米见方，贴于患儿足心稍前涌泉穴处，胶布固定，每日1次，连用3～5日。

【功效】主治鹅口疮。

【来源】民间验方。

偏方 ⓬ 猪胆汁涂擦方

【配方】鲜猪胆汁适量，芍药20克，大黄10克，黄连15克。

【用法】后3味研成细末，取适量以鲜猪胆汁调成糊状，涂于小儿囟门处，每日换1次，以愈为度。

【功效】主治鹅口疮。

【来源】民间验方。

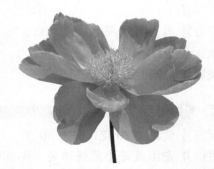

中草药方

偏方 ❶ 玉竹茶

【配方】玉竹 50 克。

【用法】水煎代茶饮，每日 1 剂。

【功效】主治小儿遗尿。

【来源】民间验方。

偏方 ❷ 柿蒂茶

【配方】柿蒂 12 克。

【用法】水煎代茶饮，每日 1 剂。

【功效】主治小儿脾肺气虚所致遗尿。

【来源】民间验方。

偏方 ❸ 缩尿茶

【配方】乌药叶不拘量。

【用法】水煎绞浓汁，代茶饮。每日 1 剂，不拘时。

【功效】主治小儿睡中遗尿，兼见腰膝酸软、小便频数、肢冷恶寒等症。

【来源】《本草纲目》。

【注意】晚饭后不能饮服。

偏方 ❹ 韭菜根饮

【配方】韭菜根 25 克。

【用法】将韭菜根洗净后，放入干净纱布中绞取汁液，煮开温服。每日 2 次，连服 10 日。

【功效】主治小儿肺脾气虚所致遗尿。

【来源】民间验方。

偏方 ❺ 葡萄糯米酒

【配方】葡萄干末 250 克，红曲 1250 克，糯米 1250 克。

【用法】将糯米煮熟，候冷，入红曲与

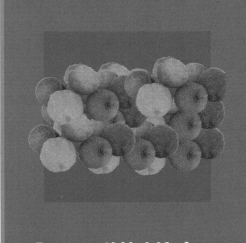

47 种偏方治疗
小儿遗尿

遗尿症，俗称"尿床"，是指 3 周岁以上的小儿，睡眠中小便自遗或白天不自主排尿的一种病症。3 岁以下的婴幼儿，由于智力发育不完善，排尿的正常习惯尚未养成或贪玩少睡，精神过度疲劳，可引起暂时遗尿，但不属于病态。

遗尿的特点是不自主地排尿，常发生在夜间熟睡时，有时在梦中排尿。轻者数夜 1 次，重者 1 夜数次。遗尿可时消时现，若长期不愈，患儿易产生自卑感，进一步影响智力、体格发育。

对于遗尿的预防，在明确诊断、排除其他器质性病变以后，首先应耐心教育，鼓励患儿消除怕羞、自卑等精神因素，教育患儿白天不宜过度玩耍，以免疲劳贪睡而致尿床。每日晚饭后注意控制饮水量，并在临睡前提醒患儿排尿，睡后按时唤醒排尿 1 ~ 2 次，从而逐渐养成能自行排尿的习惯。

葡萄末、水，搅令匀，入瓮盖覆，候熟。随量温饮，不拘时候。

【功效】 主治睡中遗尿、小便黄臊等症。

【来源】 《古今图书集成》。

偏方 ❻ 甘草茶

【配方】 甘草 1 克。

【用法】 水煎代茶饮，每日 1 剂。

【功效】 本方培元益气，主治小儿脾虚遗尿。

【来源】 民间验方。

偏方 ❼ 蚕茧梅枣方

【配方】 蚕茧 20 个，红枣 10 枚，乌梅（青梅）6 克，白糖 50 克。

【用法】 上药水煎服。每日下午 4 时前服完，连服 10 日。

【功效】 主治小儿湿热所致遗尿。

【来源】 民间验方。

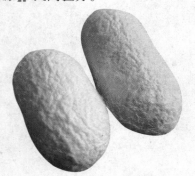

偏方 ❽ 益智缩尿茶

【配方】 益智仁 6 克，金樱子 6 克，乌药 5 克。

【用法】 上 3 味加水 1 碗，煎成半碗。每日 1 剂，代茶徐徐服完。

【功效】 本方温补肾阳，主治小儿肾虚遗尿。

【来源】 民间验方。

偏方 ❾ 核桃碎拌蜂蜜

【配方】 蜂蜜 40 克，核桃肉 100 克。

【用法】 将核桃肉放锅内干炒至焦，取出晾凉、研碎，调入蜂蜜，温开水冲服。

【功效】 本方适用于小儿久咳引起的遗尿、气喘。

【来源】 《蜂产品治百病》。

偏方 ❿ 桂末鸡肝丸

【配方】 肉桂适量，雄鸡肝 1 具。

【用法】 2 味等量，捣烂后制丸如绿豆大，温汤送下。每服 2 ~ 4 克，每日 3 次。

【功效】 温补脾肾。适用于小儿遗尿。

【来源】 民间验方。

偏方 ⓫ 鸡肝散

【配方】 公鸡肝脏 1 具。

【用法】 将肝脏洗净，烧成灰，小米汤送服，每日 1 剂。

【功效】 主治小儿遗尿。

【来源】 民间验方。

偏方 ⓬ 焦核桃蜜

【配方】 核桃仁 100 克，蜂蜜 15 克。

【用法】 将核桃仁放在锅内干炒至焦，取出晾干调蜂蜜吃。

【功效】 主治小儿久咳引起的遗尿。

【来源】 民间验方。

偏方 ⓭ 内金猪脬散

【配方】 鸡内金 1 个，猪脬 1 具。

【用法】 将鸡内金及猪脬分别洗净，晒干，用文火焙至干黄，捣碎研末。每晚临睡前用白开水冲服 10 ~ 15 克。

【功效】 涩精缩尿。可辅助治疗小儿遗尿。

【来源】 民间验方。

偏方 ⑭ 山药散

【配方】炒山药适量。

【用法】山药研末备用。每日服 3 次，每次 6 克，用温开水冲服。

【功效】主治小儿遗尿症。

【来源】《四川中医》，1983（2）。

偏方 ⑮ 炒白果方

【配方】白果 5 ~ 7 粒。

【用法】白果去掉外壳及芽心，用文火炒香炒熟。直接将炒过的白果放嘴里细细嚼碎，慢慢咽下。每日 2 次，以愈为度。

【功效】治疗小儿遗尿。

【来源】民间验方。

偏方 ⑯ 醋炒益智仁

【配方】益智仁 9 克，醋适量。

【用法】醋炒益智仁，研细末，分 3 次开水冲服。连用 6 ~ 7 日。

【功效】主治小儿睡中遗尿，小便黄臊。

【来源】民间验方。

偏方 ⑰ 蟋蟀面

【配方】公蟋蟀数只，黄酒适量。

【用法】将蟋蟀焙干研细末，黄酒送服，每日 1 剂，分 3 次服。

【功效】主治小儿遗尿。

【来源】民间验方。

食疗药方

偏方 ⑱ 麻雀糯米粥

【配方】麻雀 5 只（最好在 11 月至次年 2 月间捉取），糯米 100 克，葱白 3 段。

【用法】麻雀去毛及内脏洗净，炒熟，入白酒 20 毫升稍煮，加水适量，入糯米 100 克，粥成加入葱白，再煮 1 ~ 2 沸即可，每日食 2 次。

【功效】主治小儿肾气不足所致遗尿，兼见神疲乏力、肢凉怕冷、腰腿酸软等症。

【来源】民间验方。

偏方 ⑲ 枸杞羊肾粥

【配方】枸杞子 250 克，羊肾 1 具，羊肉 60 克，葱白 2 茎，盐少许，大米 50 ~ 100 克。

【用法】先将羊肾剖开后洗净，去内膜，切细，再把羊肉洗净后切碎，用枸杞子煎汤后去渣，入羊肾、羊肉、葱白、大米一同熬粥，粥成后加盐少许，当早餐食之。

【功效】温补肾阳，固摄下元。主治小儿睡中遗尿，兼面色苍白、智力迟钝、腰膝酸软等症。

【来源】《饮膳正要》。

偏方 ⑳ 山茱萸粥

【配方】山茱萸 15 ~ 20 克，大米 30 ~ 60 克，白糖适量。

【用法】先将山茱萸洗净，去核，与大米同煮粥。将成时，加入白糖稍煮即可。

【功效】补益肝肾。适用于小儿遗尿、小便频数、虚汗不止等。

【来源】民间验方。

偏方 ㉑ 狗肉粥

【配方】狗肉 100 克，大米 150 克。

【用法】将狗肉洗净，切成碎末备用。将大米淘洗干净，放入锅中，加水煮之。待半熟时，加入狗肉末搅匀，煮烂，即可食用。

【功效】 健脾补肾。适用于小儿遗尿。

【来源】 民间验方。

偏方 22 核桃芡实粉粥

【配方】 芡实粉30克,核桃仁15克(打碎),红枣5~7枚(去核)。

【用法】 芡实粉先加凉开水打糊,再加滚开水搅拌。然后加入核桃仁、红枣肉,煮成糊粥,加糖。不拘时服用。

【功效】 主治小儿遗尿。

【来源】 民间验方。

偏方 23 附子牛肉汤

【配方】 牛肉100克,附子9克,黄酒、盐各适量。

【用法】 牛肉切小块,与附子同入锅内。加入黄酒,不必放水,用文火煮8~10个小时。然后滤取牛肉汁,加盐,临睡前温服。牛肉在第2天早晨可以当菜吃。此法宜在冬季服用,可以连服3个月。

【功效】 主治脾肾虚弱所致的遗尿,症见精神疲乏、面色苍白、肢凉怕冷。

【来源】 民间验方。

【说明】 附子是一味常用中药,中药店有售,购买时以黄厚者为佳。

偏方 24 荔枝枣泥羹

【配方】 红枣、荔枝各10枚。

【用法】 红枣加水煮熟后,去皮去核,捣成泥。荔枝去壳及核后,将荔枝肉与枣肉入锅,加水煮汤汁半碗,加热熬至汤浓稠即可食用。

【功效】 补脾生血。可辅助治疗小儿遗尿、食欲不振等。

【来源】 民间验方。

偏方 25 乌梅蚕蛹汤

【配方】 蚕蛹20粒,乌梅3克,白糖适量。

【用法】 前2味加水适量煮汤,入白糖调味。每日分2次饮汤食蚕蛹。

【功效】 补肾止遗。适用于小儿遗尿。

【来源】 民间验方。

偏方 26 乌龟肉汤

【配方】 乌龟肉250克。

【用法】 加适量水煮烂,盐调味。佐餐食用。

【功效】 本方滋阴补血,可辅助治疗小儿遗尿和身体虚弱。

【来源】 民间验方。

偏方 27 雀儿药粥

【配方】 麻雀5只,菟丝子40克,覆盆子、枸杞子各20克,大米60克,盐、葱、姜各适量。

【用法】 先将菟丝子、覆盆子、枸杞子一同放入砂锅中,加水煎煮取汁,另将麻雀去毛与内脏,洗净后用酒炒之,然后连同大米一起入以上药汁之中熬粥,使粥将成时入葱、姜、盐,继续熬至粥成,即可食之。

【功效】 主治小儿肾虚所致遗尿,肢冷恶寒。

【来源】《太平圣惠方》。

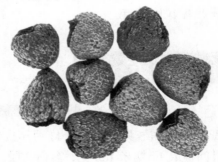

偏方 28 白果覆盆猪脬汤

【配方】白果 5 枚，覆盆子 10 克，猪脬 100 克。

【用法】白果炒熟去壳，猪脬洗净，切成小块。上物共放锅内，加清水适量煮至熟透。调味后吃肉饮汤。

【功效】本方固摄小便，适用于小儿遗尿。

【来源】民间验方。

偏方 29 龙骨蛋汤

【配方】龙骨 50 克，鸡蛋 1 个。

【用法】先煎龙骨，去渣，打入鸡蛋煎熟。吃蛋喝汤，睡前服。每日 1 剂，10 日为 1 疗程。

【功效】主治小儿遗尿症。

【来源】《广西中医药》，1987（2）。

偏方 30 荔枝炖猪脬

【配方】猪脬 1 具，荔枝肉 50 克，糯米适量。

【用法】将荔枝肉、糯米装入洗净的猪脬内，煮熟食，连用 3 剂，每日 1 次。

【功效】本方泻肝清热，主治小儿睡中遗尿，兼见性情急躁、面赤唇红等症。

【来源】民间验方。

偏方 31 韭菜子面饼

【配方】韭菜子、白面各适量。

【用法】将韭菜子研成细粉，和入白面少许，蒸饼食。

【功效】温补肾阳，固摄下元。主治小儿遗尿，兼见腰膝酸软、肢冷恶寒等症。

【来源】《巧吃治百病》。

偏方 32 红枣甜茶

【配方】红枣 10 枚，绿茶 5 克，白糖 10 克。

【用法】茶叶用开水冲泡 5 分钟。红枣洗净掰开，放入茶缸内，加水 200 毫升，煮沸 10 分钟。倒入茶汁，加入白糖，混匀，饮汤吃枣。每日 1 剂，连服数日。

【功效】健脾和胃，醒脑提神。可辅助治疗小儿遗尿。

【来源】民间验方。

偏方 33 鸡肠饼

【配方】公鸡肠 1 具，面粉 250 克，调料适量。

【用法】将公鸡肠剪开，洗净，焙干，用擀面杖擀碎。加入面粉，混合均匀。加水适量，和成面团。稍加油盐，如常法烙饼。分顿食之。

【功效】本方有缩尿止遗之功效，主治小儿遗尿，兼见面色苍白、肢凉怕冷等症。

【来源】民间验方。

偏方 34 油炒猪脬

【配方】猪脬 200 克，花生油、米酒、盐适量。

【用法】将猪脬洗净，切成小块，用花生油炒熟，加入米酒 1 匙、盐少许服食。每日 1 次。

【功效】主治小儿病后体虚引起的遗尿，兼见面白神疲、四肢乏力、食欲不振等。

【来源】民间验方。

偏方 35 狗肉煮黑豆

【配方】狗肉 100 克，黑豆 50 克，调料适量。

【用法】狗肉切成小块，与黑豆加水同煮，待肉烂时，再加入葱、姜、盐等调料即成。佐餐食用,隔日 1 次,连服 5 ~ 7 次。

【功效】 主治小儿睡中遗尿,兼见腰膝酸软、小便频数、肢冷恶寒等。

【来源】 民间验方。

偏方 ㊱ 肉桂炖鸡肝

【配方】 雄鸡肝 1 具,肉桂 5 克,调料适量。

【用法】 将鸡肝洗净,分切 4 块,与肉桂一起放入砂锅内,加入调料及清水适量,隔水炖至肝熟即成,每日 1 次,空腹食用。

【功效】 主治小儿肾虚遗尿。

【来源】 民间验方。

偏方 ㊲ 巴戟炖鸡肠

【配方】 巴戟天 15 克,鸡肠 2 ~ 3 具。

【用法】 将鸡肠剪开,洗净,与巴戟天一同加清水 2 碗,煎至 1 碗。用盐少许调味。饮汤食鸡肠。

【功效】 本方补肾止遗。适用于肾虚夜尿多及小儿遗尿者。

【来源】 民间验方。

偏方 ㊳ 乌龟炖公鸡

【配方】 乌龟 500 克,小公鸡肉适量。

【用法】 上 2 味共炖熟,以盐调味,食之。

【功效】 适用于小儿遗尿、夜尿增多。

【来源】 民间验方。

偏方 ㊴ 茶叶蛋方

【配方】 鸡蛋 10 个,茶叶 8 克,盐 3 克。

【用法】 将茶、蛋共放锅中煮约 10 分钟,将蛋壳击破,加盐再煮 10 ~ 15 分钟,取蛋去皮蘸酱油吃。

【功效】 主治小儿遗尿,兼见面色苍白、

肢冷恶寒等症。

【来源】 民间验方。

偏方 ㊵ 鸡蛋胡椒方

【配方】 鸡蛋 1 个,白胡椒 7 粒。

【用法】 将鸡蛋一端敲破 1 个小孔,放入胡椒,然后用纸糊住小孔,蒸熟即可食。

【功效】 本方有补脾益气之功效,主治小儿睡中遗尿,兼见四肢乏力、食欲不振等症。

【来源】 民间验方。

偏方 ㊶ 茼蒿鲶鱼汤

【配方】 茼蒿 250 克,胡子鲶（塘虱鱼）1 条。

【用法】 胡子鲶去内脏,同茼蒿菜加水适量煮汤,可加油、盐调味。1 日内食完。

【功效】 主治小儿遗尿。

【来源】 民间验方。

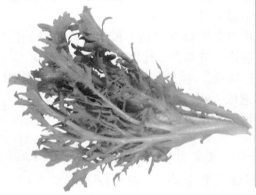

偏方 ㊷ 山药茯苓包子

【配方】 山药、茯苓各 100 克,面粉 200 克,白糖 300 克。

【用法】 山药、茯苓研粉,放大碗内加水适量,浸泡成糊。蒸半小时后,调面粉 200 克,白糖 300 克及猪油、青丝、红丝（或果料）少许成馅。取发酵调碱后的软面与馅料包成包子，蒸熟即可。每服适量。

【功效】温补脾肾，缩尿止遗。主治小儿遗尿。

【来源】民间验方。

外敷外用方

偏方 43 龙骨敷贴方

【配方】龙骨 30 克。

【用法】将龙骨用火煅后研成细末。每次取药粉 5 克，用醋调成糊状，敷小儿脐部，外用纱布包扎固定，每日换 1 次药，连用 5 ~ 6 次。

【功效】主治小儿遗尿。

【来源】民间验方。

偏方 44 丁香饼敷贴方

【配方】丁香 3 克，米饭适量。

【用法】把丁香研成极细末，加适量米饭，制成小饼，贴于患儿脐中穴，再用胶布固定，2 日换 1 次药。

【功效】主治小儿遗尿。

【来源】民间验方。

偏方 45 葱硫敷贴方

【配方】连须葱白 6 根，硫黄 15 克，鲜生姜 2 片。

【用法】上药共捣成糊状，睡前敷脐部，次日取下，可连敷 3 ~ 4 次。

【功效】主治小儿肾虚所致遗尿。

【来源】民间验方。

【注意】局部有炎症及破损者禁用。

偏方 46 黑椒敷贴方

【配方】黑胡椒 30 克。

【用法】黑胡椒研成细末，每晚临睡前纳入小儿脐中，以填满为度，外用伤湿止痛膏固定。24 小时换药 1 次，7 次为 1 疗程。

【功效】主治小儿遗尿。

【来源】《中医杂志》，1986（7）。

偏方 47 姜酒擦拭方

【配方】老姜 1 块，白酒 100 毫升。

【用法】老姜捣烂，酒浸 3 日，睡前用此酒沿肚脐下正中线擦拭，待皮肤发红后停止，连用 6 ~ 7 日。

【功效】主治小儿遗尿。

【来源】民间验方。

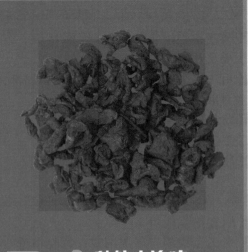

24 种偏方治疗 小儿疳积

疳积是一种慢性营养缺乏症，又称蛋白质、热量不足性营养不良症，多发生在 3 岁以下的婴幼儿。主要原因是由于喂养不当或某些疾病引起蛋白质或热量不足所致。

患儿体重不增或减轻是营养不良的最初症状。久病者身高低于正常儿童，皮下脂肪逐渐减少或消失，消瘦明显，还可见皮肤干燥、苍白、松弛。患儿肌肉多发育不良，运动机能发育迟缓。重度营养不良的儿童体温偏低，智力发育不全。初起多哭而烦躁，继之变为呆钝，睡眠不佳，对周围环境反应较差，食欲低下以致消失。

注意事项：

（1）患儿病久，身体衰弱，脾胃功能弱，应以清淡饮食为主，以免影响食欲。

（2）待患儿病情好转体重略增时，再补充高营养食物，使胃肠机能恢复正常。

中草药方

偏方 ❶ 焦米煎

【配方】大米 15 克。

【用法】大米炒至焦黄，用水 1 杯煎服，1 日 3 次。

【功效】主治小儿疳积，伤乳或乳积所致吐奶。

【来源】民间验方。

偏方 ❷ 陈皮茶

【配方】茶叶 45 克，陈皮 15 克。

【用法】上药水浸一昼夜，以水 1 碗煎至半碗，1 岁以下每服半匙，1 ~ 2 岁每服 1 匙，3 ~ 4 岁每服 1 匙半，每日 3 次。

【功效】主治小儿消化不良，厌食。

【来源】民间验方。

偏方 ❸ 胡萝卜茶饮

【配方】胡萝卜、茶叶各适量。

【用法】上 2 味水煎，弃渣饮汁。

【功效】主治婴儿单纯性消化不良。

【来源】民间验方。

偏方 ❹ 姜汁牛奶

【配方】牛奶、生姜汁各适量。

【用法】在牛奶中加生姜汁 2 ~ 3 滴，每服少量，日服 3 次。

【功效】主治小儿疳积。

【来源】民间验方。

偏方 ❺ 丁香姜奶方

【配方】生姜汁 20 毫升，牛奶 250 毫升，丁香 2 粒，白糖适量。

【用法】前 3 味水煎，去丁香加白糖少

许即可。每日服 1 次，连服 10 日。

【功效】主治小儿疳积，形体羸瘦，食欲不振等症。

【来源】民间验方。

偏方 ❻ 丹参黄精茶

【配方】茶叶 5 克，丹参 10 克，黄精 10 克。

【用法】将药共研细末，用沸水冲泡，加盖焖 10 分钟后饮用，每日 1 剂。

【功效】主治小儿脾虚疳积。

【来源】民间验方。

偏方 ❼ 花生衣红枣饮

【配方】花生仁 100 克，干红枣 50 克。

【用法】花生仁用温水泡半小时，取皮。干红枣洗净后用温水泡发，与花生皮同放铝锅内，倒入泡花生仁的水，酌加清水，文火煎半小时，捞出花生皮，加适量红糖即成。每日 3 次，饮汁吃枣。

【功效】益气养血。主治小儿营养不良。

【来源】民间验方。

偏方 ❽ 鸡肝散

【配方】母鸡肝 1 具，草决明 20 克，鸡内金、山楂各 10 克。

【用法】先将草决明、鸡内金、山楂研细末，鸡肝捣烂如泥，拌匀搓成团如鸡蛋大小，用清洁纱布包好，外用线扎好，然后用第 2 次淘米水 500 毫升煎煮，煎至 100 毫升，空腹食药饮汤，1 次服完。

【功效】主治小儿疳积。

【来源】《湖北中医杂志》，1986（6）。

偏方 ❾ 红糖茶

【配方】茶叶 15 克，红糖 20 克。

【用法】锅洗净，先煎茶叶去渣，加糖饮用。

【功效】本方消食解毒利尿，主治小儿疳积。

【来源】民间验方。

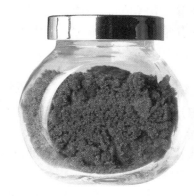

偏方 ❿ 麦枣莲甘茶

【配方】绿茶 1 克，浮小麦 200 克，红枣 30 克，莲子 25 克，生甘草 10 克。

【用法】后 4 味加水 1500 毫升，先煎至浮小麦熟后加入绿茶即可，每次 50 毫升，每日服 3 ~ 4 次，每日服 1 剂。

【功效】主治小儿脾虚疳积。

【来源】民间验方。

偏方 ⓫ 红枣茶

【配方】红枣 10 枚，茶叶 5 克，白糖 10 克。

【用法】茶叶用开水冲泡，取汁。将红枣洗净，加白糖、水适量，共煮至枣烂，倒入茶汁，拌匀食用。

【功效】本方具有消积理脾之功效，主治小儿疳积属脾虚气弱者。

【来源】民间验方。

偏方 ⓬ 化积丸

【配方】大黄 30 克，巴豆（去尽油）6 克，高良姜 15 克。

【用法】上药共研极细粉，米饭为丸如绿豆大，以灶心土或朱砂上衣，米泔水送服。每日服 1 次，每次 5 ~ 10 粒。

【功效】主治小儿疳积。

【来源】《中医杂志》，1985（4）。

【注意】食用本方忌腥腻肥脂。体甚虚者不宜服用。

偏方 ⓭ 三甲散饼

【配方】龟板、鳖甲、穿山甲、鸡内金各等份，面粉适量。

【用法】鳖甲、龟板、穿山甲醋制后研末，鸡内金焙黄后研末，混匀，与面粉一起加水揉和，或烙或炸，做成小饼食用。

【功效】本方具有益气养血之功效，主治小儿营养不良。

【来源】民间验方。

偏方 ⓮ 蝼蛄蛋

【配方】蝼蛄（活者为佳）、鸡蛋各 1 个。

【用法】先将鸡蛋刺一小孔（约蚕豆大），再将蝼蛄放入蛋内用纸封固，或用胶布贴封，然后将蛋煨熟，每日吃 1 个，1 次食完。

【功效】主治小儿疳积。

【来源】《湖北中医杂志》，1988（2）。

偏方 ⓯ 姜参山药膏

【配方】生姜 25 克，党参 250 克，山药 250 克，蜂蜜 300 克。

【用法】将生姜捣碎去汁，党参、山药研末，同蜂蜜一起搅匀，慢慢熬成膏，每次 1 汤匙，每日 3 次，热粥送服，连服数日。

【功效】主治小儿脾胃虚弱，厌食。

【来源】民间验方。

偏方 ⓰ 疳积散

【配方】焦三仙、鸡内金、山药，分量为 1：2：3。

【用法】上药共研细末，装瓶备用。每日服 2 次，每次 1.5 ~ 4.5 克，红糖水送服。

【功效】主治小儿疳积。

【来源】《浙江中医杂志》，1989（1）。

【说明】焦三仙即焦山楂、焦神曲、焦麦芽的总称。

食疗药方

偏方 ⓱ 软炸鸡肝

【配方】鸡肝 400 克，山药粉 100 克，干淀粉 100 克，鸡蛋 4 个，葱、姜、盐、油等调料各适量。

【用法】将鸡肝洗净，切块，加葱、姜、酒、盐等调料略腌后，再用鸡蛋、山药及干淀粉调成蛋粉糊拌匀，下热油锅中炸至金黄色时捞出，再与葱花、花椒一起入热锅中翻炒片刻即成。每日 1 次，空腹食用。

【功效】健脾益肾。主治小儿疳积。

【来源】民间验方。

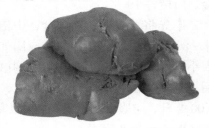

偏方 ⓲ 蜜糖苹果

【配方】苹果 1 个，饴糖、蜂蜜各适量。

【用法】苹果切块，与饴糖、蜂蜜同煮，常吃。

【功效】主治小儿疳积，消化不良。

【来源】民间验方。

偏方 ⑲ 人参粥

【配方】人参（或党参 30 克代之） 6 克，白茯苓 10 克，麦冬 10 克，大米 50 克。

【用法】先将人参入水中煎煮 30 分钟左右，再入茯苓、麦冬，继用文火煎煮 30 分钟，去渣取汁。大米如常法煮粥，待粥将成时，兑入以上药汁，继续熬至粥稠，当晚餐食之。

【功效】本方消积理脾，主治小儿疳积，症见面色无华、形体消瘦、易哭易怒等。

【来源】《食医心鉴》。

偏方 ⑳ 蒸鳝鱼

【配方】鳝鱼 1 条，鸡内金 6 克，调料适量。

【用法】将鳝鱼去肚肠，洗净，切成 2 厘米长的段，鸡内金洗净，一同放入搪瓷碗内，加调料，上笼用武火蒸至鳝鱼熟透，再放味精搅匀即成。空腹食用，每日 1 次。

【功效】本方益气养血健脾，主治小儿气血双亏、营养不良。

【来源】民间验方。

偏方 ㉑ 鸡汁粥

【配方】母鸡 1 只，大米 50 克，盐适量。

【用法】将母鸡杀死后去净毛与肚杂，留鸡肝及鸡肫，入水中煮至鸡烂为度。另用水如常法煮米熬粥，俟粥将成时兑入鸡汤适量，继续熬至粥成即可，加入盐适量，调化后当早餐或晚餐食之。

【功效】本方益气养血健脾，主治小儿疳积属气血不足者。

【来源】《本草纲目》。

偏方 ㉒ 红枣粥

【配方】红枣 5 枚，大米 50 克。

【用法】将红枣与大米淘洗干净后，一同入水中熬粥，当早、晚餐食之。

【功效】主治小儿疳积，兼见困倦神疲、脘腹胀满等症。

【来源】民间验方。

外敷外用方

偏方 ㉓ 葱姜茴香方

【配方】大葱 1 根，生姜 15 克，小茴香粉 9 克。

【用法】上药共捣烂如膏状，炒至湿热，以不烫伤皮肤为度，用纱布包好覆于脐部，包扎固定，每日换药 1 次。

【功效】主治小儿疳积，消化不良。

【来源】民间验方。

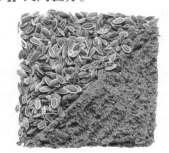

偏方 ㉔ 消积药饼

【配方】葱白 7 根，胡椒 7 粒，生姜 12 克，鸡蛋 1 个，酒曲 1 粒。

【用法】将葱白、生姜洗净切碎，胡椒、酒曲研为细末，与鸡蛋混合搅匀，用油煎成药饼，贴于胃脘处，绷带包扎固定，药冷则再煎再贴。

【功效】主治小儿乳食积滞。

【来源】民间验方。

6 种偏方治疗 小儿惊风

惊风是小儿常见的以抽搐、神昏为特征的病症，又称惊厥，俗称抽风，相当于现代医学小儿高热抽搐、消化不良等病的小儿搐搦证。

中草药方

偏方 ❶ 僵蚕甘草茶

【配方】绿茶 1 克，白僵蚕、甘草各 5 克，蜂蜜 25 克。

【用法】白僵蚕、甘草加水 400 毫升，煮沸 10 分钟，加入绿茶、蜂蜜，分 3 ~ 4 次徐徐饮下，可加开水再泡再饮，每日 1 剂。

【功效】主治小儿急、慢惊风。

【来源】民间验方。

偏方 ❷ 市芙蓉茶

【配方】鲜木芙蓉花 10 克，绿茶 1 克，蜂蜜 25 克。

【用法】木芙蓉花加水 400 毫升，煮沸 5 分钟，加入绿茶、蜂蜜，分 3 次温服，每日 1 剂。

【功效】主治小儿惊风。

【来源】民间验方。

偏方 ❸ 开窍化痰汁

【配方】鲜石菖蒲根汁 1 汤匙，竹沥 1 酒杯，地龙 7 条，白糖适量。

【用法】将鲜地龙洗净，入白糖内化水，与余药调匀后分服。

【功效】主治小儿急惊风属风痰者。

【来源】《简易中医疗法》。

外敷外用方

偏方 ❹ 柳葱敷贴方

【配方】细叶柳树枝尖（约 6 厘米长，去粗皮）7 ~ 11 根，葱白 15 茎（连须），米酒糟 50 克，生姜 3 克。

【用法】诸药混合捣至极烂，用砂锅炒热，布包备用。用时分成 2 份，1 份贴脐上，1 份贴头顶，敷 20 ~ 30 分钟，凉后再炒再敷，以愈为度。

【功效】主治小儿急惊风，症见目睛上视、项背强直、抽搐昏迷等。

【来源】民间验方。

偏方 ❺ 灯芯定惊方

【配方】连须葱头数个，朱砂 1 克，灯芯草。

【用法】上药共捣如泥，滴入香油少许，文火煎熬如膏，摊在布上。先将灯芯草 2 段放在脐部，然后贴上膏药。

【功效】主治小儿慢惊风，症见肌肉抽搐、面色萎黄、嗜睡或昏迷等。

【来源】民间验方。

偏方 ❻ 葱白椒栀方

【配方】葱白 7 根，胡椒、栀子各 7 粒。

【用法】后 2 味研细，同葱白捣烂，贴心窝，外覆盖纱布，24 小时除下，有青黑色为见效。

【功效】主治小儿惊风。

【来源】民间验方。

中草药方

偏方 ❶ 金针芫荽饮

【配方】金针菜 15 克，芫荽 10 克，瘦肉 15 克，调料适量。

【用法】瘦肉切片，沸水下肉片，金针菜略炖，后下芫荽、香油、盐佐味。食菜饮汁，每日 3 次。

【功效】适用于小儿麻疹初期，发热伴呕吐、泄泻、咽痛等症。

【来源】民间验方。

偏方 ❷ 樱桃核葱白饮

【配方】樱桃核 30 个，葱白连根 1 个，白糖适量。

【用法】将樱桃核捣烂，与葱白同煎水，加白糖调味，每日 2 次，连服 3 ～ 4 日。

【功效】用作小儿麻疹初期的辅助治疗。

【来源】民间验方。

偏方 ❸ 金银花白糖饮

【配方】金银花 35 克，白糖 35 克。

【用法】金银花研末与白糖混匀，早、晚服，每服 5 克，连服 7 日。

【功效】本方清热解表透疹，用于小儿麻疹出疹期的治疗。

【来源】民间验方。

偏方 ❹ 葛根荷浮饮

【配方】葛根 60 克，浮萍 15 克，薄荷（鲜品）9 克。

【用法】以葛根煎取汁约 100 毫升，后放薄荷、浮萍，煎 5 分钟。取汁温服。

【功效】本方具有辛凉透表之功效，适用于小儿麻疹初期。

19 种偏方治疗 小儿麻疹

麻疹是婴幼儿常见的急性出疹性传染病，临床以急起高热、热退疹出为特征。因多见于婴幼儿，形态与麻疹相似，故中医称"奶麻""假麻"，西医称"婴儿玫瑰疹"。

本病多见于 2 岁以下婴幼儿，急起高热，持续 2 ～ 3 天后，热退，皮肤出现红色小疹点，躯干多，疹退后无脱屑，无色素沉着，全过程精神均良好。白血球总数减少，淋巴细胞增高。患病后可获得终身免疫。

孩子得了麻疹要注意避免吹风和过强的阳光照射，室内空气要流通。保持皮肤的清洁卫生，经常给孩子擦去身上的汗渍，以免着凉。多喝水，多吃清淡而易消化的食物，吃流质或半流质饮食，忌食油腻、辛辣、厚味的食物。

【来源】民间验方。

偏方 ❺ 香萝荸荠饮

【配方】白萝卜 250 克，荸荠 150 克，芫荽 50 克，冰糖适量。

【用法】将萝卜、荸荠洗净切片，加 4 茶杯水，煎成 2 茶杯，去渣。加入切碎的芫荽，趁热喝 1 杯，半小时后再温服 1 杯。

【功效】清热解毒透疹。适用于小儿麻疹出疹期。

【来源】民间验方。

偏方 ❻ 糯米酒方

【配方】糯米酒 50 毫升。

【用法】糯米酒煮开后服食，服后需卧床盖被发汗。

【功效】治小儿麻疹透发不畅。

【来源】民间验方。

偏方 ❼ 地龙酒

【配方】地龙 5 条，荸荠 20 克，酒适量。

【用法】将上药拌绞取汁，煎数沸，候温，顿服。

【功效】清热解毒透疹。用于小儿麻疹出疹期的辅助治疗。

【来源】民间验方。

偏方 ❽ 丝瓜方

【配方】老丝瓜 1 个。

【用法】悬挂通风处阴干，研为细末备用。每次服 6 克，开水送服，每日 3 次。

【功效】主治小儿麻疹。

【来源】民间验方。

【注意】不宜食酸涩之品。

偏方 ❾ 猪肝菠菜汤

【配方】猪肝 20 克，菠菜 15 克，米汤半碗。

【用法】先将米汤炖沸，后放入切碎的猪肝、菠菜，煮熟即可。

【功效】用于小儿麻疹恢复期的辅助治疗。

【来源】民间验方。

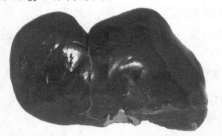

偏方 ❿ 芫荽发疹饮

【配方】胡萝卜 100 克，芫荽、荸荠各 40 克，白糖少许。

【用法】锅内加水 1000 毫升，将荸荠、胡萝卜切片放入，煎煮至约剩一半水时，加入切碎的芫荽，再煮 3 ~ 5 分钟，加少量白糖，分次温服。

【功效】疏风清热透疹。适用于风热感冒及小儿风疹、麻疹初起。

【来源】民间验方。

偏方 ⓫ 荠菜茶

【配方】鲜荠菜 30 ~ 60 克（干品 24 ~ 36 克）。

【用法】将鲜荠菜洗净，放入锅内加水烧开，取汤代茶饮。每日 1 剂，不拘时服。

【功效】养阴益气，清解余邪。适用于小儿麻疹恢复期。

【来源】《福建民间草药》。

食疗药方

偏方 ⓬ 甜菜粥

【配方】新鲜甜菜 200 克，大米 100 克。

【用法】甜菜洗净切碎，或捣汁，与大米同入砂锅，煮成菜粥。

【功效】适用于麻疹初期，症见咳嗽流涕，目赤怕光，眼胞浮肿，泪水汪汪等。

【来源】《唐本草》。

偏方 ⓭ 牛蒡粥

【配方】牛蒡根 30 克，大米 30 ~ 50 克。

【用法】先将牛蒡根入水中煎煮取汁，再将大米入此汁中熬粥，粥成后不拘时温食，俟粥凉后再食也可。

【功效】适用于小儿麻疹初期，伴有发热、咳嗽、流涕等。

【来源】《食医心鉴》。

偏方 ⑭ 蘑菇鲫鱼汤

【配方】鲜鲫鱼 1 条（约 250 克），鲜蘑菇 150 克。

【用法】把鲜鲫鱼洗净蒸（或炖）沸，放入鲜蘑菇，熬汤。每日分 2 次服。

【功效】本方清热解毒透疹，适用于小儿麻疹出疹期。

【来源】民间验方。

【注意】如患儿足心、手心疹出，即为麻疹出齐，则停用本品。

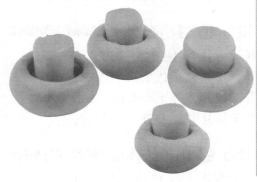

偏方 ⑮ 薄荷粥

【配方】薄荷 15 克，大米 30 克。

【用法】先以大米加水煮粥，待粥将熟时，放入薄荷共煮至全熟。待温服下。

【功效】主治小儿麻疹发热渐高，咳嗽流涕，目赤怕光。

【来源】民间验方。

偏方 ⑯ 葛根粥

【配方】葛根 30 克，大米 60 克。

【用法】先用水 1500 毫升，煎煮干葛 20 分钟左右，去渣取汁，再入大米于葛汁中熬粥，粥成后不拘时食之，分 2 次服完，食后覆被取微汗。

【功效】适用于麻疹初期，伴呕吐、泄泻、咽痛等症。

【来源】《食医心鉴》。

偏方 ⑰ 山药莲子梨汤

【配方】山药 50 克，莲子 30 克，鸭梨 1 只。

【用法】上 3 味同放锅内加火炖烂，分 2 ~ 3 次，1 日服完。每日 1 剂，连服 4 ~ 5 日。

【功效】本方养阴益气、清解余邪，适用于小儿麻疹恢复期。

【来源】民间验方。

偏方 ⑱ 荸荠煮酒酿

【配方】酒酿 100 克，鲜荸荠 10 个。

【用法】鲜荸荠去皮切片，与酒酿同入锅中，加水适量，煮熟即可食用。

【功效】本方养阴益气、清解余邪，适用于小儿麻疹恢复期。

【来源】民间验方。

外敷外用方

偏方 ⑲ 蛋清擦拭方

【配方】鸡蛋清 1 个。

【用法】用棉花蘸鸡蛋清，顺时针方向揉擦关元穴，至显出数条如发的乌丝为好。

【功效】本方清热解毒透疹，适用于小儿麻疹出疹期，伴有高热不退、肌肤灼热、神倦懒动等症。

【来源】《常见传染病良方汇集》。

【注意】关元穴在脐下 3 寸处。

16 种偏方治疗 小儿夜啼

小儿夜啼指婴儿白天嬉笑如常，入夜则啼哭不安，或每夜定时啼哭，甚则通宵达旦啼哭不止。中医认为本病多为脾虚、伤食、心热或惊恐所致。夜啼有习惯性和病态的不同，临床应细致辨别。至于婴儿因饭前饥饿或尿布湿渍而啼哭，以及因其他疾病所致的突发夜啼不属本证范围。

中草药方

偏方 ❶ 大黄甘草散

【配方】大黄、甘草以 4：1 配制。

【用法】上药研末备用。每日服 3 次，每次 0.6 克，以适量蜂蜜调服。

【功效】主治小儿夜啼属胃肠积滞者。

【来源】《浙江中医杂志》，1987（11）。

偏方 ❷ 酸枣仁方

【配方】酸枣仁 10 ～ 20 克，白糖 6 克。

【用法】酸枣仁水煎服。或将酸枣仁研末，每次 1.5 ～ 3 克，睡前吞服。

【功效】宁心养血安神。主治小儿夜啼。

【来源】民间验方。

偏方 ❸ 五倍子止啼汤

【配方】五倍子 1.5 克。

【用法】上药加水浓煎 80 毫升，睡前顿服，每日 1 剂。

【功效】主治小儿夜啼。

【来源】《浙江中医杂志》，1989（10）。

偏方 ❹ 蝉蜕茯神剂

【配方】蝉蜕 5 克，茯神 10 克。

【用法】上药水煎服，每日 1 剂。

【功效】清肝疏风，宁心安神。主治小儿夜啼。

【来源】民间验方。

偏方 ❺ 灯芯草竹叶煎

【配方】灯芯草 1 克，竹叶 6 克。

【用法】上药水煎服，每日 1 剂。

【功效】清心除烦。主治小儿夜啼。

【来源】民间验方。

偏方 ❻ 浮小麦饮

【配方】浮小麦 15 ～ 30 克。

【用法】水煎代茶饮。

【功效】本方宁心安神，主治小儿夜啼。

【来源】民间验方。

偏方 ❼ 山药茯苓方

【配方】山药 15 克，茯苓 10 克。

【用法】煎汤加糖调服，连服半月。

【功效】健脾和中。主治小儿夜啼。

【来源】民间验方。

食疗药方

偏方 ❽ 桂心粥

【配方】桂心末 3 克，大米 30 克，红糖适量。

【用法】将大米煮粥，待半熟时加入桂心末，以红糖拌食，每日 1 ～ 2 次。

【功效】温中散寒。主治小儿夜啼。

【来源】民间验方。

偏方 ❾ 莲子百合糊

【配方】去皮莲子 20 克，百合 20 克，白糖适量。

【用法】莲子、百合共炖成糊状，白糖拌食，每日 1 ~ 2 次。

【功效】健脾养阴，清热除烦。主治小儿夜啼。

【来源】民间验方。

外敷外用方

偏方 ❿ 茶叶敷脐方

【配方】陈茶叶适量。

【用法】将陈茶叶放入口中嚼烂，在患儿临睡前敷其脐，外以绷带包扎。

【功效】主治小儿夜啼。

【来源】民间验方。

偏方 ⓫ 地龙外敷方

【配方】活地龙 3 条。

【用法】把地龙洗净，捣烂如泥状，在患儿临睡时敷于其脐中穴，外用纱布固定。

【功效】主治小儿夜啼。

【来源】民间验方。

偏方 ⓬ 五倍子外敷方

【配方】五倍子 30 克。

【用法】五倍子烧成黑炭后，研成细末。用母亲口津或患儿口津调和成糊，在患儿睡前敷脐，用胶布固定。

【功效】主治小儿夜啼。

【来源】民间验方。

偏方 ⓭ 灯芯草搽剂

【配方】灯芯草、香油适量。

【用法】将灯芯草蘸香油烧成灰，每晚睡前将灰搽于小儿两眉毛上。

【功效】主治小儿夜啼。

【来源】《广西中医药》，1988（5）。

偏方 ⓮ 朱砂外敷方

【配方】朱砂适量。

【用法】把朱砂研成极细末。用时，以水调湿朱砂，在小儿临睡前，用少许敷于小儿神阙及劳宫、风池等穴。每晚 1 次。

【功效】主治小儿夜啼。

【来源】民间验方。

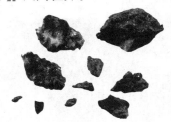

偏方 ⓯ 吴茱萸敷贴方

【配方】吴茱萸 20 克。

【用法】把吴茱萸研成细末，用米醋调和成糊，摊在伤湿止痛膏上，贴于脐上和两足心。

【功效】主治小儿脏热心烦之夜啼。

【来源】民间验方。

偏方 ⓰ 牵牛子敷贴方

【配方】牵牛子 7 粒。

【用法】把牵牛子捣碎，研细，用温开水调成糊状，在患儿睡前敷于肚脐上，外用纱布固定。每日 1 次。

【功效】主治小儿夜啼。

【来源】民间验方。

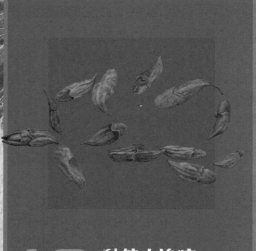

10 种偏方治疗中耳炎

中耳炎是耳鼻咽喉科的常见病,在婴幼儿中发病率很高。婴幼儿鼻咽鼓管平直且短,鼻咽部感染更容易传导到中耳,造成急性中耳炎。另外,在给婴幼儿喂奶时太多、太急,使乳汁从鼻咽部倒流到中耳,或者儿童感冒擤鼻涕方法不对,使鼻涕流进中耳,也会造成中耳炎。

中耳发炎时中耳积液积脓,鼓膜充血、肿胀,会出现耳痛、耳焖等症状。中耳内的脓液和炎性渗出液可导致听力下降,引起传导性耳聋。感染严重,或受化脓菌感染时还会出现恶寒、发热等全身性症状。如果急性中耳炎治疗不彻底,转变成慢性中耳炎,中耳积脓、积液不能消退,或者日久鼓膜穿孔,都要影响听力。中耳炎是引起儿童耳聋的主要原因之一。

中草药方

偏方 ① 槐菊茶

【配方】槐花、菊花、绿茶各 3 克。
【用法】上 3 味沸水冲泡,代茶频饮。
【功效】主治慢性中耳炎,听力减退。
【来源】民间验方。

食疗药方

偏方 ② 石菖蒲猪肾粥

【配方】石菖蒲 30 克,猪肾 1 个,葱白 30 克,大米 60 克。
【用法】先煎石菖蒲取汁,再入其余 3 味煮粥,空腹食。
【功效】祛痰浊,通耳窍。主治慢性中耳炎,耳内流脓,伴耳鸣、头晕、乏力等症。
【来源】民间验方。

外敷外用方

偏方 ③ 地龙白糖液

【配方】地龙 30 ~ 40 条,白糖 30 克。
【用法】取肥大活地龙用清水洗净,置洁净消毒容器内,再将白糖放入,用消毒镊轻搅。20 ~ 30 分钟后白糖溶化,地龙躯体萎缩卷曲渗出黄白色液体。再以纱布过滤,盛入消毒瓶备用。用时先以 3% 双氧水清洗中耳内脓性分泌物,并用消毒棉球擦干。每次将药液滴入耳内 2 ~ 3 滴,每日 2 ~ 3 次。滴药后在外耳道塞一无菌干棉球。
【功效】主治急性、慢性化脓性中耳炎。
【来源】《吉林中医药》,1986（5）。

偏方 ④ 核桃油

【配方】核桃仁 500 克，冰片 15 克。

【用法】将核桃仁研细煮熟，趁热用双层纱布包裹榨油，加入研为极细末的冰片粉于油中，加温拌匀，装入消毒瓶内备用。先用 3% 双氧水洗去耳内分泌物，擦干。用上药点耳 2～3 滴，每日 2～3 次，以愈为度。

【功效】主治渗出性中耳炎。

【来源】《四川中医》，1987（4）。

偏方 ⑤ 泥鳅疗法

【配方】泥鳅 2 条。

【用法】将泥鳅捣烂，贴敷耳周围。每日更换 1 次。

【功效】本方消炎散肿，适用于急性非化脓性中耳炎，症见耳胀耳痛、听力锐减，伴发热恶寒、头痛鼻塞等。

【来源】民间验方。

偏方 ⑥ 炒蛤粉散

【配方】文蛤粉（炒）5 克，冰片 0.5 克，枯矾 1 克。

【用法】上 3 药共研细粉，吹入耳内。每日 2 次。

【功效】本方燥湿收敛，主治非化脓性中耳炎。

【来源】民间验方。

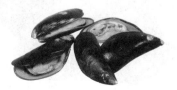

偏方 ⑦ 田螺冰片水

【配方】活田螺 1 个。

【用法】活田螺洗净，置清水中，48 小时后挖开盖头，加入冰片少许，取其水滴耳内，按压耳屏数次，每日 3 次，连用数日。

【功效】主治慢性非化脓性中耳炎。

【来源】《中医外治方药手册》。

偏方 ⑧ 蒲公英药汁

【配方】鲜蒲公英全草。

【用法】上药用清水洗净晾干，剪成碎片，捣成糊状，用双层消毒纱布包住用力拧挤取汁，干净器皿盛接。每日早、午、晚用滴管吸取药汁滴入耳孔。滴药前，先将耳道脓血消除干净。3～5 岁每日用鲜蒲公英 3 株，6～10 岁每日用 5 株，10 岁以上每日用 7 株。

【功效】主治化脓性中耳炎。

【来源】《中医杂志》，1992（5）。

偏方 ⑨ 冰片塞耳法

【配方】冰片适量。

【用法】将冰片放瓷碗内，上扣大小相同瓷碗 1 个，对好后胶布密封，用武火熏烤 3～5 分钟，冷却后开封刮霜。用时先清除耳内脓液，再以棉球蘸冰片霜塞入耳内，每日 1 次，5～7 日 1 疗程。

【功效】主治化脓性中耳炎。

【来源】《吉林中医药》，1985（3）。

偏方 ⑩ 鲤鱼胆汁

【配方】鲤鱼胆汁适量。

【用法】胆汁挤入碗内，用双氧水将耳内脓水擦洗干净，滴入鲜鱼胆汁，然后以棉球塞堵耳孔。每日 1 次。

【功效】本方清热解毒消炎，主治化脓性中耳炎，症见耳内疼痛、牵及头痛、耳内胀闷等。

【来源】民间验方。

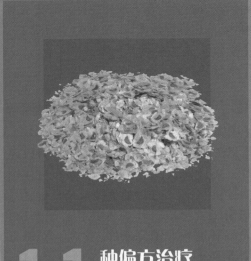

11 种偏方治疗

流行性乙型脑炎

"乙脑"是流行性乙型脑炎的简称，这是一种由乙型脑炎病毒引起的传染病。以蚊为传染媒介。本病好发于夏秋季，以七、八、九三个月为发病高峰期，有明显的季节性，学龄期儿童多见。临床以高热、嗜睡或烦躁、头痛、惊厥、昏迷为特征，属中医"暑温"范畴。

一般轻症患者，体温在40℃以下，神志清楚，或有显著嗜睡及短暂浅昏迷，5～7天后，体温下降，症状消失。少数重症患者，体温常在40℃以上，并伴有昏迷、惊厥、呼吸衰竭等，9～11天后，体温下降。进入恢复期时，患者可有意识障碍、精神异常、智能障碍、失语、肢体瘫痪、震颤、吞咽困难、痴呆等症状（一般均能逐渐恢复）。如病情持续6个月以上，则称为后遗症，积极治疗后，仍可好转。民间一些食疗法，在这方面有很好的疗效。

中草药方

偏方 ❶ 大蒜菊花饮

【配方】大蒜、野菊花各60克。

【用法】加水煎成浓汁，漱口，每日数次。

【功效】主治轻型乙脑，症见发热、微恶寒、头痛、微有呕吐等。

【来源】民间验方。

偏方 ❷ 石膏茶

【配方】生石膏60克，紫笋茶末3克。

【用法】将生石膏捣为末，加适量水煎去渣备用，以药汁泡紫笋茶末饮用。

【功效】清热解毒。主治高热、头痛、嗜睡之普通型乙脑。

【来源】《太平圣惠方》。

偏方 ❸ 五汁饮

【配方】梨汁、荸荠汁、鲜苇根汁、麦冬汁、藕汁各适量。

【用法】将以上5汁和匀后频频饮服。

【功效】本方养阴生津，主治神疲气弱、夜寐欠安之乙脑。

【来源】民间验方。

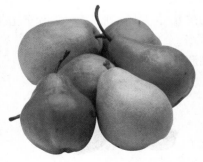

偏方 ❹ 水牛角饮

【配方】水牛角120克，生石膏60克，板蓝根40克。

【用法】将 3 者入锅内加水 500 毫升，煎至 250 毫升，饮之，每日 2 ~ 3 次。

【功效】本方有清热凉血、解毒止血的功效，主治乙脑高热、鼻衄、便血等症。

【来源】民间验方。

偏方 5 赤小豆桑白茶

【配方】赤小豆 50 克，桑白皮 15 克。

【用法】水煎代茶饮。

【功效】主治重型乙脑，症见高热、身热夜甚、头痛剧烈、昏迷等。

【来源】民间验方。

偏方 6 石膏绿豆饮

【配方】生石膏 40 克，绿豆 30 克，玄参 10 克，水牛角粉 3 克，鲜荷叶半张，大米 100 克。

【用法】先将玄参、荷叶洗净，与石膏加水共煎取汁。再与大米、绿豆同煮为稀粥，然后将水牛角粉调入粥中。每日分 2 ~ 3 次服用。

【功效】本方用于乙脑重症的治疗，症见夜间高热、头痛剧烈、便秘尿赤等。

【来源】民间验方。

偏方 7 仙人掌球饮

【配方】仙人掌球（俗名八卦红）、蜂蜜各适量。

【用法】仙人掌球去皮，捣烂，取汁加蜂蜜调拌服用，连服数日。

【功效】主治乙脑初发。

【来源】民间验方。

偏方 8 桑菊酒

【配方】桑叶、菊花、连翘、杏仁、芦根各 30 克，桔梗 20 克，薄荷、甘草各

10 克，糯米酒 1000 毫升。

【用法】将上药捣细，用酒浸于瓶中，封口，5 日后开取饮用。每次 15 毫升，每日早、晚各 1 次。

【功效】主治轻型乙脑。

【来源】民间验方。

偏方 9 竹叶酒

【配方】淡竹叶适量。

【用法】煎汁后加入适量白酒饮用。每次 10 ~ 20 毫升，每日 2 次。

【功效】本方清营凉血，主治重型乙脑。

【来源】《本草纲目》。

偏方 10 杨梅露酒

【配方】鲜杨梅 500 克，白糖 80 克。

【用法】将杨梅洗净，加白糖共装入瓷罐中捣烂，加盖（不密封稍留空隙）约 7 ~ 10 日，自然发酵成酒。再用纱布绞汁，即成约 12 度的杨梅露酒，然后倒入锅内煮沸，凉后装瓶密封保存，时间越久越佳。每次 10 ~ 20 毫升，每日 1 ~ 2 次。

【功效】主治普通型乙脑，症见高热、多汗、头晕头痛、恶心呕吐等。

【来源】《偏方大全》。

食疗药方

偏方 11 生地黄粥

【配方】生地黄 60 克，大米 100 克。

【用法】先将生地黄煎取药汁，然后将大米煮粥，待熟时倒入生地黄汁，再煮片刻即成。

【功效】主治普通型乙脑。

【来源】民间验方。

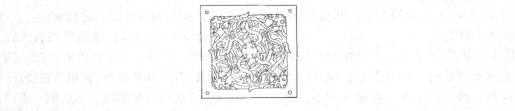